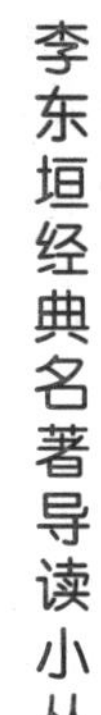

李东垣经典名著导读小丛书

《内外伤辨惑论》入门导读

张再康　主编

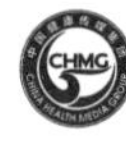

中国健康传媒集团
中国医药科技出版社

内容提要

《内外伤辨惑论》是金元四大家之一李东垣的代表作，是学习研究中医学的必读书。但因书中文字或深奥，或省略，初学者阅读有一定困难。本书在原文的基础上，逐段给予白话通俗翻译，对生僻字词给予注音注释，以篇为纲，对书中医理进行条分缕析的归纳总结剖析，旨在为中医初学者提供一本一看就懂、深入思考、深入研究的《内外伤辨惑论》。本书可供中医初学者、中医教学及临床工作者、中医爱好者阅读和参考。

图书在版编目（CIP）数据

《内外伤辨惑论》入门导读 / 张再康主编．—北京：中国医药科技出版社，2021.3

（李东垣经典名著导读小丛书）

ISBN 978-7-5214-2254-2

Ⅰ．①内… Ⅱ．①张… Ⅲ．①中医内科学—研究—金代 Ⅳ．①R25

中国版本图书馆 CIP 数据核字（2021）第 008672 号

美术编辑 陈君杞
版式设计 张 璐

出版 **中国健康传媒集团** | 中国医药科技出版社
地址 北京市海淀区文慧园北路甲 22 号
邮编 100082
电话 发行：010-62227427 邮购：010-62236938
网址 www.cmstp.com
规格 710×1000mm 1/16
印张 14 1/4
字数 248 千字
版次 2021 年 3 月第 1 版
印次 2021 年 3 月第 1 次印刷
印刷 三河市万龙印装有限公司
经销 全国各地新华书店
书号 ISBN 978-7-5214-2254-2
定价 48.00元

获取新书信息、投稿、为图书纠错，请扫码联系我们。

编 委 会

主　编　张再康

副主编　冯瑞雪　张紫微　张雅雯　韩云鹏　邢晓静

编　委（按姓氏笔画排序）

冯瑞雪　邢晓静　毕胤龙　苏敬文　张再康

张雅雯　张紫微　金子豪　赵　蕊　赵向辉

唐瑞雨　盖红肖　韩云鹏

燕赵医学研究系列

省局共建中医药重点学科中医文献学研究项目

河北省心脑血管病中医药防治研究重点实验室研究项目

河北中医学院校级重点建设学科中医文献学研究项目

前言

李东垣（1180—1251），名杲，字明之。世居真定（今河北省正定）的东垣地区，晚年自号东垣老人。他早年从易州（今河北省易县）张元素（字洁古）学医，继承了张元素的学术思想和临床经验。在张元素“运气不齐，古今异轨，古方新病不相能也”的学术思想指导下，理论联系实际，在继承中发展，提出了“内伤脾胃，百病由生”“人以脾胃中元气为本”的新学说，成为“补土派”创始人，被称为“金元四大家”之一。

《内外伤辨惑论》是李东垣的著名代表作之一，也是唯一一本他生前定稿并有自序的著作。全书阐述了他对内伤病辨治的独到见解，反映了他从脾胃论治内伤病的学术思想。李东垣在自序中称此书定稿于丁未岁（1247），又称此书束之高阁16年。以长历推之，其书初稿当完成于金哀宗之正大九年辛卯年（1231），之后或有修改增补，至1247年写序时才最后定稿。通过以上分析，李东垣将其长期的临床经验加以总结整理，在其51岁时（1231）就已经完成了《内外伤辨惑论》的初稿，但是还不完备。因此，他没有急于将其公之于世。这一搁置就是16年，李东垣也进入了老年。由于长期研读经典和临诊劳累，李东垣衰病交加，精力不济，也就不再想出版《内外伤辨惑论》了。因其朋友昆仑范遵师的督促勉励，李东垣拖着衰老的病躯，全力以赴，终于在宋淳祐七年他67岁时（1247）完善撰就了《内外伤辨惑论》。由此可以想象，李东垣著述出版《内外伤辨惑论》的艰难程度了。《内外伤辨惑论》一书，来之不易，作为后人应当更加珍惜其呕心沥血的结晶。

李东垣出生在河北，是我们河北中医人的骄傲。继承和发扬李东垣的学术思想，使其更好地为临床服务，是我们河北中医工作者义不容辞的历史责任。在这种理念的指导下，我们不揣浅陋，对《内外伤辨惑论》给予了白话通俗翻译，对其中生僻字词给予了注音和释义，最后又进行了条分缕析的归纳总结剖析，旨在为中医初学者提供一本一看就懂、一学就会的《内外伤辨惑论》，旨在为研究李东垣学术思想的中医工作者和中西医结合工作者提供一本深入思考、深入研究的《内外伤辨惑论》。如果大家能从我们这本《〈内外伤辨惑论〉入门导读》中有所收获、有所启发、有所进步的话，我们的小小心愿也就达成了。

本书主要有三个特点：一是注音和注解形式设计。对生僻难解字词的注音和注解放在页面右端，使读者在读经典原文时遇到阅读困难能随时参考，轻松克服生僻难解字词这些困难。二是通俗翻译形式设计。逐段翻译经典原文，段段对应，这样有利于读者边读原著边能及时对照看翻译，有利于中医初学者迅速看懂原著。本书白话通俗翻译基本上以直译为主，意译为辅，尽可能地避免过度意译。但为了把原文隐含的意思充分表达出来，特别是为了读者尤其是初学者容易理解和掌握，还是把该补充阐释的尽可能补充阐释，这对学习研究《内外伤辨惑论》是非常重要的。三是竭尽全力撰写入门导读部分。为了中医初学者能够深入理解李东垣的学术思想，为了中医工作者和中西医结合工作者读后有所启迪，我们将自己对李东垣学术思想的认识加以梳理总结和升华，力求体现独立思考、条分缕析、内容丰富、深度剖析、疑难探讨等特点，使读者在宏观和微观上都能对李东垣学术思想有一个较为清晰的认识和理解。

本书以明嘉靖八年（1529）刻《东垣十书》本为底本，以明万历二十九年辛丑（1601）新安吴勉学校刻《古今医统正脉全书》为校本，以1959年人民卫生出版社铅印本为参校本进行注释翻译和导读。书中所引《内经》《难经》原文尽可能注明出处，目的是便于读者查考研究学习。生僻字词只对首次出现者给予注音和注解，后面的不再重复。为方便读者阅读原文与作者作注或导读内容，用字体做了区分。

本书末附有笔者学习李东垣学术思想的一篇论文，探讨了李东垣阴火的本质和李东垣方药的特点，以便于读者更好地把握一代宗师李东垣先生的学术主张。

由于我们的水平有限，生僻字词的注音和注解、白话通俗文的翻译、入门导读难免存在疏漏和不妥之处，希望广大读者多提宝贵意见，以便我们进一步修正提高。

张再康

2021年1月

序

仆幼自受《难》《素》于易水张元素先生，讲诵既久，稍有所得。中年以来，更事颇多，诸所诊治，坦然不惑，曾撰《内外伤辨惑论》一篇，以证世人用药之误。陵谷变迁，忽成老境，神志既惰，懒于语言，此论束之高阁十六年矣。昆仑范尊师曲相奖借，屡以活人为言，谓此书果行，使天下之人不致夭折，是亦仁人君子济人利物之事，就令著述不已，精力衰耗，书成而死，不愈于无益而生乎！予敬受其言，仅力疾成之，虽未完备，聊答尊师慈悯之志。师，宋文正公之后也。

丁未岁重九日东垣老人李杲明之题

目录

卷上

卷中

卷下

附篇

辨阴证阳证

曰甚哉！阴阳之证，不可不详也。遍观《内经》中所说，变化百病，其源皆由喜怒过度、饮食失节、寒温不适、劳役所伤而然。

译文： 阴证和阳证，应该说太重要了啊！不能不详细地鉴别啊。通读《内经》中记载的所有疾病的产生，其根源都是由于情志刺激过度、饮食失却节制、饮食过冷或过热、劳累过度损伤脾胃而造成的。

夫元气[1]、谷气[2]、荣气[3]、清气[4]、卫气[5]、生发诸阳上升之气，此六者，皆饮食入胃，谷气上行，胃气[6]之异名，其实一也。

译文： 生命活动的原动力元气、水谷化生的谷气、运行于血脉中的营气、饮食物质中轻清上浮的清气、运行于脉外温肌肉充皮肤抵御外邪的卫气、具有生发上升温煦作用的阳气等六种气，都是饮食物进入胃中，在脾胃的作用下转化为精气，精气向上和向全身敷布形成的。也就是说，这六种气都是脾胃精气的不同表现形式，是脾胃精气因为敷布的位置不同而称谓不同而已。其本质上都是脾胃运化产生的精微物质。

既脾胃有伤，则中气[7]不足，中气不足，则六腑[8]阳气皆绝于外，故《经》言五脏[9]之气已绝于外者，是六腑之元气病也。气伤脏乃病，脏病则形乃应，是五脏六腑真气[10]皆不足也。

译文： 如果脾胃已经受到了损伤，那么脾胃

[1] 元气：也称真气，生命活动的原动力。

[2] 谷气：水谷化生的精气。

[3] 荣气：即营气，运行于血脉中的精气。

[4] 清气：饮食物质中轻清上浮的精气。

[5] 卫气：运行于脉外温肌肉、充皮肤、抵御外邪的精气。

[6] 胃气：脾胃运化饮食所产生的精微物质。

[7] 中气：脾胃对饮食物的消化、运输、升清、降浊等生理功能。又称脾胃之气。

[8] 六腑：指胆、胃、大肠、小肠、三焦、膀胱。

[9] 五脏：指心、肝、脾、肺、肾。

[10] 真气：即元气，生命活动的原动力。

之气就会亏虚不足。脾胃之气亏虚不足，就会引起胆、胃、大肠、小肠、三焦、膀胱等六腑的阳气亏虚不足甚至外泄败绝，进而导致六腑相关的五脏心、肝、脾、肺、肾的阳气亏虚甚至穷尽败绝。所以《黄帝内经》称五脏的元气亏虚甚至穷尽败绝的原因，是由于六腑的元气首先亏虚甚至穷尽败绝导致的。可见，脾胃之气受到损伤，则五脏就会发生疾病。五脏发生了疾病，则五脏相关联的形体就会相应地发生疾病。可见，脾胃之气受损，是造成五脏六腑元气亏虚不足的根本原因。

惟[11]阴火[12]独旺，上乘阳分[13]，故荣卫[14]失守[15]，诸病生焉。其中变化，皆由中气不足，乃能生发耳。后有脾胃以受[16]劳役之疾，饮食又复失节，耽[17]病日久，事息心安，饮食太甚，病乃大作[18]。

译文：如果脾胃之气受损，再发展到肝肾中的生理相火演变成阴火独自亢盛，阴火亢盛向上乘袭上焦心肺，导致心所主的营气和肺所主的卫气失却自己守护的职责，就标志着各种疾病都可能会发生了。这其中的种种变化，都是先由脾胃之气亏虚不足，然后才能发生的啊。在脾胃之气受损、阴火亢盛的基础上，后来又受到劳累过度和饮食失于节制的不断损伤，导致脾胃之气受损、阴火亢盛之病就会迁延不愈。假如碰上那么一天杂事不多和内心高兴，不能约束自己又过分吃喝，疾病就会骤然加剧发作。

[11] 惟：通唯，只有等到。

[12] 阴火：指在饮食不节、劳倦过度、精神刺激三种因素作用下引起脾胃虚弱时，脾胃不能运化水湿，水湿下注下焦，导致肝肾中的生理相火演变为病理之相火，即为阴火。简单地说，阴火就是肝肾中病理之相火。

[13] 阳分：指上焦心肺。

[14] 荣卫：营气和卫气。

[15] 失守：谓没有保住所守之物。

[16] 以受：因为受到。

[17] 耽：dān，耽误拖延。

[18] 大作：大起，骤然发生。

概其外伤风寒，六淫[19]客邪[20]，皆有余之病，当泻不当补；饮食失节，中气不足[21]之病，当补不当泻。举世医者，皆以饮食失节，劳役所伤，中气不足，当补之证，认作外感风寒，有余客邪之病，重泻其表，使荣卫之气外绝，其死只在旬日之间。所谓差之毫厘，谬以千里，可不详辨乎？

译文：总的说来，风寒暑湿燥火六种邪气都是从外来侵袭人体导致的。因为是感受了外来的邪气，

[19] 六淫：风、寒、暑、湿、燥、火六种外感病邪的统称。

[20] 客邪：泛指侵害人体的邪气。因邪气从外而入的叫“客”。

[21] 中气不足：脾胃之气亏虚。

所以都是实证。实证应当用祛除邪气的泻法治疗，不应当用补益正气的补法治疗。由于饮食失去节制导致脾胃之气亏虚的疾病，应当用补益的方法治疗，不应当用祛除邪气的泻法治疗。饮食失去节制、劳累过度所伤导致脾胃之气亏虚证，本来应当用补益的方法治疗，但是很多医生却误认作外感风寒、邪气有余的实证，误用发散风寒的治疗方法。由于脾胃之气亏虚，肌表的营气和卫气本来就亏虚不足，再用发散风寒损伤肌表的正气，就会使肌表的营气和卫气因为外散更加受到损害甚至穷尽断绝。如果病人的营卫和卫气被耗散的严重，可能就会在短短的十天内死亡。正如人们所说的，开始时虽然相差很微小，结果会造成很大的错误。因此，从一开始岂能不详细认真地鉴别内伤脾胃气虚证和外感风寒实证呢？

按《阴阳应象大论》云：天之邪气，感则害人五脏。是八益之邪[22]，乃风邪伤人筋骨。风从上受之，风伤筋，寒伤骨，盖有形质之物受病也，系在下焦，肝肾是也。肝肾者，地之气。《难经》[23]解云：肝肾之气，已绝于内，以其肝主筋，肾主骨，故风邪感则筋骨疼痛，筋骨之绝，则肝肾之本亦绝矣，乃有余之证[24]也。

译文：《素问·阴阳应象大论》第五篇说：自然界天之邪气，如果侵袭人体就会损害人体的心、肝、脾、肺、肾五脏。其中，风寒之邪最容易侵袭伤害人体的筋骨。风寒邪气常常从人体的上部侵袭。风邪常常伤害人体的筋脉，寒邪常常伤害人体的骨骼。风寒侵袭筋骨，这是人体有形之物受到了损害。筋骨通过经络与人体的下焦肝肾密切联系。有形的筋骨受病，也就意味着人体的下焦肝肾受到了侵害。肝肾与自然界的地气是相对应的。《难经》阐释说：受到外来风寒邪气的侵袭，日久会导致里面的肝肾精气亏虚甚至败绝。这是因为，肝脏主筋脉，肾脏主骨骼。筋骨受到风寒的侵袭就会疼痛，疼痛日久其功能就会受到严重损害甚至败绝，若筋骨功能受到严重损害甚至败绝则预示

[22] 八益之邪：指风寒之邪。

[23]《难经》：据传秦越人撰。成书于西汉末期至东汉之间。采用问答形式对81个问题进行释疑解难。此处应指《难经·十二难》篇。

[24] 有余之证：邪气有余之证，也就是实证。

着肝肾这个根本也受到了严重损害甚至败绝了。尽管筋骨疼痛、肝肾精气亏虚，但由于存在着外来风寒的侵袭，所以该病仍然归属邪气有余、风寒侵袭的实证。

又云：水谷之寒热，感则害人六腑。是[25]七损[26]之病，乃内伤饮食也。《黄帝针经》[27]解云：适[28]饮食不节，劳役所伤，湿从下受之。谓脾胃之气不足，而反下行，极则冲脉[29]之火逆而上，是无形质之元气受病也，系在上焦，心肺是也。心肺者，天之气。

译文：《难经》又说：饮食物过凉或过热，就会损害人体内在的胃、大小肠、三焦、胆、膀胱等六腑。损害人体皮毛、血脉、肌肉、筋骨的疾病，很多情况下可能是由于饮食失节或过冷过热损伤脾胃造成的。《黄帝内经·灵枢》阐释说：如果恰逢饮食失却节制、劳累过度损伤脾胃，脾胃虚弱不能运化水湿，导致水湿下注于下焦，下焦肝肾承受来自中焦脾胃虚弱不能运化的水湿。这就是说，脾胃之气虚弱，不能运化水湿，水湿不但不能转化为精微物质，反而下行到下焦肝肾。水湿阻遏在下焦肝肾，导致肝肾中的生理相火演变为病理之相火，也就是阴火。当阴火亢盛至极时，阴火就流窜入冲脉形成冲脉之火，冲脉之火沿着冲脉逆而向上，上冲到上焦，就会导致上焦心肺中无形的元气受到损伤。这是因为，下焦肝肾通过经络与上焦心肺紧密联系啊。心脏和肺脏在上焦，与自然界的天气是相对应的。

故《难经》解云：心肺之气已绝于外，以其心主荣，肺主卫。荣者血也，脉者血之府，神之所居也；卫者，元气七神[30]之别名，卫护周身，在于皮毛之间也。肺绝则皮毛先绝，神无所依，故内伤饮食，则亦恶风寒，是荣卫失守，皮肤间无阳以滋养，不能任[31]风寒也。皮毛之绝，则心肺之本亦绝矣。盖胃气不升，元气不生，无滋养心肺，乃不足之证也。

[25] 是：这，此。

[26] 七损：一称五损。如一损于皮毛，皮聚而毛落；二损于血脉，血脉不营于脏腑；三损于肌肉，饮食不为肌肤；四损于筋，筋缓不能自收持；五损于骨，骨痿不能起于床。

[27]《黄帝针经》：即《黄帝内经·灵枢》，简称《灵枢》。该书重点阐述了经络腧穴方面的内容。

[28] 适：正赶上。

[29] 冲脉：人体奇经八脉之一。具有调节十二经气血、主生殖、调节气机升降等功能。又称十二经脉之海和血海。

[30] 元气七神：魂、魄、精、神、意、智、志等精神活动。

[31] 不能任：不能忍受；不能胜任。

译文：所以，《难经》阐释说：心肺之气因为下焦阴火亢盛耗伤外散而亏虚甚至败绝。因为心主营气，肺主卫气。营气，也就是阴血，在脉中贮藏运行，营气阴血是心神安居的地方。卫气是魂、魄、精、神、意、智、志等七种精神活动的别称。卫气在肌肤皮毛之间保卫固护着全身。如果卫气亏虚不能保卫固护全身，人的精神意识思维活动也会低下甚至衰退。肺气亏虚甚至败绝，就导致卫气亏虚甚至败绝。卫气亏虚败绝，皮毛肌肤的功能首先亏虚甚至败绝，然后人的精神意识思维活动也随之低下甚至衰退。所以，内伤饮食损伤脾胃导致脾胃虚弱，病人也会出现畏寒怕冷的症状。这是因为脾胃虚弱，不能运化精微物质。精微物质亏虚，导致心血亏虚和肺气亏虚。进而就会导致营血和卫气亏虚。营血和卫气亏虚，肌肤皮毛之间就会没有营血和卫气的固护滋养，也就导致了肌肤皮毛不能忍受风寒的侵袭。可见，肌肤皮毛的功能亏虚甚至败绝了，也就标志着心脏和肺脏这个根本也亏虚甚至败绝了。脾胃不能将运化的精微物质向上升发和布散，就不能生成元气。元气亏虚，就不能滋养心血和肺气，这就是虚证啊。

计受病之人，饮食失节，劳役所伤，因而饱食内伤者极多，外伤者间而有之，世俗不知，往往将元气不足之证，便作外伤风寒表实之证，而反泻心肺，是重绝其表也，安得不死乎？古人所谓实实虚虚[32]，医杀之耳！若曰不然，请以众人之耳闻目见者证之。

[32] 实实虚虚：实证反用补法，虚证反用泻法。

译文：统计脾胃虚弱的人，有的是因为饮食失节导致的，有的是因为劳累过度导致的。其中，因为过分饮食损伤脾胃导致脾胃虚弱是占多数的。而外感损伤脾胃导致脾胃虚弱的偶尔也有，但不是很多。一般医生不懂得这个道理，往往将脾胃虚弱导致的元气亏虚证，误作为外感风寒表实证，用解表祛邪的方法给予治疗。这种治疗方法，反而耗伤心肺之气。这是再次耗绝其肌表的心血和卫气啊，怎么能不导致病人死亡呢？这正是古人所说的有些医生经常发生的错误：实证反而用补养的方法治疗，虚证反而用攻邪的方法治疗。这不是疾病导致的病人死亡，而是医生治疗方法错误害死他的啊。如果您们说不是这样的，那就请允许我用大家耳闻目睹亲见的误治病例来证明吧。

向者[33]壬辰[34]改元，京师戒严，迨[35]三月下旬，受敌者凡半月，解围之后，都人之不受病者，万无一二，既病而死者，继踵[36]而不绝。都门十有二所，每日各门所送，多者二千，少者不下一千，似此者几三月，此百万人岂俱感风寒外伤者耶？

译文：过去的1232年，金代改成了元代。那年，京城开封戒严。等到三月下旬，受到蒙古军队的攻打围困共有半个月之久。京城开封解围之后，都城中的人几乎都患了病。因为患病而死亡的，一个接着一个而不断绝。京城开封一共有十二个诊所，每天各个城门所送来的病人，多的时候可达两千人，少的时候也不下一千人。像这种情况几乎持续了三个月，难道这一百多万人都受到了外来风寒的侵袭吗？

大抵[37]人在围城中，饮食不节，及劳役所伤，不待言[38]而知。由其朝饥暮饱，起居不时，寒温失所[39]，动[40]经三两月，胃气亏之久矣，一旦饱食太过，感而伤人，而又调治失宜，其死也无疑矣。

译文：一般来说，百姓被围困在开封城中，饮食没有规律以及劳苦累过度损伤脾胃，不用说也知道。这些人饥一顿饱一顿的，日常生活作息也没有规律，饮食一会儿凉一会儿热的。这种困苦不堪的生活，动不动就是两三个月，造成了严重的脾胃虚弱。一旦骤然饱食太过，脾胃就会受到饮食的损伤。可是，脾胃虚弱又不能得到及时正确的治疗，病人死亡也就是早晚的事了，用不着怀疑。

非惟[41]大梁[42]为然，远在贞祐[43]、兴定[44]间，

[33] 向者：过去。

[34] 壬辰：指壬辰之变。1232年（壬辰年），蒙古军队包围开封，金哀宗弃城出逃，开封城陷，史称壬辰之变。

[35] 迨：dài，等到，达到。

[36] 继踵：指脚跟着脚，前后相接。形容一个跟着一个，人极多。

[37] 大抵：大概，一般来说。

[38] 不待言：大家心里明白，不必再用言语解释。

[39] 失所：失宜，失当。

[40] 动：动辄，动不动就。

[41] 非惟：不但，不仅。

[42] 大梁：指开封。

[43] 贞祐：1213~1217年，是金宣宗的第一个年号。金宣宗使用贞祐这个年号一共五年。

[44] 兴定：1217~1222年，是金宣宗的第二个年号。金宣宗使用兴定这个年号一共六年。

如东平[45]，如太原，如凤翔[46]，解围之后，病伤而死，无不然者。余在大梁，凡所亲见，有表发者，有以巴豆推之者，有以承气汤下之者，俄而[47]变结胸[48]、发黄[49]，又以陷胸汤[50]、丸[51]及茵陈汤[52]下之，无不死者。盖初非伤寒，以调治差误，变而似真伤寒之证，皆药之罪也。

译文：不仅开封是这样，就是时间更远的贞祐、兴定年间，如山东东平县、山西太原市、陕西凤翔县等地方解除围困之后，因为感受疾病而死亡的无不是因为脾胃虚弱又骤然饱食导致的。我在开封，凡是亲眼见到其他医生治疗这种疾病的方法，有用发散表邪的方法治疗的，有用温下药物巴豆向下推荡的，有用寒下药方承气汤类给予下泻的。上述这些方法误治的结果，就是很快导致了结胸证和黄疸证，医生接着又用大陷胸汤、大陷胸丸以及茵陈蒿汤泻下。接二连三的误治损伤脾胃，病人没有不死亡的。因为疾病本来就不是伤寒，医生治疗方法的错误反而将脾胃虚弱证转变成表面好似真的外感风寒之证，这都是医生治疗用药的过错啊。

[45] 东平：东平县。古称东原。位于山东省西南部，隶属泰安市。历史悠久，人杰地灵。从西周到清代，一直是我国北方重镇和地域性的政治经济文化中心。

[46] 凤翔：凤翔县。隶属于陕西省宝鸡市，地处关中平原，宝鸡市东北。

[47] 俄而：不久，一会儿。

[48] 结胸：是指水热互结于胸中和脘腹的病证。一类为胸胁部有触痛，头项强硬，发热有汗，脉寸浮关沉等；一类为从心窝到少腹硬满而痛，拒按，大便秘结，口舌干燥而渴，午后稍有潮热，脉沉结等。

[49] 发黄：由各种不同原因引起遍身皮肤或眼巩膜黄染的症状。又叫黄疸。病机有寒湿、湿热、瘀血等之分。

[50] 陷胸汤：即大陷胸汤，由大黄、芒硝、甘遂组成。

[51] 丸：指大陷胸丸，由大黄、芒硝、甘遂、葶苈子、杏仁组成。

[52] 茵陈汤：即茵陈蒿汤。由茵陈、栀子、大黄组成。具有清热、利湿、退黄之功。

往者不可追，来者犹可及，辄[53]以平生已试之效，著《内外伤辨惑论》一篇，推明前哲[54]之余论，历举近世之变故[55]，庶几[56]同志者，审其或中[57]，触类而长

[53] 辄：就。

[54] 前哲：前贤。

[55] 变故：意外发生的事情；灾难。

[56] 庶几：shù jī，或许，也许。

[57] 中：正对上，正好符合。

之[58]，免后人横夭[59]耳！僭易[60]之罪，将何所逃乎？

译文： 已经死了的人不可能再活过来了，现在来的病人还可以挽救。就用我一生中已经临床试用非常有效的经验，撰写成《内外伤辨惑论》这本著作，推演探明前贤尚未研究透彻的理论，一一列举出近年来因医生误治而发生的诸多不幸。或许有些同道阅读了我的《内外伤辨惑论》，恰好赞成我的认识。然后，根据我的脾胃虚弱之理论，进而增长出更多新的认识，以免以后的病人因误治而早死，造成不可挽回的损失和灾难。如果上面所说的这些话，对您们有所冒犯的话，我又怎么能逃脱罪责呢？那都是我的过错，请多包涵。

[58] 触类而长之：意指掌握一类事物知识或规律，就能据此而增长同类事物知识。

[59] 横夭：héng yāo，意外地早死。

[60] 僭易：jiàn yì，冒昧、轻慢。

【入门导读】

一、何谓阴证和阳证

阴证和阳证是中医对疾病的属性归类，是属性归类的总纲。

阴证包括里证、寒证、虚证三个具体的证型。凡是临床上诊断为里证、寒证、虚证的，都归属于阴证范畴。例如临床上见面色苍白或暗淡、身重倦卧、倦怠乏力、身寒足凉喜温、精神萎靡不振、语声低微、静而少言、呼吸怯弱或微弱、气短乏力、饮食减少、口淡无味、不烦不渴、腹痛喜按、小便清长或少、大便溏薄、舌淡胖苔白滑、脉沉细涩迟弱无力，中医诊断为里虚寒证。因为是虚证和寒证，就将其归属于阴证范畴。

阳证包括表证、热证、实证三个具体的证型。凡是临床上诊断为表证、热证、实证的，都归属于阳证范畴。例如临床上见面色潮红或通红、身热足暖喜凉、狂躁不安、口干口苦、口唇燥裂、烦渴引饮、语声壮厉、烦躁多言甚则狂言、呼吸气粗、喘促痰鸣、大便秘结或臭秽、腹痛拒按、小便短赤、舌质红绛、舌苔黄厚燥裂起芒刺、脉象浮洪滑数实而有力等表现，中医诊断为里热实证。因为其为实证和热证，就将其归属于阳证范畴。

二、李东垣判断内外伤归属阴证和阳证的标准和方法

李东垣《内外伤辨惑论》开篇首先辨别阴证和阳证，说明他极其重视内外伤阴证和阳证的鉴别诊断。正如他说：“曰甚哉阴阳之证，不可不

详也。”

李东垣是如何定阴证和阳证呢？他根据疾病的初起是实证还是虚证，来定该证是阴证还是阳证。即使病证在发展中发生了一些变化，仍然依病证的初始性质来归属是实证还是虚证，从而确定是阳证还是阴证。

1. 内伤脾胃虚弱证属于阴证

由于情志刺激过度、饮食失却节制、饮食过热或过冷、劳累过度等因素损害脾胃，导致脾胃虚弱。脾胃一旦虚弱，则元气、营气、卫气、六腑之气、五脏之气等诸气都会发生亏虚不足，各种疾病就会发生了。

如果脾胃虚弱，不能运化水湿，水湿下注到下焦肝肾，导致肝肾中生理相火演变成病理之相火，也即李东垣所谓的阴火。阴火向上乘袭上焦心肺，心主之营血和肺气所主之卫气都不能发挥本身应有的功能，失却自己守护的职责，就会导致更加复杂严重的疾病。正如李东垣所说："《黄帝针经》解云：适饮食不节，劳役所伤，湿从下受之。谓脾胃之气不足，而反下行，极则冲脉之火逆而上，是无形质之元气受病也，系在上焦，心肺是也。"

上述各种气虚，其原因是内伤脾胃虚弱。因为是内伤脾胃虚弱不能运化产生气血，所以归属虚证和阴证。随着病情的发展导致了阴火的产生。尽管阴火本身性质属于实火，但由于是在内伤脾胃虚弱证的基础上发展而来，所以仍然将内伤脾胃虚弱、阴火亢盛冲逆归属于虚证和阴证。也就是说，不管是脾胃虚弱导致的各种气虚证，还是脾胃虚弱导致的阴火亢盛证，因为其最根本的病机是脾胃虚弱，其他一切都是在脾胃虚弱的基础上派生和演变出来的，所以内伤脾胃虚弱证属于虚证和阴证。正如李东垣所说："惟阴火独旺，上乘阳分，故荣卫失守，诸病生焉。其中变化，皆由中气不足，乃能生发耳。"

特别要注意的是，不能被内伤脾胃虚弱所衍生的湿邪和阴火亢盛所表现出来的实证现象所迷惑，而误将这种虚实夹杂证归属于阳证。这是李东垣非常担心的，也正是李东垣《内外伤辨惑论》开篇首先辨别阴证和阳证的主旨所在。

2. 外感风寒表实证属于阳证

在正气充足的情况下，感受了外来的风寒之邪，就是外感风寒表实证。外感风寒表实证因为是在正气充足的情况下发生的，所以归属于阳证。其临床表现为恶寒发热、头疼身痛、头项强痛、无汗而喘、鼻流清涕、苔薄白润、脉浮紧有力。

需要注意的是，李东垣仍将风寒侵袭筋骨、肝肾亏虚证定为有余之证，也就是实证，归属于阳证。这是为什么呢？因为疾病刚开始时为感受风寒之邪的风寒表实证，肝肾亏虚是风寒邪气逐渐损伤正气的结果。所以，李东垣将这种虚实夹杂证定为阳证和有余之证。正如李东垣说所说："《难经》解云：肝肾之气，已绝于内，以其肝主筋，肾主骨，故风邪感则筋骨疼痛，筋骨之绝，则肝肾之本亦绝矣，乃有余之证也。"

如果是先有正气亏虚，后来又感受了外来的风寒之邪，可以称之为外感风寒表证，但不能称之为外感风寒表实证。这种外感风寒表证，虽然是表证，但是因为是先有正气亏虚后有外感风寒，根据李东垣划分阴证和阳证的标准，这种虚实夹杂证要归属于阴证，而不能归属于阳证。其临床表现为恶寒发热、头疼身痛、头项强痛、无汗而喘、鼻流清涕、苔薄白润、脉浮紧无力或沉紧无力或沉迟无力。其中脉象沉按无力是鉴别诊断的关键。

三、李东垣治疗内伤阴证和外感阳证的方法

对于内伤脾胃虚弱证，治疗的原则总的来说是补法。具体来说就是补养脾胃，基本方剂是补中益气汤，药物有黄芪、当归、党参、白术、升麻、柴胡、陈皮、炙甘草等。如果在脾胃虚弱的基础上产生了湿邪和阴火，则在上述药物的基础上配伍茯苓、猪苓、泽泻、羌活、独活、防风、藁本、黄连、黄芩、黄柏、龙胆草等药物淡渗利湿、升阳除湿、苦寒燥湿和潜降阴火。正如李东垣说："饮食失节，中气不足之病，当补不当泻。举世医者，皆以饮食失节，劳役所伤，中气不足，当补之证，认作外感风寒，有余客邪之病，重泻其表，使荣卫之气外绝，其死只在旬日之间。所谓差之毫厘，谬以千里，可不详辨乎？"

对于外感风寒表实证，治疗的原则总的来说是用泻法。具体说来就是解表散寒祛风。基本方剂是麻黄汤，药物有生麻黄、桂枝、杏仁、生甘草等。正如李东垣说："概其外伤风寒，六淫客邪，皆有余之病，当泻不当补。"如果风寒入里化热，可以酌情配伍淡豆豉、生栀子、连翘、水牛角丝、生地、赤芍、丹皮、生石膏、知母、黄芩、黄连等。

值得注意的是，李东垣在本篇中反复强调不可将内伤脾胃虚弱证误作外感风寒表证而误治，从而犯虚虚实实之误，用心良苦可见一斑。正如他

说："计受病之人，饮食失节，劳役所伤，因而饮食内伤者极多，外伤者间而有之，世俗不知，往往将元气不足之证，便作外伤风寒表实之证，而反泻心肺，是重绝其表也，安得不死乎？古人所谓实实虚虚，医杀之耳。"

四、外感怕冷和内伤怕冷的鉴别

在《内外伤辨惑论》首篇中，李东垣非常重视外感怕冷和内伤怕冷的鉴别。他认为外感怕冷和内伤怕冷的相似性，是导致临床误诊误治的一个关键。所以，他开篇就对外感怕冷和内伤怕冷的临床表现、病因、病机、治法给予了不厌其烦的区分鉴别。

外感怕风寒称作恶寒。其特点是病人自觉怕冷，多加衣被，或近火取暖，或挪移到没有风寒的地方，仍感寒冷不能缓解。中医有"有一分恶寒便有一分表证"的说法，故恶寒常为临床诊断和鉴别外感表证的重要指征。《伤寒论·太阳病篇》云："太阳病，或已发热，或未发热，必恶寒"，表明恶寒为外感表证的主要症状。外感病初起，外邪侵袭，正邪交争，郁遏阳分，使卫阳之气不能外达，肌表失于温煦而恶寒。此时虽加衣近火，仍不能使外邪祛除。邪气郁遏不解，故不能使阳气宣达敷布于肌表，因而怕冷感无明显缓解。其治疗方法是祛风散寒解表，方药用麻黄汤加减。

内伤脾胃虚弱导致怕风寒称作畏寒。其特点是病人自觉怕冷，但多加衣被，或近火取暖，或挪移到没有风寒的地方，其冷可缓解或消失。其原因是内伤脾胃虚弱，不能运化气血，气血不能敷布到上焦心肺转化为卫气和营气来温煦和滋养皮毛腠理，导致皮毛腠理怕冷。正如李东垣所说："故《难经》解云：心肺之气已绝于外，以其心主荣，肺主卫。荣者血也，脉者血之府，神之所居也；卫者，元气七神之别名，卫护周身，在于皮毛之间也。肺绝则皮毛先绝，神无所依，故内伤饮食，则亦恶风寒，是荣卫失守，皮肤间无阳以滋养，不能任风寒也。皮毛之绝，则心肺之本亦绝矣。盖胃气不升，元气不生，无滋养心肺，乃不足之证也。"其治疗方法是补养脾胃，方药用补中益气汤加减。

五、对外感风寒邪气损伤肝肾的认识

外感风寒之邪侵袭肌表导致风寒表证。如果风寒邪气剧烈，就会侵入筋骨，导致筋骨疼痛。肝主筋，肾主骨。筋骨疼痛日久，就会损伤肝肾的精气，导致肝肾精气亏虚，发生严重的疾病。所以，李东垣在本篇特别提出要重视外感风寒邪气侵袭筋骨的及早治疗，体现了他“未病先防”和“既病防变”的学术思想，对我们正确治疗风寒表证具有重要的指导意义。正如李东垣所说：“按《阴阳应象大论》云：天之邪气，感则害人五脏。是八益之邪，乃风邪伤人筋骨。风从上受之，风伤筋，寒伤骨，盖有形质之物受病也，系在下焦，肝肾是也。肝肾者，地之气。《难经》解云：肝肾之气，已绝于内，以其肝主筋，肾主骨，故风邪感则筋骨疼痛，筋骨之绝，则肝肾之本亦绝矣，乃有余之证也。”

该病的治疗原则为祛邪扶正。治疗方法是祛风散寒、滋养肝肾。方药可用麻黄汤、独活寄生汤、六味地黄汤、左归丸加减。药物有麻黄、桂枝、羌活、独活、细辛、海风藤、络石藤、鸡血藤、威灵仙、生地、当归、白芍、川芎、桑寄生、杜仲、狗脊、怀牛膝、生山药、山萸肉、枸杞子、菟丝子、续断、阿胶、鹿角胶等；如果发展到阳虚阶段，可用麻黄汤、麻黄附子细辛汤、独活寄生汤、右归丸等方药加减。药物有麻黄、桂枝、羌活、独活、细辛、海风藤、络石藤、鸡血藤、威灵仙、炙川乌、炙草乌、生地、当归、白芍、川芎、桑寄生、杜仲、狗脊、怀牛膝、生山药、山萸肉、枸杞子、菟丝子、续断、阿胶、鹿角胶、炮附子、仙灵脾、巴戟天等。

六、李东垣举实例说明把内伤脾胃虚弱证误诊为伤寒的危害

在临床实践中，很多医生对内伤脾胃虚弱证的认识不够清楚，导致误把内伤脾胃虚弱证作为伤寒实证来误诊误治，轻则导致病情加重，重则导致病人死亡。李东垣痛心疾首，因而撰写《内外伤辨惑论》以辨明内伤脾胃虚弱证和伤寒外感证的区别，以便医生给予正确的治疗，防止给病人带来更大的不幸。正如他说：“盖初非伤寒，以调治差误，变而似真伤寒之证，皆药之罪也。往者不可追，来者犹可及，辄以平生已试之效，著《内外伤辨惑论》一篇，推明前哲之余论，历举近世之变故，庶几同志者，审其或中，触类而长之，免后人横夭耳！僭易之罪，将何所逃乎？”

例如由于京师开封被长久围困，很多百姓饮食没有规律以及劳累过度，导致内伤脾胃虚弱。一旦骤然饱食太过，脾胃又受到食积的损伤更加虚弱。很多医生误把脾胃虚弱证当作外感风寒表证、胃肠寒积证、阳明腑实证等，给予误诊误治，导致变证蜂起。在变证的基础上，再次给予误诊误治，导致病人死亡。正如李东垣所说：“余在大梁，凡所亲见，有表发者，有以巴豆推之者，有以承气汤下之者，俄而变结胸、发黄，又以陷胸汤、丸及茵陈汤下之，无不死者。”

辨脉

古人以脉上辨内外伤于人迎[1]气口[2]，人迎脉大于气口为外伤，气口脉大于人迎为内伤。此辨固是，但其说有所未尽耳。

译文：古代医学家根据人迎和气口两处脉象来辨别内伤脾胃虚弱证和外感风寒证。如果人迎脉比寸口脉搏动明显，则诊断为外感风寒证。如果寸口脉比人迎脉搏动明显，则诊断为内伤脾胃虚弱证。这种鉴别方法固然正确，但是其中的道理还没有完全说得透彻明白。

外感风寒，皆有余之证，是从前[3]客邪[4]来也，其病必见于左手，左手主表，乃行阳二十五度[5]。内伤饮食不节，劳役所伤，皆不足之病也，必见于右手，右手主里，乃行阴二十五度[6]。

译文：外感风寒证，都是邪气侵袭有余的实证，是从外部受到外来风寒的侵袭，其疾病的征象必然明显地反映到左手上来。这是因为左手与人体的肌表相对应，人体的卫阳在昼日行肌表二十五个周次。饮食没有节制和劳累过度损伤脾胃，都是亏虚不足的疾病，其疾病的征象必然反映到右手来。这是因为右手与人体的内在脏腑相对应，人体的卫阳在夜间行内在脏腑二十五个周次。

故外感寒邪，则独左寸人迎脉浮紧[7]，按之洪大[8]。紧者急甚于弦，是足太阳寒

[1] 人迎：左手关前一分为人迎。要注意的是，该处人迎脉和颈部喉结旁颈总动脉搏动处的人迎脉不同。

[2] 气口：右手关前一分为气口。要注意的是，这和平时所说的两手桡骨内侧动脉搏动处的气口（寸口）不同。

[3] 从前：从外部，从外面。

[4] 客邪：外感六淫。此处指风寒之邪。

[5] 行阳二十五度：《灵枢·卫气行》曰："卫气一日一夜五十周于身，日行于阳二十五周，夜行于阴二十五周。"左主表主阳，卫气日行于阳二十五个周次。

[6] 行阴二十五度：右主里主阴，卫气夜间行于阴二十五个周次。

[7] 浮紧：浮脉和紧脉的相兼脉象。此处浮脉是指轻轻一按即能明显感觉到脉象。紧脉指脉来紧张有力、状如转索。

[8] 洪大：即洪脉。脉体宽大，脉势汹涌如波涛。

水[9]之脉；按之洪大而有力，中见手少阴[10]心火之脉，丁与壬合[11]，内显洪大，乃伤寒脉也。若外感风邪，则人迎脉缓[12]，而大于气口一倍，或二倍、三倍。

译文：所以，感受外来风寒之邪，则唯独左手寸部人迎脉轻轻一按即能感觉到紧脉。如果再用力下按到沉部，脉象就表现出洪大脉。左手寸部人迎脉轻按见紧脉，左右弹指力量比弦脉明显，标志着足太阳膀胱经受到了风寒邪气的侵袭。左手寸部人迎脉沉按如果表现出洪大有力脉象，标志着兼见了手少阴心火的脉象。如果手少阴心火亢盛与足太阳膀胱寒水感受风寒同时存在，就会在紧脉当中夹有洪大的脉象，这是外感风寒证常见的脉象。如果外感风邪，则左手寸部人迎脉表现为浮缓脉，其搏动可以大于右手寸部气口脉一倍，或二倍、三倍。

内伤饮食，则右寸气口脉大于人迎一倍，伤之重者，过在少阴[13]则两倍，太阴[14]则三倍，此内伤饮食之脉。

译文：内伤饮食失却节制损伤脾胃导致阴火亢盛，阴火亢盛上冲到上焦心肺，则右手寸部气口脉明显浮大，比左手寸部人迎脉大一倍；如果阴火太重上冲影响到手少阴心，则右手寸部气口可大于左手人迎脉两倍。如果阴火太重上冲影响到手太阴肺，则右手寸部气口可大于左手人迎脉三倍。上述脉象是内伤饮食失却节制导致脾胃虚弱、阴火上冲的常见脉象。

若饮食不节，劳役过甚，则心脉变见于气口，是心火刑肺，其肝木挟心火之势亦来薄[15]肺。经云：侮[16]所不胜，寡[17]于畏[18]者是也。故气口脉急[19]大而涩[20]数，时一

[9] 足太阳寒水：足太阳膀胱经。足太阳膀胱经主运行人体的水液，水之性为寒，故称为足太阳寒水。

[10] 手少阴：手少阴心经。

[11] 丁与壬合：甲、乙、丙、丁、戊、己、庚、辛、壬、癸被称为“十天干”。丁属火，壬属水。这里丁指手少阴心火，壬指足太阳寒水。

[12] 缓：一息四至，来去弛缓松懈的脉象。多见于湿证或脾胃虚弱。

[13] 少阴：指手少阴心。

[14] 太阴：指手太阴肺。

[15] 薄：bó，通“搏”，搏击。

[16] 侮：反克。例如本来是木克土，由于木虚，或由于土强，木不但不能克土，反被土克。

[17] 寡：缺少，失去。

[18] 畏：敬畏，指正常的克制关系。

[19] 急：拘紧之意，此处当指弦脉。弦脉为端直而长、指下挺然、如按琴弦的脉象。其主病多见于肝胆病或气机郁滞。弦硬者，也主胃气衰败。

[20] 涩：指涩脉。脉来艰涩，如轻刀刮竹，滞涩不滑利，脉中间有歇止而后复来。脉涩而无力，主精亏血少。脉涩而有力，主气滞血瘀。

代[21]而涩也。涩者，肺之本脉；代者，元气不相接，脾胃不及之脉。洪大而数[22]者，心脉刑[23]肺也；急者，肝木挟心火而反克肺金也。

译文：如果饮食不加节制和劳累过度损伤脾胃，导致脾胃虚弱不能运化水湿，水湿下注到下焦肝肾导致肝肾中生理相火演变为病理之相火，即为阴火。阴火上冲入心脏，则心中火热亢盛，由此形成的洪大脉象就会表现在右手寸部的气口上。火克金，心火亢盛就会乘伐肺金。木生火，肝为心之母，心为肝之子。子能令母实。心火亢盛，就会导致肝火亢盛。金能克木，木旺反而能侮金。肝火亢盛，就会反克侮肺金。现在，既有心火亢盛，又有肝火亢盛，肝火亢盛凭借着心火亢盛也来克伐肺金。《内经》说：肺金克肝木。如果肝木过亢，就会反克肺金，也称为木侮金。发生木侮金病变的原因，都是因为肝火亢盛，肝木缺乏畏惧而反克肺金导致的。所以，脾胃虚弱、阴火亢盛、心火灼肺、肝火犯肺、元气亏虚的常见脉急，就是右手寸部气口的脉象表现为弦大数涩代脉同时兼见。涩脉啊，是肺气亏虚的基本脉象。代脉啊，是元气不能相互接续造成的，其根本原因是脾胃亏虚不能运化产生元气造成的。脉象洪大而数的原因，是心火亢盛克伐肺金造成的。脉象拘急之弦脉的原因，是肝火亢盛裹挟心火亢盛反来克伐肺金造成的。

[21] 代：代脉。脉来缓慢而有规则的歇止，即止有定数，如每跳五次停一次；或每跳三次停一次，甚至有每跳二次停一次的。此处仅强调止有定数，间歇有一定规律。

[22] 数：脉来急速，脉搏跳动次数快于正常，一息五六至以上，每分钟脉搏跳动约 90 ~ 130 次。

[23] 刑：征讨，克伐。

若不甚劳役，惟右关脾脉大而数，谓独大于五脉，数中显缓[24]，时一代也。

译文：如果是轻度劳累导致的脾胃亏虚、阴火亢盛病证还不很严重，则阴火可能只上冲到中焦脾胃，则只表现为右关脾胃脉象宽大而数。我们可以这样描述这种脉象，右关脾胃脉单独宽大而数，大数之象明显大于其他五部脉象。因为阴火不是很亢盛，所以这种数脉仍然有和缓之象。这种数大脉中可能会时不时出现代脉。代脉产生的原因，是脾胃虚弱，不能运化产生元气，元气不相接续造成的。

[24] 缓：缓脉，一息四至，来去弛缓松懈的脉象。

如饮食不节，寒温失所，则先右关胃脉损弱，甚则隐而不见，惟内显脾脉之大数微缓，时一代也。

译文：如果是饮食不加以节制导致的脾胃虚弱，或者是因为饮食过冷或过热导致的脾胃虚弱，在尚没有形成阴火的情况下，则先会表现为右关脾胃脉象虚弱甚至摸不到脉象。随着病情的发展，阴火开始亢盛上冲到中焦脾胃，就会在右关脾胃脉象上表现出宽大而数的脉象。当然，因为阴火不是很亢盛，所以这种数脉还显得稍微有些和缓。因为脾胃虚弱，不能运化元气导致元气不相接续，所以在大数脉象中可能会时不时地出现代脉。

宿食[25]不消，则独右关脉沉而滑[26]。经云：脉滑者，有宿食也。

译文：如果脾胃中尚存留有不消化的宿食，则可能会单独在右关脾胃脉象出现沉滑脉象。《内经》说：脉象表现为滑脉的，这是有宿食停滞脾胃的指征啊。

以此辨之，岂不明白易见乎。但恐山野间卒[27]无医者，何以[28]诊候，故复说病证以辨之。

译文：靠脉象来辨析外感风寒表证和内伤脾胃虚弱证及其演变规律，难道不是很明白和很容易分得清吗？我只恐怕乡村偏僻的地方仓促找不到精通脉象的医生，靠什么来诊断鉴别外感风寒表证和内伤脾胃虚弱证及其演变规律呢？所以，我不厌其烦地再说说外感风寒表证和内伤脾胃虚弱证及其演变规律的脉象，以便很好地辨析它们。

[25] 宿食：未能消化的食物。

[26] 滑：滑脉。脉象往来流利，应指圆滑，如珠滚玉盘之状。滑脉主痰饮、食滞、实热等证，又主妊娠。正常人脉滑而缓和（稍有滑象），是营卫调和、气血充盈的征象。

[27] 卒：同“猝”。仓促，急速。

[28] 何以：用什么，靠什么。

【入门导读】

一、李东垣为什么要通过脉象辨别内外伤

脉象，指脉搏的形象与动态，包括位、数、形、势等四个方面。晋代王叔和《脉经》将脉象分为24脉，明代李时珍《濒湖脉学》将脉象增为27脉，明代李中梓《诊家正眼》增为28脉。

脉象的形成与脏腑气血密切相关。心主血脉，心脏搏动才能把气血排入脉管而形成脉搏。肺主气，肺气敷布才能将气血布散全身。脾胃为气血

生化之源，脾胃健旺脉管内才能有充足的气血。肝主疏泄，肝气舒畅才能使脉管中的气血流畅。肾藏精，精可化气，精可化血，也维持着脉管内气血的充足和旺盛。可见，脉象的形成与全身内在脏腑功能活动密切相关。反过来，脉象的变化也可反映全身内在脏腑的变化。

内伤脾胃虚弱和外感风寒之邪都会影响内在脏腑的气血，从而会导致脉象发生变化。掌握好外感风寒表证和内伤脾胃虚弱证的脉象，对诊治和鉴别外感风寒表证和内伤脾胃虚弱证至关重要。所以，李东垣高度重视通过脉象来辨别内外伤。正如李东垣所说："以此辨之，岂不明白易见乎。但恐山野间卒无医者，何以诊候，故复说病证以辨之。"

二、李东垣所指人迎和气口的特殊性

一般脉学书上，人迎脉位于颈部喉结旁，当胸锁乳突肌的前缘颈总动脉搏动处。气口，亦名寸口、脉口，手太阴肺之经脉，部位相当于现代解剖学腕后高骨（桡骨茎突）内侧的一段桡动脉，包括左手的寸关尺和右手的寸关尺三部。

李东垣所说的人迎和气口脉与一般脉学书中的人迎和气口脉截然不同。他所说的气口是指右手的寸部，位置在右手关前一分。人迎是指左手的寸部，位置在左手关前一分。也就是说，李东垣所说的人迎和气口都是通常所说寸口脉的一部分，和颈部喉结旁颈总动脉搏动处的人迎脉更是不同。

三、李东垣阐明了左手寸部和右手寸部主病的原理

古代医家已经认识到了左手寸部(李东垣所说的人迎脉)和右手寸部(李东垣所说的气口脉)主外感和内伤，但是对其原理阐发不够透彻。正如他说："古人以脉上辨内外伤于人迎气口，人迎脉大于气口为外伤，气口脉大于人迎为内伤。此辨固是，但其说有所未尽耳。"

左手主表，左手的寸部更是主表中之表。所以，感受外感风寒邪气，最容易在左手的寸部首先表现出来。如果左手寸部搏动明显超过了右手寸部的搏动，则判断为外感风寒表证。正如李东垣阐释说："外感风寒，皆有余之证，是从前客邪来也，其病必见于左手，左手主表，乃行阳二十五度。"

右手主里，右手的关部主脾脏，右手的寸部主肺脏。右手的关部反映

脾胃的生理病理变化，容易理解。右手寸部主肺脏，李东垣却用它来反映脾胃的生理病理变化，这是为什么呢？土生金。土为金之母。土代表脾脏，金代表肺脏。当脾胃虚弱不能生化气血，土之子金首当其冲得不到气血的滋养而亏虚，甚至可以说是如影相随。所以，右手寸部虽然不与脾脏相对应，但却能准确地反映脾脏功能的变化。正如李东垣所说："内伤饮食及饮食不节，劳役所伤，皆不足之病，必见于右手，右手主里，乃行阴二十五度。"

四、李东垣如何通过脉象来鉴别内外伤

1. 外感风寒表证

如果左手寸部搏动明显于右手寸部，并且呈现浮紧脉象，就考虑诊断为风寒表证。如果外感风寒入里化热，或者在未受风寒侵袭之前病人心中即蕴有火热，则其左手寸部脉象表现为浮紧，沉取脉洪大有力。如果是感受了风邪，则左手寸部脉象呈现为浮缓脉，且比右手寸部搏动明显。正如李东垣所说："故外感寒邪，则独左寸人迎脉浮紧，按之洪大，紧者急甚于弦，是足太阳寒水之脉，按之洪大而有力，中见手少阴心火之脉，丁与壬合，内显洪大，乃伤寒脉也。若外感风邪，则人迎脉缓，而大于气口一倍，或二倍、三倍。"

2. 内伤脾胃虚弱证

（1）右关沉弱，右寸沉弱

脾胃虚弱，不能运化气血，就会导致右关脉沉弱甚至沉微无力。正如李东垣所说："如饮食不节，寒温失所，则先右关胃脉损弱，甚则隐而不见。"

如果内伤脾胃虚弱，不能生化气血，导致肺气亏虚，则右手寸部脉象不但不会明显于左手寸部，甚至表现为沉微无力。这是本篇李东垣并未指出的，笔者觉得有必要给予补充。

（2）右关沉弱而滑，右寸沉弱滑或者浮滑

如果内伤脾胃虚弱，又兼有胃脘食积内停，则右关脉沉弱滑而无力。正如李东垣所说："宿食不消，则独右关脉沉而滑。经云：脉滑者，有宿食也。"其右寸脉既可见沉弱滑，也可见浮弱滑。右寸沉弱滑说明以肺气虚为主，右寸浮弱滑说明以肺中痰邪为主。这是本篇李东垣并未指出的，笔者

觉得有必要给予补充。

（3）右关沉弱，右寸搏动明显于左寸

右关沉弱，右寸搏动明显于左寸，则为脾胃虚弱、阴火上冲之征。正如李东垣所说：“内伤饮食，则右寸气口脉大于人迎一倍，伤之重者，过在少阴则两倍，太阴则三倍，此内伤饮食之脉。”

右寸除了搏动明显以外，如果兼有弦急脉，说明伴有肝火上炎；如果兼有洪大数脉，说明伴有心火亢盛；如果兼有涩脉，说明肺气亏虚；如果兼有代脉，说明脾胃虚弱。脾胃虚弱，不能运化元气，元气亏虚不能接续则形成代脉。正如：“若饮食不节，劳役过甚，则心脉变见于气口，是心火刑肺，其肝木挟心火之势亦来薄肺，经云：侮所不胜，寡于畏者是也。故气口脉急大而涩数，时一代而涩也。涩者，肺之本脉；代者，元气不相接，脾胃不及之脉。洪大而数者，心脉刑肺也；急者，肝木挟心火而反克肺金也。”

（4）右关脉独自大数而沉按无力，兼有缓脉和代脉

右关脉大数而无力，说明脾胃虚弱伴有阴火上冲。如果大数中兼缓，一方面可能是阴火不是很盛，一方面可能是兼有湿邪导致的湿热蕴脾。如果大数中兼有代脉，是脾胃不能运化元气，元气不得接续所致。正如李东垣所说：“若不甚劳役，惟右关脾脉大而数，谓独大于五脉，数中显缓，时一代也”，“惟内显脾脉之大数微缓，时一代也。”

辨寒热

外伤寒邪之证，与饮食失节，劳役形质[1]之病，及内伤饮食，俱有寒热。举世[2]尽将内伤饮食失节、劳役不足之病，作外伤寒邪、表实有余之证，反泻其表，枉死者岂胜言哉！皆由不别其寒热。今细为分解之。

译文：外感风寒侵袭肌表的风寒表证，与内伤饮食没有节制、饮食过冷或过热、形体外骸劳累过度损伤脾胃导致的脾胃虚弱证，临床症状都会出现怕冷和发热。大多数医家临床上都很容易将内伤饮食没有节制和过度劳累损伤脾胃导致的脾胃虚弱证，误诊断为外感风寒邪气侵袭的表实证来加以治疗，本来应该用补益脾胃的方法治疗，但是反而用解表散寒的方法泻其邪气。因为医生的诊断错误导致误治甚至冤枉死亡的病人怎么能说得过来呢！医生误诊误治的原因，很多情况下都是由于不能正确辨别外感风寒表实证和内伤脾胃虚弱证怕冷发热症状的各自归属才导致的啊。现在我详细地为大家分析辨别，以便大家能够正确诊断外感风寒表实证和内伤脾胃虚弱证，不至于误诊误治。

外伤寒邪，发热恶寒，寒热并作[3]。其热也翕翕发热[4]，又为之拂拂发热[5]，发于皮毛之上，如羽毛之拂，明其热在表也，是寒邪犯高之高[6]者也。皮肤毛腠者，阳之分也，是卫之元气所滋养之分也。以寒邪乘之，郁遏阳分，阳不得伸[7]，故发热也。

译文：外感风寒邪气，病人表现为发热怕冷，特点是发热和怕冷常常同时并存。这种发热可以是病人自觉肌表轻微发热，又可以是自觉肌表严重的呼呼发热。发热发生的部位在皮毛肌表，就好像是用羽毛轻拂在肌表产生的热，正说明其发热就是在肌表，这是寒邪侵袭肌表皮毛导致的。肌肤皮毛腠理，属于阳分，是卫气滋养的地方。因为外感

[1] 劳役形质：形体过度劳累。

[2] 举世：所有，全部。这里指大多数。

[3] 寒热并作：恶寒和发热同时发生。

[4] 翕翕发热：发热不甚，如羽毛之拂。

[5] 拂拂发热：发热较重，呼呼发热。

[6] 高之高：此处指肌表皮毛。

[7] 伸：舒张条达。

风寒邪气侵袭肌肤皮毛腠理，风寒邪气郁遏在肌表皮毛腠理，肌表的卫气不得条达敷布而郁结化火，所以形成了发热。

其面赤，鼻气壅塞[8]不通，心中烦闷，稍似袒裸[9]，露其皮肤，已不能禁其寒矣。其表上虚热[10]，止此而已。其恶寒也，虽重衣下幕[11]，逼近烈火，终不能御其寒，一时一日，增加愈甚，必待传入里作[12]下证[13]乃罢。其寒热齐作，无有间断也。

译文：病人面部红赤、鼻子堵塞不通、心中烦躁憋闷，稍微有些赤身露体暴露皮肤就经受不住寒冷。这是寒邪郁遏卫气形成的肌表无形之热造成的，仅此而已。这种怕冷的特点是，即使穿上厚衣服、落下帷幕窗帘和靠近大火取暖，最终仍不能抵御这种怕冷。随着时间的延长，这种怕冷会越来越严重，一定要等到风寒完全传变入里化热变成需要用下法治疗的阳明腑实证才算终结。外感风寒侵袭肌表导致的恶寒怕冷，其特点常常是怕冷和发热同时并存，并且没有停止间断的时候。

[8] 壅塞：yōng sè，堵塞。

[9] 袒裸：赤身露体。

[10] 虚热：无形之热。

[11] 重衣下幕：重衣，厚衣服。下幕，落下帷幕。

[12] 作：变成。

[13] 下证：胃肠中的大便和食积等相互搏结形成的阳明腑实证，表现为脘腹胀满疼痛、大便干燥、小便短赤、口干口臭、舌红苔黄厚干燥而裂、脉沉数有力等。治疗当用大承气汤、小承气汤、调胃承气汤等方剂化裁。

其内伤饮食不节，或劳役所伤，亦有头痛、项痛、腰痛，与太阳表证[14]微有相似，余皆不同，论[15]中辨之矣。内伤不足之病，表上无阳，不能禁[16]风寒也，此则常常有之；其躁热发于肾间者，间而有之，与外中寒邪，略不相似。

译文：内伤饮食失去节制或者劳累过度导致的脾胃虚弱，也有头痛、颈项疼痛、腰痛等症状，与风寒侵袭肌表导致的太阳表实证稍微有些类似，其他的症状都不相同，在《内外伤辨惑论》的某些篇章中进行了辨析鉴别。内伤脾胃虚弱这种病证，肌表缺乏卫气的固护，所以病人经不起风寒的侵袭，一到有风或寒冷的地方病人就感到风能

[14] 太阳表证：肌表感受外来风寒之邪形成的病证，表现为头痛、项痛、腰痛、恶寒怕冷发热同时并作、舌淡苔薄白、脉紧等症状。

[15] 论：指《内外伤辨惑论》。

[16] 禁：经得起。

穿透肌肤或畏寒怕冷，这种害怕风寒的症状是经常存在的。但是，来源于下焦肝肾的阴火产生的躁热却是间断性一阵一阵地发作，与外感风寒侵袭导致的持续发热略有不同。

其恶风寒也，盖脾胃不足，荣气下流，而乘肾肝，此痿厥[17]气逆[18]之渐也。若胃气平常，饮食入胃，其荣气上行，以舒[19]于心肺，以滋养上焦之皮肤腠理之元气也。既下流，其心肺无有禀受[20]，皮肤间无阳，失其荣卫之外护，故阳分[21]皮毛之间虚弱，但见风见寒，或居阴寒处、无日阳处，便恶之也，此常常有之，无间断者也。但避风寒，及温暖处，或添衣盖，温养其皮肤，所恶风寒便不见矣。

译文：内伤脾胃虚弱证的害怕风寒，是因为脾胃虚弱，脾胃不能将饮食物运化为精微物质，反而转化为湿气下注到下焦。湿气乘袭下焦肝肾，肝肾中的生理之相火演变为病理之相火，也就是阴火。阴火一旦产生，就开始耗伤下焦肝肾的阴液或者阳气。阴火耗伤肝肾的阴液，阴液不能滋养筋脉，逐渐就会导致痿证；阴火耗伤肝肾中的阳气，阳气不能振奋精神和温煦四肢，逐渐就会导致厥证；阴火窜入冲脉，逐渐就会导致冲气上逆证。可见，阴火的产生是逐渐导致痿证、厥证、冲气上逆证的根源。如果脾胃之气功能正常，饮食进入胃，脾将饮食物进行运化，再将运化的精微物质向上敷布，输送到心肺，用来滋养上焦皮肤腠理的元气。如果脾胃虚弱，不能运化精微物质，精微物质就会转变为湿气下流。既然精微物质转变为湿气下流了，心肺就得不到来自脾胃的精微物质的滋养。皮肤没有卫气，就会失去卫气的固护温煦。所以，皮毛腠理表层就会虚弱。只要遇见风遇见寒冷，或者居住在没有太阳照晒的阴寒之处，就会怕风怕寒。在这样的环境中，这种怕风怕冷的症状会持续存在，没有间断的时候。但是，只要能够躲避风寒，或者去到温暖的地方，或者添加衣服盖上厚被子，温暖他

[17] 痿厥：痿 wěi，痿证，临床表现为下肢酸软无力，甚至肌肉筋脉萎缩。厥，厥证，以突然昏仆、不省人事、手足逆冷为主要表现。

[18] 气逆：指冲气上逆证，临床表现为嗳气、呃逆、恶心、呕吐、泛酸等。

[19] 舒：同输。

[20] 禀受：bǐng shòu，承受，接受。

[21] 阳分：指皮毛肌腠。其位置表浅，故属于阳分。

的皮肤，怕风怕寒就自动消失不见了。

是热也，非表伤寒邪皮毛间发热也，乃肾间受脾胃下流之湿气，闭塞其下，致阴火上冲，作[22]蒸蒸[23]而躁热[24]，上彻头顶，旁彻皮毛，浑身躁热，作[25]须待袒衣露居，近寒凉处即已，或热极而汗出亦解。

译文：内伤脾胃虚弱的这种燥热，不是肌表受到外来风寒的侵袭导致卫气郁结在皮毛所产生的发热，而是肝肾受到脾胃虚弱不能运化的水湿向下侵袭时闭塞在下焦肝肾，肝肾中生理之相火演变为病理之相火，也即阴火。阴火亢盛窜入冲脉，沿着冲脉逆而向上冲逆，发作为由内向外蒸腾的令人烦躁的肌肤发热。这种燥热，上能冲逆到达头顶，外能冲逆到达皮毛肌肤，导致全身发热伴有心中烦躁。这种燥热发作时，必须等到解开衣服露出肌肤，或者去到户外，或者靠近寒凉之处，方才觉得这种躁热得到缓解或消失。有的病人，躁热到了极点，逼迫津液外泄导致出汗，随着汗出这种躁热也会缓解或消失。

[22] 作：发作为，表现为。

[23] 蒸蒸：由内向外蒸腾。

[24] 躁热：心中烦躁、肌肤发热。

[25] 作：发作时。

彼外伤恶寒发热，岂有汗出者乎？若得汗，则病愈矣。以此辨之，岂不如黑白之易见乎！

译文：对于外感伤寒表实证来说，病人恶寒发热同时存在，怎么会有汗出呢？如果真是出汗了，那就预示着病情要痊愈了。根据怕冷、发热的不同特点，来辨析外感风寒表实证和内伤脾胃虚弱证，难道不是会像分辨黑白那样容易辨认吗！

当内虚而伤之者，躁热也，或因口吸风寒之气，郁其阴火，使咽膈不通，其吸入之气欲入，为膈上冲脉之火所拒，使阴气不得入，其胸中之气为外风寒所遏而不得伸，令人口开目瞪，极则声发于外，气不能上下，塞于咽中而气欲绝。

译文：内伤脾胃虚弱产生阴火躁热，阴火躁热反过来又会损伤脾胃。所以，当脾胃虚弱时，损伤脾胃的是阴火躁热。有时会因为口中吸入风寒之气，将阴火躁热郁结在咽喉和胸膈部，使咽喉到胸膈之间的气机不能通畅。其吸入的外来风寒之气要通过胸膈进入中焦胃肠，却被从膈部冲脉而来的阴火躁热所阻拒，使风寒阴气不能下行到中焦胃肠而郁结在胸中。胸中大气被停滞在胸中的外来风寒所困遏而不能升发调畅，导致胸中大气郁结。胸中大气郁结，令人憋气张口目瞪大。如果憋气严重的话，病人就会向外发出吼吼的声音，呼不出来气，吸不进来气，气不能上下通畅，闭塞在咽喉之中导致呼吸将要停止的严重情况。

又或因哕[26]、因呕[27]、因吐[28]，而躁热发必有所因，方有此证，其表虚恶风寒之证复见矣。表虚之弱，为阴火所乘，躁发须臾而过，其表虚无阳，不任风寒复见矣。是表虚无阳，常常有之，其躁热则间而有之，此二者不齐[29]，躁作寒已，寒作躁已，非如外伤之寒热齐作，无有间断也。

[26] 哕：无物有声。

[27] 呕：有物有声。

[28] 吐：有物无声。

[29] 齐：同时。

译文： 有时又可因为哕、呕、吐等加重内伤脾胃虚弱，内伤脾胃虚弱加重就会迅即出现阴火躁热。所以，阴火躁热的发生一定有其所发生的原因，才会产生阴火躁热这种病症。阴火燥热症状消失后，病人肌表卫气亏虚所致的怕风怕冷的病症就又会出现了。这是因为肌表卫气虚弱，又为阴火所侵袭而表现为躁热。这种躁热在一段时间内存在，但很快就会过去的。其肌表虚弱没有卫气的固护，所以其害怕风寒的症状就又会出现了。因此，肌表无卫气的固护而空虚，表现为畏寒怕冷和禁不起风寒，这是经常有的。其阴火导致的躁热则间断地出现。阴火导致的躁热和卫阳亏虚导致的怕冷二者不会同时出现。躁热发作时怕冷就会停止，怕冷发作时躁热就会停止，不像外感风寒证那样自我感觉怕冷和肌肤发热同时存在、没有间断停止的时候。

百病俱有身热，又谓之肌热，又谓之皮肤间热，以手扪[30]之方知者是也，乃肌体有形之热[31]也，亦须皆待阴阳既和，汗出则愈矣，慎不可于此上辨之，以其虚实内外病皆有之，故难辨耳。只依先说，病人自觉发热恶寒之热及躁作之热上辨之，为准则矣。

[30] 扪：mén，摸、按。

[31] 有形之热：指与有形之邪气（如痰、食积、大便等）搏结的热邪。

译文： 任何疾病都可以身体发热，又称作肌肤发热，又称作皮肤发热。要想判断是否是肌肤发热，用手抚摸一下肌肤才可知道。肌肤发热的病因是复杂的，有的是因机体内有形邪气如胃肠食积、宿便等产生的热敷布到肌肤形成的，治疗方法是祛除邪气、清透火热。等到阴阳调和、气机通畅，则自然汗出而病会痊愈。要注意不可单纯凭肌肤发热来辨别内伤脾胃虚弱证和外感风寒表证，因为虚证和实证、里证和表证都可以导致发热，所以是很难辨别的。只要依据前面我所讲的，要注意病人的自我感觉，是发热怕冷同时发作，还是躁热与怕冷相间发作，以此作为鉴别内伤脾胃虚弱证和外感风寒表证的准则。

【入门导读】

李东垣认为不能明辨怕冷和发热这两个症状特点，是导致外感风寒表证和内伤脾胃虚弱证误诊误治的重要原因。弄清这两个症状的相同点、不同点及发病机制，对于鉴别外感风寒表证和内伤脾胃虚弱证具有重要的作用。正如李东垣所说："外伤寒邪之证，与饮食失节，劳役形质之病，及内伤饮食，俱有寒热。举世尽将内伤饮食失节、劳役不足之病，作外伤寒邪、表实有余之证，枉死者岂胜言哉！皆由不别其寒热。"

一、外感风寒表证与内伤脾胃虚弱证怕冷的鉴别

李东垣非常重视外感风寒表证与内伤脾胃虚弱证怕冷的鉴别。他已经在《内外伤辨惑论》首篇《辨阴证阳证》中就对怕冷进行了鉴别。现在又列专篇加以区分鉴别，其重视程度可见一斑。

外感风寒表证的怕冷在中医学术语中称为恶寒。其特点是病人自觉怕冷，多加衣被，或近火取暖，或挪移到没有风寒的地方，仍感寒冷不能缓解。

中医中有"有一分恶寒便有一分表证"的说法，故恶寒常为临床诊断和鉴别外感表证的重要指征。《伤寒论》太阳病篇云："太阳病，或已发热，或未发热，必恶寒"，表明恶寒为外感表证的主要症状。也就是说只要风寒邪气一日不解，这种恶寒也就会持续不断。正如李东垣所说："其恶寒也，虽重衣下幕，逼近烈火，终不能御其寒，一时一日，增加愈甚，必待传入里作下证乃罢。"

内伤脾胃虚弱证的怕冷在中医学术语中称作畏寒。其特点是病人自觉怕冷，但多加衣被，或近火取暖，或挪移到没有风寒的地方，其寒可缓解或消失。正如李东垣所说："但见风见寒，或居阴寒处，无日阳处，便恶之也，此

常常有之，无间断者也。但避风寒，及温暖处，或添衣盖，温养其皮肤，所恶风寒便不见矣。”

二、外感风寒表证与内伤脾胃虚弱发热的鉴别

外感风寒表证之发热表现为肌肤发热或轻或重、面部红赤、鼻子堵塞不通畅、心中烦躁憋闷等。这种热稍微赤身露体就经受不住寒冷；发热伴随着恶寒同时发作；发热恶寒持续而不间断；发热多不伴有汗出，只有经过正确的治疗后方才遍身汗出，汗出标志着外感风寒证的向愈。正如李东垣所说："外伤寒邪，发热恶寒，寒热并作。其热也翕翕发热，又为之拂拂发热，发于皮毛之上，如羽毛之拂，明其热在表也，是寒邪犯高之高者也"，"其面赤，鼻气壅塞不通，心中烦闷，稍似袒裸，露其皮肤，已不能禁其寒矣。其表上虚热，止此而已"，"其寒热齐作，无有间断也。"

内伤脾胃虚弱证之发热表现为肌肤也可以发热或轻或重，面部也可以红赤，心中也可烦躁憋闷。但这种发热病人喜欢外露肌肤或近寒凉处则得到缓解；发热不伴有恶寒同时发作，发热时仅仅是发热，不热时才又出现畏寒，发热与畏寒交替出现，所以称作阵阵发热，不会持续不断；发热常常伴有汗出，是阴火蒸腾津液所致。正如李东垣所说："其躁热发于肾间者，间而有之，与外中寒邪，略不相似"，"作蒸蒸而躁热，上彻头顶，旁彻皮毛，浑身躁热，作须待袒衣露居，近寒凉处即已，或热极而汗出亦解。彼外伤恶寒发热，岂有汗出者乎？若得汗，则病愈矣。以此辨之，岂不如黑白之易见乎"，"又或因劳、因呕、因吐，而躁热发必有所因，方有此证，其表虚恶风寒之证复见矣。表虚之弱，为阴火所乘，躁发须臾而过，其表虚无阳，不任风寒复见矣。是表虚无阳，常常有之，其躁热则间而有之，此二者不齐，躁作寒已，寒作躁已，非如外伤之寒热齐作，无有间断也。"

肌肤发热的病因病机复杂，有虚有实，有表有里。具体到鉴别外感风寒表证和内伤脾胃虚弱证发热来说，最关键的是抓是否兼有恶寒还是畏寒，是持续不断还是阵阵发作。正如李东垣所说："百病俱有身热，又谓之肌热，又谓之皮肤间热，以手扪之方知者是也，乃肌体有形之热也，亦须皆待阴阳既和，汗出则愈矣，慎不可于此上辨之，以其虚实内外病皆有之，故难辨耳。只依先说，病人自觉发热恶寒之热及躁作之热上辨之，为准则矣。"

三、外感风寒表证与内伤脾胃虚弱证怕冷的发病机制

外感风寒表证怕冷的发病机制是风寒邪气侵袭肌表，导致肌表的卫阳被郁遏，卫阳不能温煦肌表，从而表现出恶寒。这种怕冷，虽加衣近火，仍不能使外邪祛除，邪气郁遏不解，故不能使肌体之阳气宣达于表，因而得温怕冷感却无明显缓解。

内伤脾胃虚弱证怕冷的发病机制是内伤脾胃虚弱，不能运化气血，气血不能敷布到上焦心肺转化为卫气和营气来温煦和滋养皮毛腠理，导致皮毛腠理怕冷。正如李东垣所说："其恶风寒也，盖脾胃不足，荣气下流……若胃气平常，饮食入胃，其荣气上行，以舒于心肺，以滋养上焦之皮肤腠理之元气也；既下流，其心肺无有禀受，皮肤间无阳，失其荣卫之外护，故阳分皮毛之间虚弱，但见风见寒，或居阴寒处，无日阳处，便恶之也，此常常有之，无间断者也。但避风寒，及温暖处，或添衣盖，温养其皮肤，所恶风寒便不见矣。"

四、外感风寒表证与内伤脾胃虚弱发热的发病机制

外感风寒表证发热的发病机制是因为感受外来风寒，风寒凝滞气机，卫阳被郁遏而化热，从而导致发热。正如李东垣所说："皮肤毛腠者，阳之分也，是卫之元气所滋养之分也。以寒邪乘之，郁遏阳分，阳不得伸，故发热也。"

内伤脾胃虚弱证发热的机制是脾胃虚弱，不能运化水湿，水湿下注于下焦肝肾，阻遏下焦肝肾气机导致肝肾中生理之相火不能正常流通，下焦肝肾中生理之相火演变为病理之相火，即李东垣所说的阴火。阴火流窜到肌肤导致肌肤发热。正如李东垣所说："是热也，非表伤寒邪皮毛间发热也。乃肾间受脾胃下流之湿气，闭塞其下，致阴火上冲。"

五、内伤脾胃虚弱证导致痿厥气逆之机理

李东垣在鉴别外感风寒表证和内伤脾胃虚弱证寒热的同时，对内伤脾胃虚弱证导致的痿证厥证和气逆证的机制也同时进行了分析，非常值得学习研究。

内伤脾胃虚弱，不能运化水湿，水湿下注于下焦肝肾，导致肝肾中生理之相火被郁遏而演变为病理之相火，即李东垣所说的阴火。阴火耗伤肝肾之阴液，肝肾之阴液不能滋养筋脉导致四肢痿软之痿证。阴火耗伤肝肾中的阳

气，阳气不能振奋精神和温煦四肢，逐渐就会导致厥证，临床表现为四肢逆冷甚则神志昏迷。阴火向上窜入冲脉，导致冲气上逆，从而出现呕吐、呃逆、嗳气、吐血、呕血、头晕等。正如李东垣所说："其恶风寒也，盖脾胃不足，荣气下流，而乘肾肝，此痿厥气逆之渐也。"

六、下焦肝肾阴火与外感风寒搏结于胸中导致呼吸不利之病证

内伤脾胃虚弱，不能运化水湿，水湿下注于下焦肝肾，导致肝肾中生理之相火被郁遏而演变为病理之相火，即李东垣所说的阴火。阴火窜入冲脉，沿着冲脉向上就可以冲逆入胸中导致胸中大气不畅。胸中大气不畅，则可能容易吸入外界之风寒之气。口中吸入风寒之气，更加会将阴火郁结在咽喉和胸膈部，使咽喉到胸膈之间的气机更加不能通畅。其最终的结果是导致胸中大气郁结。胸中大气具有灌注于心脉行气血，灌注于肺脏维持肺主呼吸的功效。当胸中大气郁结不畅时，肺气不能正常宣发与肃降，从而出现胸闷、憋气、气喘、咳嗽、张口呼吸、口开目瞪、喉中向外发出吼吼的声音等种种病证，甚至气闭死亡。正如李东垣所说："当内虚而伤之者，躁热也，或因口吸风寒之气，郁其阴火，使咽膈不通，其吸入之气欲入，为膈上冲脉之火所拒，使阴气不得入，其胸中之气为外风寒所遏而不得伸，令人口开目瞪，极则声发于外，气不能上下，塞于咽中而气欲绝。"

辨外感八风之邪

或有饮食劳役所伤之重者，三二日间特与外伤者相似，其余证有特异名[1]者，若不将两证重别[2]分解，犹恐将内伤不足之证，误作有余外感风邪，虽辞理有所重复处，但欲病者易辨，医者易治耳。

[1] 特异名：特别不同。

[2] 重别：重点区别。

译文：有的病人因为饮食不节、劳累过度损伤脾胃较为严重，在疾病的初期两三天，有些临床症状与外感风寒证的某些症状有特别相似之处，而其他的症状又可能特别不同。如果不能将内伤脾胃虚弱证和外感风寒表证重点区别分析，仍然担心有些医生会将内伤脾胃虚弱证错误地当作外感风寒实证来诊治。虽然下面的辨别分析可能与其他篇章中辨别分析有些重复之处，但我仍然不厌其烦地写出来。目的是但愿病人容易了解自己的病情，医生也容易诊治而不发生错误啊。

外感八风之邪[3]，乃有余证也。内伤饮食不节，劳役所伤，皆不足之病也。其内伤亦恶风自汗[4]，若在温暖无风处，则不恶矣，与外伤鼻流清涕，头痛自汗颇相似，细分之则异耳。

[3] 八风之邪：风邪。

[4] 自汗：白昼汗出，动辄尤甚者，称为自汗。

译文：感受外来风邪，这是邪气有余的实证。内伤饮食不节制和过分劳累损伤脾胃导致脾胃虚弱，都是亏虚不足的虚证。内伤脾胃虚弱证也会有怕风自汗，但是如果是在温暖和没有风的地方就不会害怕风。这与外感风邪鼻流清涕、头痛自汗颇为相似。但是，仔细辨别是不同的。

外感风邪，其恶风、自汗、头痛、鼻流清涕，常常有之，一日一时，增加愈甚，直至传入里，作下证乃罢。语声重浊，高厉有力，鼻息壅塞而不通，能食，腹中和，口知味，大小便如常，筋骨疼痛不能动摇，便[5]著[6]床枕，非扶不起。

[5] 便：一旦。

[6] 著：靠近，安着。这里指躺倒。

译文：外感风邪有怕风、自汗、头痛、鼻子流清涕等症状，这些临床症状持续不断地存在。一天算一个时间周期的话，每天都会有所加重。直到外感风邪由肌表传入到胃肠，转变成需要用下法的胃肠腑实证，上述临床症状才算结束消失。外感风邪的其他临床表现还有说话时声音粗重不清、高亢有力、鼻子气息堵塞不通畅、吃饭正常、脘腹无憋胀疼痛等不正常的感觉、口中味觉正常、大小便正常、全身筋骨疼痛难以活动，一旦躺到床上非得需要有人扶助才能起来等。

其内伤与饮食不节、劳役所伤，然亦恶风，居露地[7]中，遇大漫风起，却不恶也，惟门窗隙中些小贼风来，必大恶也，与伤风、伤寒俱不同矣。况鼻流清涕，头痛自汗，间而有之。鼻中气短，少气不足以息，语则气短而怯弱，妨食，或食不下，或不饮食，三者互有之。腹中不和，或腹中急而不能伸，口不知五谷[8]之味，小便频数而不渴。初劳役得病，食少，小便赤黄[9]，大便常难，或涩或结，或虚坐[10]只见些小白脓，时有下气[11]，或泄黄如糜[12]，或溏泄色白，或结[13]而不通。若心下痞，或胸中闭塞，如刀斫[14]之痛，二者亦互作，不并出也。有时胃脘当心而痛[15]，上支[16]两胁，痛必脐下相火之势，如巨川之水不可遏而上行，使阳明之经逆行，乱于胸中，其气无止息[17]，甚则高喘[18]，热伤元气，令四肢不收[19]，无气以动，而懒倦嗜卧。以其外感风寒俱无此证[20]，故易为分辨耳！

译文：情志刺激、饮食不规律、过度劳累，以上三种情况都可损伤脾胃，导致脾胃虚弱。脾胃虚弱，不能正常生化卫气固护肌表，也就会导致病人害怕外来之风，其特点是，病人待在室外没有什么遮蔽，即使遇到漫天大风，也不怎么害怕这种大风强风疾风急风。这是因为这种外来之

[7] 居露地：居住在露天的地方。

[8] 五谷：指麻、黍、稷、麦、菽。此处五谷，泛指所有饮食物。

[9] 小便赤黄：小便黄中带红色。实际是指小便深黄色且量短少。因为小便深黄而且量短少，所以看起来有些深黄而红。注意不是尿中带血。

[10] 虚坐：气下坠欲大便但临厕时却排不出大便来。

[11] 下气：排出气体。

[12] 糜：粥。

[13] 结：凝结。

[14] 斫：zhuó，用刀斧砍。

[15] 当心而痛：在胃口处疼痛。

[16] 上支：向上伸出，向上窜入。

[17] 止息：气功学术语。指练功到一定程度，杂念已无，呼吸深长细匀，似有似无的状态。

[18] 高喘：气上逆而咳喘。

[19] 四肢不收：四肢无力收缩和抬举。

[20] 证：同症，症状。

风来的过急过疾过强过猛，还没来得及侵入病人肌表毛孔和腠理的时候，就已经吹过去了。可是当病人待在室内时，即使从关着的门窗缝隙中透过来一些小小弱弱之风，病人却都非常害怕。这是因为这些小小弱弱之风，能够在内伤脾胃虚弱、卫气不能固护之时，乘机侵入肌表毛孔和腠理。这种不怕大风强风疾风急风，却害怕门窗缝隙中钻进来的小风弱风的特点，与外感风邪表证和外感寒邪表证都是不同的。何况鼻清鼻涕、头痛自汗是断断续续有的，而不是持续存在的。内伤脾胃虚弱证的其他临床表现还有气息短少、气少不够用来维持呼吸、一说话就感觉到气短心慌、饮食异常（吃得少，或者吃不下去，或者干脆就不吃。上述三种饮食情况都能见到）、脘腹不舒服或者腹内拘急疼痛导致下肢屈曲不能伸展、口中感觉不到饮食物的味道、小便次数多但口中不感到口渴等。劳累过度导致脾胃虚弱，在得病之初临床表现为吃得少、小便深黄、大便异常（大便经常排出困难，或者大便排出艰涩不畅快，或者大便干结难解，或者想大便但临厕时却排不出大便来，只有少量的白脓，经常不断地有气从肛门排出，或者泄出黄色像粥样的大便，或者大便稀不成形而色白，中间夹有尚未消化的食物，或者干脆大便堵塞不通）等。病人有时可能会发生胃脘堵塞，或者因为胸中气机闭塞导致胸痛，胸痛就像用刀斧砍样的剧烈疼痛。上述两种症状也会互相发生，但一般不会同时出现。病人有时可能会发生胃痛，胃痛恰好就在胃口处。这种疼痛向上可以窜入两侧的胁肋导致两侧胁肋疼痛。胃脘疼痛的原因肯定是由于肚脐下肝肾中的病理之相火，也就是阴火，向上攻冲之势所导致的。阴火向上攻冲，就像大河里的水不可遏制而向上攻窜。阴火向上冲逆，可以窜入冲脉，冲脉隶属于阳明胃肠，又引起足阳明胃肠经气也向上逆行扰乱于胸中，导致不能正常地呼吸，甚至表现为气上逆而咳喘。阴火耗伤元气，元气亏虚可以导致四肢无力收缩抬举。元气亏虚导致全身没有力气动作而表现为四肢酸懒疲倦、喜欢在床上躺着。因为外感风寒都没有上述这些兼有症状，所以通过以上这些兼有症状也容易分辨外感风寒证和内伤脾胃虚弱证。

【入门导读】

李东垣将本篇命名为《辨外感八风之邪》，其实质是侧重辨别外感风邪表证和内伤脾胃虚弱证。正如李东垣所说："或有饮食劳役所伤之重者，三二日间特与外伤者相似，其余证有特异名者，若不将两证重别分解，犹恐将内伤不足之证，误作有余外感风邪，虽辞理有重复处，但欲病者易辨，医者易治耳。"

在辨析外感风邪表证和内伤脾胃虚弱证异同之前，笔者认为有必要先鉴别外感风寒表证和外感风邪表证的异同，以便在临床上给予不同的治疗。

一、外感风寒表证和外感风邪表证辨析及治疗

（一）外感风寒表证和外感风邪表证临床表现的相同点

二者的相同点是都有表证，都是肌表感受了外来之邪气，表现为恶寒或者恶风、发热、头痛、项背疼痛、全身疼痛、打喷嚏、流清涕、咳嗽、吐白稀痰、舌淡红苔薄白而润、脉象浮紧或浮缓。

上述病证的机制是由于感受外来的邪气，邪气侵袭肌表导致肌表的卫气受到损伤而不能温煦肌表，从而出现恶寒；邪气阻滞气机导致肌表的卫阳郁而化火，从而出现发热；邪气阻滞经络导致经络不通，不通则痛，从而导致头痛、项背疼痛、全身疼痛；邪气侵袭肺脏，导致肺脏不能正常的宣发肃降，从而出现打喷嚏、流清涕、咳嗽、吐白稀痰等症状；舌淡红苔薄白而润、脉象浮紧或浮缓，为外感邪气的舌脉特点。

（二）外感风寒表证和外感风邪表证临床表现的不同点

外感风寒表证和外感风邪表证的不同点是一个侧重感受了寒邪，一个侧重感受了风邪。感受了寒邪的外感风寒表证其突出特点是恶寒重、无汗、全身疼痛较重、脉浮紧；感受了风邪的外感风邪表证其突出特点是恶风重、自汗、全身疼痛较轻、脉浮缓。

寒邪侵袭肌表，主要表现为寒主收引和寒主凝滞的特征，寒邪凝滞气机和玄府毛孔闭塞，所以出现了恶寒重、无汗、全身疼痛较重、脉紧等临床症状；风邪侵袭肌表，主要表现为风主开泄、肌凑毛孔开放的特征，所以出现了恶风重、自汗、全身疼痛较轻、脉浮缓等临床症状。

（三）外感风寒表证和外感风邪表证治疗的不同点

外感风寒表证的治疗方法侧重散寒解表，方剂可选用麻黄汤化裁。药物有生麻黄、桂枝、杏仁、生甘草、荆芥、防风、羌活、独活、制川乌、制草

乌、海风藤、络石藤、鸡血藤、威灵仙、生姜、大枣等。

外感风邪表证的治疗方法侧重祛风解表，方剂可选用桂枝汤化裁。药物有桂枝、白芍、生姜、炙甘草、大枣、荆芥、防风、苏叶、乌梅、北五味子、海风藤、络石藤、鸡血藤、威灵仙等。

上述两种治疗方法的主要不同点是，外感风寒表证要注意应用散寒止痛药物如生麻黄、羌活、独活、制川乌、制草乌等，外感风邪表证要注意应用收敛止汗药物如白芍、乌梅、北五味子等，防止祛风解表药物过分发散导致汗出过多损伤正气。

二、外感风邪表证和内伤脾胃虚弱证辨析

（一）主要临床症状特点不同

二者都有怕风症状，但仔细分析怕风的特征，仍有不同之处。外感风邪表证的怕风症状与居住处无关，无论是在有风处和无风处都持续存在，不会间断。这种特征，中医术语上可以称为恶风。常常同时伴有自汗、头痛、流清涕等症状。内伤脾胃虚弱证的怕风与居住处有关，居住在无风处就会消失，居住在漏风的寝室就会明显出现。不是经常伴有自汗、头痛、流清涕等症状。正如李东垣所说："其内伤亦恶风自汗，若在温暖无风处，则不恶矣，与外伤鼻流清涕，头痛自汗颇相似，细分之则异耳。外感风邪，其恶风、自汗、头痛、鼻流清涕，常常有之，一日一时，增加愈甚，直至传入里，作下证乃罢"，"其内伤与饮食不节、劳役所伤，然亦恶风，居露地中，遇大漫风起，却不恶也，惟门窗隙中些小贼风来，必大恶也，与伤风、伤寒俱不同矣，头痛自汗，间而有之。"

（二）病证的兼症不同

外感风邪证除了怕风、自汗、头痛、流清涕、舌淡苔白、脉浮缓有力等临床症状外，兼见说话时声音粗重不清、高亢有力、鼻子气息堵塞不通畅、吃饭正常、脘腹无憋胀疼痛等不正常的感觉、口中味觉正常、大小便正常、全身筋骨疼痛难以活动，一旦躺到床上非得需要有人扶助才能起来等症状。上述这些兼症有三个特点：一是风邪侵袭经络和肺系实证的表现；二是消化系统功能基本正常；三是大小便功能正常。正如李东垣所说："语声重浊，高厉有力，鼻息壅塞而不通，能食，腹中和，口知味，大小便如常，筋骨疼痛，不能动摇，便著床枕，非扶不起。"

内伤脾胃虚弱证除了怕风、自汗、头痛、流清涕、舌淡苔白、脉浮缓有

力等临床症状外，兼见气息短少、饮食异常、脘腹不舒或疼痛四肢酸懒疲倦、胸疼、咳喘、小便次数多、大便功能异常等。上述这些兼症有四个特点：一是肺系虚证的表现；二是消化系统功能异常；三是大小便功能异常；四是阴火上冲导致胸痛、咳喘、呕吐、呃逆、头晕等表现。正如李东垣所说："鼻中气短，少气不足以息，语则气短而怯弱，妨食，或食不下，或不饮食，三者互有之。腹中不和，或腹中急而不能伸，口不知五谷之味，小便频数而不渴。初劳役得病，食少，小便赤黄，大便常难，或涩或结，或虚坐只见些小白脓，时有下气，或泄黄如糜，或溏泄色白，或结而不通。若心下痞，或胸中闭塞，如刀斫之痛，二者亦互作，不并出也。有时胃脘当心而痛，上支两胁，痛必脐下相火之势，如巨川之水不可遏而上行，使阳明之经逆行，乱于胸中，其气无止息，甚则高喘，热伤元气，令四肢不收，无气以动，而懒倦嗜卧。以其外感风寒俱无此证，故易为分辨耳。"

（三）病证的性质不同

外感风邪证是实证，内伤脾胃虚弱证是虚证。正如李东垣所说："外感八风之邪，乃有余证也。内伤饮食不节，劳役所伤，皆不足之病也。"

辨手心手背

内伤[1]及劳役饮食不节病，手心热，手背不热；外伤[2]风寒，则手背热，手心不热。此辨至甚[3]皎然[4]。

译文：情志损伤、劳倦过度、饮食不节损伤脾胃导致脾胃虚弱疾病，表现为手心发热，手背不发热。感受外来风寒侵袭导致的外感风寒表证，则表现为手背发热，手心不发热。手心发热为内伤，手背发热为外感，这种辨析诊断外感风寒表证和内伤脾胃虚弱证的方法可谓是非常简单明了。

[1] 内伤：由饮食不适、过度劳累、忧虑或悲伤等原因引起的病证。此处指忧虑或悲伤等情志因素引起的内伤。

[2] 外伤：感受外来邪气的侵袭。

[3] 至甚：非常。

[4] 皎然：jiǎo rán，明亮洁白貌。此处指明了，明白。

【入门导读】

一、辨析外感和内伤的简明方法

李东垣认为，手心发热可诊断为内伤脾胃虚弱证，手背发热可诊断为外感风寒表证，这种辨析诊断外感风寒表证和内伤脾胃虚弱证的方法非常简单明了。所以，李东垣非常推崇这种辨析诊断方法。正如他说："此辨至甚皎然。"

二、手心发热为内伤的机制

手心为手厥阴心包经所过。手厥阴心包经自胸中起始，出来属于心包络，向下贯穿膈肌，联络上、中、下三焦。它的分支，从胸中出走胁部，在腋下三寸的部位（天池）又向上行至腋窝下面。沿上臂前边，行走在手太阴肺经和手少阴心经之间，进入肘中（曲泽），下行前臂两筋（桡侧腕屈肌腱与掌长肌腱）的中间，进入掌中，沿中指出其末端（中冲）；它的另一条支脉，从掌中分出，出无名指尺侧端（关冲）。脉气由此与手少阳三焦经相接。

从手厥阴心包经循行路线来看，手厥阴心包经联系着上中下三焦。因此，上中下三焦的疾病就会通过经络循行反映到手心来。如果情志损伤、劳倦过度、饮食不节等内伤因素损伤了上中下三焦，尤其是损伤了中焦脾胃，导致脾胃虚弱，脾胃虚弱不能运化水湿，水湿下注到下焦肝肾，肝肾中的生理之相火演变为病理之相火，即李东垣所说的阴火。阴火沿着手厥阴心包经流窜到手心就会导致手心发热。

三、手背发热为外感风寒表证的机制

外感风寒之邪，侵袭肌表，导致肌表卫阳郁遏，卫阳郁而化火形成发热。手背为阳，外感风寒侵袭首先容易侵袭手部和背部，导致手部和背部的卫阳郁遏化火发热，所以手背发热要首先考虑为外感风寒表证。

四、对手背发热为外感风寒表证和手心发热为内伤脾胃虚弱证的正确认识

仅仅凭手背发热，就判断为外感风寒表证；仅仅凭手心发热，就判断为内伤脾胃虚弱证，这种诊断是值得商榷的，笔者认为不能过分拘泥。手背热也可见于内伤，手心热也可见于外感。在临床上还是要四诊合参，综合分析加以判断。

如果手背不热，仅仅手心热，再结合内伤脾胃虚弱证的诊断要点，可以判断为内伤脾胃虚弱证；如果手心不热，仅仅手背热，再结合外感风寒表证的诊断要点，可以判断为外感风寒表证。如果既有手背热，又有手心热，就得根据兼证来判断。如果仅仅有外感风寒表证的特征，就诊断为外感风寒表证；如果仅仅有内伤脾胃虚弱证的诊断要点，就诊断为内伤脾胃虚弱证；如果既有外感风寒表证的特征，又有内伤脾胃虚弱证的特征，就诊断为外感风寒表证和内伤脾胃虚弱证同时存在。

另外，手心热的病机也非常复杂，既可见于脾胃虚弱、阴火上冲，也可见于阴虚火旺、阳明腑实、瘀血阻络、食积内停、心肝火旺等，临床上要注意辨析。

辨口鼻

若饮食劳役所伤，其外证必显在口，必口失谷味，必腹中不和[1]，必不欲言，纵[2]勉强对答，声必怯弱，口沃沫[3]，多唾，鼻中清涕或有或无，即阴证也。

译文：如果是因为饮食不节、过度劳累损伤脾胃导致脾胃虚弱，其外在的症状必然显露在口中。吃饭一定是没有什么味道。脘腹中一定感到不舒适。因为元气亏虚所以一定是不想说话，即使勉强说话，声音也一定是低弱的，说话时带着胆小怕事的样子。病人口中产生很多黏液，爱频繁吐黏唾沫。鼻子中流清鼻涕，有时有有时没有。上述这些表现，就是脾胃虚弱、元气亏虚、内生水湿的阴证。

外伤风寒，则其外证必显在鼻，鼻气不利，声重浊[4]不清利，其言壅塞，气盛有力，而口中必和。伤寒则面赤，鼻壅塞而干，伤风则鼻流清涕而已。

译文：如果感受外来的风寒之邪，则其外在症状一定会显现在鼻子。鼻子呼气和吸气不通畅，说话时声音粗重不清亮。病人说话也不通畅，喉中有些堵塞的样子。病人说话的声音很有力量，而且饮食是正常的，吃饭有香甜的味道。如果外感风寒入里化热，则面部红赤，鼻子堵塞而干燥。如果外感风寒且没有入里化热，那面部不会红赤，只是鼻子流清涕罢了。

《内经》云：鼻者肺之候[5]，肺气通于天[6]。外伤风寒，则鼻为之不利。口者坤土[7]也，脾气通于口。饮食失节，劳役所伤，口不知谷味，亦不知五味[8]。又云：伤食恶食，伤食明矣。

译文：《黄帝内经·素问·阴阳应象大论》第五篇说：鼻子为内在肺脏的外候，也就是说肺脏的生理功能可以从鼻子反映出来。肺气通过鼻子与自然界相沟通。外感风寒邪气侵袭肺脏，就会导致鼻子的功能不正常。口在八卦与坤土脾胃相对应，也就说脾胃的生理功能可以从口反映出

[1] 不和：不舒适，不协调。

[2] 纵：即使。

[3] 沃沫：黏唾沫。

[4] 重浊：zhòng zhuó，谓声音粗重。

[5] 候：征象，外在表现。

[6] 天：自然界。

[7] 坤土：坤，《易》卦名，八卦之一，象征土地。在中医五脏中对应脾脏。

[8] 五味：酸、苦、甘、辛、咸。

来。饮食失于节制和劳役过度损伤脾胃，临床表现为吃饭不香甜没有什么味道，也感觉不出酸、苦、甘、辛、咸五种味道。《黄帝内经》又说：饮食失节导致食积停滞胃肠的人，常常表现为厌恶饮食，不愿意吃饭，这是明显受到饮食损伤导致食积停滞胃肠的指征。

【入门导读】

在本篇中，李东垣主要通过口鼻的一些症状来帮助鉴别诊断外感风寒表证和内伤脾胃虚弱证。李东垣所说的口，不仅仅单纯就是口的异常，而是围绕口为中心的脾系异常。李东垣所说的鼻，不仅仅单纯就着眼于鼻的异常，而是围绕鼻为中心的肺系异常。这是阅读本篇要注意的。通过以鼻为中心的肺系异常和以口为中心的脾系异常来鉴别外感风寒表证和内伤脾胃虚弱证是非常重要的，希望读者对本篇要给予足够的重视。

一、外感风寒证围绕鼻为中心的肺系异常表现

肺主宣发肃降。肺的功能正常，就会将脾胃运化来的精微物质敷布到肌表。外感风寒邪气侵袭肌表，肌表气机不得通畅调达，就会逆而影响到肺的宣发，进而再影响到肺的肃降，从而出现肺系的异常表现。

肺开窍于鼻。外感风寒侵袭肌表影响到肺系，最容易在鼻子上表现出异常来。其突出的表现就是打喷嚏、流清涕、鼻腔堵塞呼吸不利、说话声音粗重不清亮、说话声音有力等。如果外感风寒入里化热，导致肺热壅盛，则鼻子干燥、流黄稠鼻涕、鼻腔堵塞呼吸不利、面部红赤。正如李东垣所说：“《内经》云：鼻者肺之候，肺气通于天。外伤风寒，则鼻为之不利”，“外伤风寒，则其外证必显在鼻，鼻气不利，声重浊不清利，其言壅塞，气盛有力，而口中必和。伤寒则面赤，鼻壅塞而干，伤风则鼻流清涕而已。”

二、内伤脾胃虚弱证围绕口为中心的脾系异常表现

脾主运化，脾开窍于口。如果饮食不节、过度劳累、情志刺激等导致脾胃虚弱，则脾胃的运化功能异常。脾胃虚弱，不能运化饮食精微于口，就会出现口淡、饮食无味道、说话声音低怯等。食物得不到正常的消化，停滞腐烂的饮食产生的异常气味就会向口中冲逆飘溢，从而出现口味如口甜、口臭、口吐黏稠的唾沫等。食物停滞，就会导致脘腹胀满疼痛、厌

恶饮食。脾胃虚弱，不能将喝的水正常运化吸收敷布，就会导致水饮的停滞，从此出现频繁吐清稀的唾沫。正如李东垣所说："若饮食劳役所伤，其外证必显在口，必口失谷味，必腹中不和，必不欲言，纵勉强对答，声必怯弱，口沃沫，多唾，鼻中清涕或有或无，即阴证也"，"口者坤土也，脾气通于口。饮食失节，劳役所伤，口不知谷味，亦不知五味。又云：伤食恶食，伤食明矣。"

辨气少气盛

外伤风寒者，故其气壅盛[1]而有余。内伤饮食劳役者，其口鼻中皆气短促[2]，不足以息[3]。何以分之?

译文：外感风寒的病人，风寒侵袭肌表就会影响肺的宣发肃降功能（因为肺主皮毛），就会导致肺的呼气和吸气功能失常，肺气不能正常通利，就会导致口鼻中气息壅塞有余，从而出现鼻腔堵塞呼吸不利、说话声音粗重不清亮等症状。内伤饮食失节、劳累过度导致脾胃虚弱的病人，他们口鼻中的气息都非常短促类似气喘，不能够维持正常的呼吸。外感风寒与内伤脾胃虚弱所导致的气息异常，如何来进行区分呢？

[1] 壅盛：因为极多而堵塞。

[2] 短促：急促。

[3] 不足以息：不能够正常呼吸。

盖外伤风寒者，心肺元气初无减损，又添邪气助之，使鼻气壅塞不利，面赤不通，其鼻中气不能出，并从口出，但[4]发一言，必前轻而后重，其言高，其声壮厉[5]而有力。是[6]伤寒则鼻干无涕，面壅色赤，其言前轻后重，其声壮厉而有力者，乃有余之验[7]也。伤风则决然鼻流清涕，其声嘎[8]，其言响如从瓮[9]中出，亦前轻而后重，高揭[10]而有力，皆气盛有余之验也。

译文：外伤风寒表证的初期，上焦心脏和肺脏的元气没有受到什么损伤，却又增加了外来风寒邪气的侵袭，使病人的鼻子呼吸之气堵塞不通利。风寒入里化热导致面部气血不通畅而憋得通红。鼻子中的气不能呼出，一并从口中呼出。病

[4] 但：仅仅，就是。

[5] 壮厉：强劲猛烈。

[6] 是：假如是，如果是，表示假设。

[7] 验：证据，指征。

[8] 嘎：gā，短促而响亮。

[9] 瓮：wèng，一种盛东西的陶器，腹部较大。这里形容说话的声音粗大而低沉。

[10] 高揭：gāo jiē，犹高耸。

人就是说一句话，也一定是前面轻清后面粗重。病人说话的声音高亢，声音强劲快速有力。因此，外感风寒入里化热，则表现为鼻子中干燥无鼻涕、面部憋得通红、说话前面轻清后面粗重、声音高亢强劲快速有力，这是诊断风寒表实证的指征。如果是伤风且没有入里化热，病人肯定会表现为鼻流清涕、声音短促而响亮、说话的声音好像从瓮中发出来一样粗大，而且也表现为说话时前面轻清后面粗重、声音高亢而有力。这些表现都是肺气壅塞有余的指征。

内伤饮食劳役者，心肺之气先损，为热[11]所伤，热既伤气，四肢无力以动，故口鼻中皆短气少气，上喘懒语，人有所问，十不欲对其一，纵勉强答之，其气亦怯[12]，其声亦低，是其气短少不足之验也。明白如此，虽妇人女子亦能辨之，岂有医者反不能辨之乎？

译文：内伤饮食失节、劳累过度导致的脾胃虚弱，上焦心肺的元气先受到损伤。这是为什么呢？一方面，脾胃虚弱不能运化元气，导致上焦心肺的元气不足；另一方面，上焦心肺的元气为脾胃虚弱继发的阴火所耗伤。阴火耗伤元气相对来说，是更为严重的。阴火既然耗伤了元气，就会导致元气亏虚。因此，四肢没有力气来运动，口鼻中也都气少不够用，呼吸短促类似气喘。不乐意跟人说话。假如有人问话，十句话也不能回答一句话。即使勉强回答别人的问话，气息也短少，声音也低弱，这些都是病人元气短少不足的指征。如果明白了上述这些道理，即使是不懂医学的普通妇女也能辨别出是外感风寒、正气充足的实证还是内伤脾胃虚弱、元气亏虚的虚证，哪里还有医生反而不能辨别外感风寒实证和内伤脾胃虚证的呢？

[11] 热：阴火。脾胃虚弱，不能运化水湿，水湿下注到下焦，导致下焦肝肾中的生理相火演变为病理之相火，即为阴火。

[12] 怯：qiè，低弱。

【入门导读】

本篇重点通过口鼻中的气息异常，来判断元气亏虚还是邪气壅盛，进而来鉴别诊断外感风寒表证和内伤脾胃虚弱证。通过口鼻中气息的异常来鉴别外感风寒表证和内伤脾胃虚弱证也是非常重要的，希望读者对本篇也要给予足够的重视。正如李东垣所说："明白如此，虽妇人女子亦能辨之，岂有医者反不能辨之乎？"

一、外感风寒表证口鼻中气息的异常表现

外感风寒表证属于实证，是元气充足又受到外来风寒邪气的侵袭，进而影响到肺气的宣发肃降，从而导致了口鼻中气息壅滞。正如李东垣所说："外伤风寒者，故其气壅盛而有余。"

外感风寒证鼻腔流清涕、堵塞不通利、说话声音高亢粗重。如果风寒入里化热，就会导致鼻腔流黄浊涕或者鼻腔干燥无鼻涕、堵塞不通利、说话声音高亢粗重、面赤。正如李东垣所说："盖外伤风寒者，心肺元气初无减损，又添邪气助之，使鼻气壅塞不利，面赤不通，其鼻中气不能出，并从口出，但发一言，必前轻而后重，其言高，其声壮厉而有力。是伤寒则鼻干无涕，面壅色赤，其言前轻后重，其声壮厉而有力者，乃有余之验也。伤风则决然鼻流清涕，其声嗄，其言响如从瓮中出，亦前轻而后重，高揭而有力，皆气盛有余之验也。"

二、内伤脾胃虚弱证口鼻中气息的异常表现

内伤脾胃虚弱证属于虚证，是脾胃虚弱不能运化，进而导致肺气亏虚，从而导致了口鼻中气息不足。同时，由于脾胃虚弱，不能运化水湿，水湿下注到下焦肝肾导致肝肾中生理之相火演变为病理之相火，即李东垣所说的阴火。阴火上窜到肺中也会耗伤肺气，从而加重口鼻中气息之不足。正如李东垣所说："内伤饮食劳役者，其口鼻中皆气短促，不足以息"，"内伤饮食劳役者，心肺之气先损，为热所伤，热既伤气，四肢无力以动，故口鼻中皆短气少气。"

内伤脾胃虚弱、元气亏虚证除了四肢无力运动外，口和鼻都表现为气少不够用。鼻中气少不够用，表现为鼻腔中气息短促类似气喘。口中气少不够用，表现为说话声音低弱，不乐意跟人说话。正如李东垣所说："故口鼻中皆短气少气，上喘懒语，人有所问，十不欲对其一，纵勉强答之，其气亦怯，其声亦低，是其气短少不足之验也。"

辨头痛

内证头痛，有时而作，有时而止；外证头痛，常常有之，直[1]须传入里实方罢[2]。此又内外证之不同者也。

译文：内伤脾胃虚弱导致的头痛，有时候发作，有时候停止；外感风寒头痛，经常为持续性头痛。只有等待风寒邪气由表传入里转变成里实证，头痛方才消失。这又是内伤脾胃虚弱证和外感风寒证的不同之处。

[1] 直：只有。

[2] 方罢：才结束，才消失。

【入门导读】

本篇通过头痛来辨析鉴别外感风寒表证和内伤脾胃虚弱证。

一、外感风寒表证和内伤脾胃虚弱证头痛的不同点

李东垣认为，外感风寒表证和内伤脾胃虚弱证头痛的不同点在于是否持续。

如果头痛持续，再兼有恶寒、遇风寒加重、鼻塞不通、打喷嚏、流清涕、咳嗽、舌淡苔薄白，脉浮紧等风寒表证的特点，就可以诊断为外感风寒引起的头痛。头痛的机理是外来风寒邪气侵袭经络，经络不通，不通则痛。正如李东垣所说："外证头痛，常常有之，直须传入里实方罢。此又内外证之不同者也。"

如果头痛时发时止，断断续续，再兼有劳累后加重、少气懒言、脘腹胀满、不欲饮食、大便黏腻不爽、舌淡胖齿痕苔薄白或苔白厚腻或黄厚腻，脉沉缓弱，就可以诊断为内伤脾胃虚弱引起的头痛。正如李东垣所说："内证头痛，有时而作，有时而止。"

二、对外感风寒表证和内伤脾胃虚弱证头痛的再认识

除了依据头痛是否持续以外，头痛的剧烈程度、头痛的部位、诱发因素等都要注意鉴别。

一般说来，外感风寒证头痛较重甚至剧烈，头项部疼痛多见，遇到风寒

发作或加重。当然，外感风寒证头痛也有很轻微的，这是因为感受的风寒邪气较轻。内伤脾胃虚弱证头痛较轻，前额痛、两侧头痛、头顶痛或者全头痛，遇到劳累或者情志刺激或者饮食不节时发作或加重。当然，内伤脾胃虚弱头痛也有很重的，一方面与脾胃虚弱的严重性有关，一方面与阴火炽盛上冲有关。

三、对内伤脾胃虚弱证头痛时发时止的再认识

李东垣在本篇中称内伤脾胃虚弱头痛的特点是时发时止，断断续续。头痛的原因是脾胃虚弱，不能运化气血向上输送到头部造成的。当脾胃虚弱程度不重时，尚能将气血输送到头部，故不发生头痛。当遇到劳累或情志刺激或饮食不节时，就会加重脾胃虚弱，脾胃虚弱加重导致气血不能上达于头部，所以导致头痛。这就是内伤脾胃虚弱头痛时发时止的原因所在。

但是，具体到临床实践中，笔者觉得内伤脾胃虚弱证头痛时发时止的特点也不是绝对的，甚至也会持续头痛。这是为什么呢？原因有二：一是如果内伤脾胃虚弱严重，无法将气血输送到头部，就会持续头痛；二是如果脾胃虚弱，不能运化水湿，水湿下注到下焦肝肾，阻遏下焦肝肾之气机，导致下焦肝肾中的相火演变为病理之相火，即李东垣所说的阴火。阴火向上冲逆走窜到头部，轻则可导致时发时止、断断续续的头痛，重则会导致剧烈的持续的头痛。所以，临床实践中不能单凭是否持续来鉴别诊断是外感风寒表证头痛还是内伤脾胃虚弱证头痛，还是要通过四诊合参综合分析加以判断为是。

辨筋骨四肢

内伤等病[1]，是心肺之气已绝于外，必怠惰嗜卧，四肢沉困不收[2]，此乃热伤元气。脾主四肢，既为热所乘，无气以动。经云：热伤气。又云：热则骨消筋缓。此之谓也。

译文：内伤脾胃虚弱这种疾病，日久能够导致心肺的元气耗散到体外而衰绝。必然懈怠懒惰，喜欢躺着，不愿意活动。四肢沉重酸困，收缩和抬举无力。这是由于脾胃虚弱，不能运化水湿，水湿下注到下焦肝肾导致肝肾中的生理相火演变为病理之相火，即阴火，阴火耗伤元气造成的。脾胃与四肢联系密切，四肢的功能是由脾胃来主管的。既然元气被阴火所乘袭克伐损伤，所以就没有足够的元气来支撑四肢的活动。《内经》说：火热耗伤元气。《内经》又说：火热亢盛耗伤元气则会导致筋骨痿软无力。《内经》说的就是火热容易耗伤元气这个特点啊。

[1] 等病：这种病。

[2] 不收：收缩和抬举无力。

若外伤风寒，是肾肝之气已绝于内。肾主骨，为寒；肝主筋，为风。自古肾肝之病同一治，以其递相[3]维持也，故经言胆主筋，膀胱主骨是也。或[4]中风[5]，或伤寒，得病之日，便着床枕，非扶不起，筋骨为之疼痛，不能动摇，乃形质[6]之伤。经云：寒伤形。又云：寒则筋挛骨痛。此之谓也。

译文：如果是外感风寒侵袭筋骨，日久能够导致内在的肝肾精气亏虚败绝。因为肾与骨骼联系密切，在五行与寒相对应。同气相求，易招惹寒邪的侵袭。因为肝与筋脉联系密切，在五行与风相对应。同气相求，易招惹风邪的侵袭。肝肾同源，精血同源。自古以来，肝脏疾病和肾脏疾病常常同时治疗。肝血亏虚，除了补养肝血以外再滋养肾精，通过滋养肾精来达到补养肝血的目的。反过来，肾精亏虚，除了滋养肾精以外，通过补养肝血来达到补养肾精的目的。因为肝肾的精血相互滋养

[3] 递相：相互。

[4] 或：表示假设。倘若，假使。

[5] 中风：感受外来之风邪。

[6] 形质：肉体，躯壳。

相互维持。肝胆相表里，肾和膀胱相表里，所以《内经》说胆也主筋脉，又说膀胱主骨骼啊。如果感受了外来风邪，或外来寒邪，在得病之初筋骨就会疼痛。病人躺到了床上，非得需要别人扶助才能起来。这种筋骨疼痛，不能正常活动，是筋骨有形之体受到了风寒的侵袭所导致的。《内经》说：风寒则损伤人的形体。《内经》又说：人体受到风寒的侵袭，容易导致筋脉挛急和骨骼疼痛。《内经》说的就是风寒容易损伤形体这个特点啊。

【入门导读】

本篇通过筋骨的异常表现来鉴别外感风寒表证和内伤脾胃虚弱证。

一、外感风寒表证筋骨异常的表现特点是以疼痛、挛缩为主

寒主凝滞和收引。外感风寒侵袭筋骨，导致筋骨气血不通和筋脉收缩。气血不通，则表现为疼痛；筋脉收缩表现为筋骨挛缩。再结合风寒表证的其他表现，就可以考虑是风寒表证导致的筋骨病证了。正如李东垣所说："或中风，或伤寒，得病之日，便着床枕，非扶不起，筋骨为之疼痛，不能动摇，乃形质之伤。经云：寒伤形。又云：寒则筋挛骨痛。此之谓也。"

二、内伤脾胃虚弱证筋骨异常的表现特点是以沉重酸困、缓纵无力为主

内伤脾胃虚弱损伤筋骨主要有三个病机：一是脾胃虚弱不能运化气血，导致气血不足。气血不足，则会引起筋骨缓纵痿弱无力。二是脾胃虚弱不能运化水湿，水湿停滞侵淫筋骨导致筋骨缓纵沉重酸困。三是脾胃虚弱不能运化水湿，水湿下注到下焦肝肾导致肝肾中的生理之相火演变为病理之相火，即李东垣所说的阴火。阴火既耗伤气血，又耗伤肝肾之阴，导致筋骨缓纵痿弱无力。所以，内伤脾胃虚弱证筋骨异常的表现特点是以沉重酸困、缓纵无力为主，而不以疼痛拘挛为主，这是外感风寒表证和内伤脾胃虚弱证筋骨发病的突出不同点。正如李东垣所说："内伤等病，是心肺之气已绝于外，必怠惰嗜卧，四肢沉困不收，此乃热伤元气。脾主四肢，既为热所乘，无气以动。经云：热伤气。又云：热则骨消筋缓。此之谓也。"

辨外伤不恶食[1]

若劳役饮食失节，寒温不适，此三者皆恶食。仲景《伤寒论》云，中风能食[2]，伤寒不能食[3]，二者皆口中和[4]而不恶食。若劳役所伤及饮食失节、寒温不适三者，俱恶食，口不知五味，亦不知五谷之味[5]。只此一辨，足以分内外有余不足二证也。伤寒证虽不能食，而不恶食，口中和，知五味，亦知谷味，盖无内证，则心气和，脾气通，知五谷之味矣。

译文：过分劳累、饮食不加节制、饮食物过热或过凉，这三种情况都会损伤脾胃，出现厌食。张仲景在《伤寒论》中说：感受外来风邪的人饭量基本正常，感受外来寒邪的人饭量会减少。但这两种人口中味觉都正常，不会发生厌食。如果在过分劳累、饮食不节制、饮食物过热或过凉这三种情况下损伤了脾胃，却都可以表现为厌食。吃饭时口中没有什么味道，感觉不到酸、苦、甘、辛、咸等五种滋味，也感觉不到饮食物的香甜味道。仅仅凭借是否厌食这一辨别，足可以分辨外感实证和内伤虚证了。外感伤寒证病人虽然吃饭量有些少，但是不会厌食，口中没有什么不好的味道，能感觉到酸、苦、甘、辛、咸等五种滋味，也能感觉到饮食物的香甜味道。这是因为没有内在的脾胃损伤，则心脏气血旺盛通畅，脾胃气血旺盛通畅，所以吃饭时能够感觉到饮食物的香甜味道啊。

[1] 恶食：wùshí。即厌食，见食则恶，不想吃。

[2] 能食：吃饭量多。

[3] 不能食：吃饭量少。

[4] 口中和：指口中味觉正常，如不苦、不干、不甜、不咸、不腻等。

[5] 五谷之味：指麻、黍、稷、麦、菽。此处五谷，泛指所有饮食物。

【入门导读】

本篇通过是否厌食、口中味觉是否异常来鉴别判断外感风寒表证和内伤脾胃虚弱证。正如李东垣所说："若劳役所伤及饮食失节、寒温不适三者，俱恶食，口不知五味，亦不知五谷之味。只此一辨，足以分内外有余不足二证也。"

一、外感风寒表证不厌食、口中味觉正常

外感风寒表证，病位在肌表而不在里，没有影响到脾胃的消化吸收功能，所以外感风寒表证不厌食、口中味觉正常。李东垣说感受寒邪为主的话，可能会出现饭量少。这是因为寒主凝滞和收引，导致肌表卫气和营气运行不畅，进而影响到脾胃气机的升降。一旦风寒邪气解除，饮食会很快得到恢复。如何知道这是风寒侵袭肌表导致的呢？李东垣指出，病人口中味觉正常、不厌食、吃饭香甜，就说明这不是脾胃自身引起的。另外，我们也可以通过其他症状来综合分析。如果舌淡苔薄白润，没有明显的胖大齿痕，没有明显舌苔白厚腻或黄厚腻，没有明显的大便异常，都说明病位不在脾胃。正如李东垣所说："仲景《伤寒论》云，中风能食，伤寒不能食，二者皆口中和而不恶食"，"伤寒证虽不能食，而不恶食，口中和，知五味，亦知谷味，盖无内证，则心气和，脾气通，知五谷之味矣。"

二、内伤脾胃虚弱厌食、口中味觉异常

内伤脾胃虚弱，不能运化饮食，可能会导致宿食停留在胃肠之中。宿食停留在胃肠中，就会引起厌食。胃肠中的宿食浊气上泛口中，就会导致口中味觉异常。正如李东垣所说："若劳役饮食失节，寒温不适，此三者皆恶食"，"若劳役所伤及饮食失节、寒温不适三者，口不知五味，亦不知五谷之味。只此一辨，足以分内外有余不足二证也。"

三、对外感风寒表证不厌食、口中味觉正常的正确认识

李东垣认为，无论外感寒邪还是外感风邪，由于邪气在肌表，尚未明显影响到内在的脏腑，尤其是尚未影响到脾胃的消化功能，所以一般情况下不会出现厌食和口中味觉的异常。但是具体到临床，还要结合具体的病人来认识。在病人脾胃功能正常、没有饮食停滞的情况下，如果感受了外来风寒邪气，则不会有厌食和口中味觉的异常。在病人脾胃功能正常或虚弱、兼有饮食停滞的情况下，如果感受了外来风寒邪气，就会有厌食和口中味觉的异常。根据笔者多年的临床实践经验，很多病人在外感风寒前都有暴饮暴食、过食辛辣肥腻、喝酒过多过频、应酬过多过频的生活史，然后才更容易招惹风寒邪气，形成了外有风寒、内有湿热食积的复杂证候。所以，很多外感风寒病人还容易伴有厌食、口中味觉异常等情况。故在临床实践中不能单纯根据是

否有厌食、口中味觉异常来简单鉴别区分外感风寒表证和内伤脾胃虚弱证，还是应该四诊合参、具体问题具体分析。

四、对恶食的正确理解

恶食就是厌食，见食则恶，不想吃。李东垣在本篇重点讲的是内伤脾胃虚弱导致的厌食。临床上要注意厌食分虚实两种。虚者主要是因为脾胃虚弱、不能运化所致，临床可见厌食、口中有腐臭气、四肢倦怠、面色萎黄、腹胀、便溏、舌淡胖齿痕、脉沉弱无力等。治疗方法重在健脾，兼以消导食积，方可用四君子汤、异功散、保和丸等化裁。药物有党参、白术、茯苓、炙甘草、白扁豆、莲子、陈皮、麦芽、山楂、神曲、木香、砂仁、槟榔、藿香、佩兰、苏叶等；实者多因饮食过量导致食积停留胃肠，症见厌食、口中有腐臭气、脘腹胀满、恶心吞酸、舌红胖苔黄厚腻、脉滑数有力。治疗方法重在消导食积。可用保和丸、枳实导滞丸、木香导滞丸等方剂化裁。药物有陈皮、清半夏、茯苓、甘草、枳实、厚朴、木香、槟榔、黄芩、黄连、大黄、藿香、佩兰、苏叶等。

辨渴与不渴

外感风寒之邪，三日已外[1]，谷消水去[2]，邪气传里，始有渴也。内伤饮食失节，劳役久病者，必不渴，是邪气在血脉中有余故也。初劳役形质，饮食失节，伤之重者，必有渴，以其心火炽，上克于肺金，故渴也。又当以此辨之。虽渴欲饮冷水者，当徐徐少与之，不可纵意而饮，恐水多峻下，则胃气愈弱，轻则为胀，重则传变诸疾，必反复闷乱[3]，百脉[4]不安，夜加增剧，不得安卧，不可不预度[5]也。

译文：感受外来风寒之邪超过三天以上，随着病情的发展导致正气不足。由于正气不足，外感风寒邪气由表入里化热，才开始出现口干口渴。内伤饮食不节、长久劳累过度损伤脾胃导致脾胃阳气亏虚者，口一般不会渴。这是因为脾胃阳气亏虚，不能温化水湿，水湿过盛导致血脉中的水湿也有余过盛，水湿随着血液的运行能够上泛于口造成的。如果是在劳累过度、饮食不节损伤脾胃的初期，损伤脾胃导致的脾胃元气亏虚很重时，一般会出现口渴。这是因为脾胃元气虚弱，不能运化水湿，水湿下注到下焦肝肾，导致肝肾中的生理相火演变为病理之相火，即阴火。阴火上冲窜入心脏就会导致心火炽盛，心火炽盛灼伤肺金的津液，所以导致口渴。又可以靠这种口渴来辨别外感风寒证和内伤脾胃虚弱证。对于内伤脾胃虚弱、阴火上冲、心火克肺金所导致的口渴，应当逐渐少量给病人水喝，不可纵容病人大量喝水，恐怕大量水骤然进入胃中更加损伤胃气，则脾胃之气愈加虚弱。脾胃虚弱、寒饮内停，轻则导致胃脘胀满，重则发展成诸多疾病，必然出现胸中反复懑闷和心中烦躁错乱，全身血脉不得安宁，夜间加剧而不能安稳卧床休息。因为口渴骤然大量饮冷水引起的以上这些病证不可不预先考虑和提前预防啊。

[1] 三日已外：超过三天以上。

[2] 谷消水去：谷水是指饮食物，进而指正气。谷消水去是指正气不足。

[3] 闷乱：胸闷，心中烦躁而乱。

[4] 百脉：全身血脉。

[5] 预度：预先考虑。

【入门导读】

本篇是通过口渴与不渴来鉴别判断外感风寒表证和内伤脾胃虚弱证。通过李东垣的论述来看，口渴与不渴在外感风寒表证和内伤脾胃虚弱证都有可能出现，所以临床通过口渴鉴别外感风寒表证和内伤脾胃虚弱证要四诊合参，要考虑疾病的不同发展阶段。

一、外感风寒表证不口渴

外感风寒表证风寒邪气侵袭在肌表，如果邪气没有入里化热耗伤津液，就不会出现口渴。所以，外感风寒表证的典型表现是口不渴。

二、外感风寒表证口渴

外感风寒表证风寒邪气如果入里化热耗伤津液，就会导致口渴。所以，通过口渴与不渴有助于判断外感风寒是否入里化热。正如李东垣所说："外感风寒之邪，三日已外，谷消水去，邪气传里，始有渴也。"

三、内伤脾胃虚弱证不口渴

内伤脾胃虚弱证，如果仅仅是脾胃虚弱不能运化水湿，水湿停滞上泛于口，就不会出现口渴。如果脾胃损伤严重，导致脾胃阳虚，不能温化水湿，就更不会出现口渴。正如李东垣所说："内伤饮食失节，劳役久病者，必不渴，是邪气在血脉中有余故也。"

四、内伤脾胃虚弱证口渴

内伤脾胃虚弱，不能运化水湿，水湿下注到下焦肝肾阻遏肝肾中的气机，导致下焦肝肾中的相火演变为病理之相火，即李东垣所说的阴火。阴火上冲走窜到心肺耗伤津液就会导致口渴。所以，通过口渴与不渴有助于判断是单纯的内伤脾胃虚弱、元气亏虚、水湿停滞证还是已经演变为脾胃虚弱、元气亏虚、阴火炽盛证。正如李东垣所说："初劳役形质，饮食失节，伤之重者，必有渴，以其心火炽，上克于肺金，故渴也。又当以此辨之。"

五、如何通过口渴与否鉴别内伤脾胃虚弱证和外感风寒表证

口渴与不渴在外感风寒表证和内伤脾胃虚弱证都有可能出现，所以通过兼证鉴别外感风寒表证和内伤脾胃虚弱证是关键。

口不渴，如果兼见恶寒发热、无汗、头痛身痛、鼻塞流清涕、咳嗽吐稀白痰、苔薄白而润泽、脉浮紧者，则诊断为外感风寒表证。治以辛温解表，方剂可用麻黄汤、桂枝汤、葱豉汤、荆防败毒散等方剂化裁。常选药物有麻黄、荆芥、防风、苏叶、前胡、淡豆豉、浮萍等。

口不渴，如果兼见脘腹胀满食后为甚、口不知味甚至不思饮食、大便溏薄、精神不振、形体消瘦、肢体倦怠、少气懒言、面色萎黄或白、舌淡苔白，脉缓弱无力者，则诊断为脾胃虚弱证。治以补中益气，方剂可用补中益气汤、四君子汤等方剂化裁。常用药物有生黄芪、党参、生白术、当归、升麻、柴胡、炙甘草、陈皮、生山药、茯苓等。

口渴，如果兼见恶寒发热、头痛身痛、鼻塞流清涕或黄浊涕、咳嗽吐白稠痰或黄稠痰、苔薄白或黄而干燥、脉浮紧数大者，则诊断为外感风寒入里化热证。治以辛温解表兼清里热，方剂可用麻杏甘石汤、银翘散、桑菊饮、增液汤等方剂化裁。常选药物有麻黄、荆芥、防风、苏叶、前胡、淡豆豉、浮萍、金银花、连翘、生栀子、桑叶、薄荷、菊花、牛蒡子、桔梗、杏仁、芦根、生地、元参、麦冬等。

口渴，如果兼有脘腹胀满食后为甚、不思饮食、食不知味、口苦或口中黏腻不爽、面部潮红、肌肤阵阵燥热、心中烦躁闷乱、肢体沉重酸困、关节疼痛、大便不调、小便频数、舌淡红胖齿痕苔中根黄厚腻干燥，脉弦大数沉取无力者，则诊断为脾胃虚弱、阴火上冲证。治以补中益气、清降阴火，方剂可用补中益气汤、升阳益胃汤等方剂化裁。常用药物有生黄芪、人参、白术、白芍药、炙甘草、柴胡、橘皮、半夏、茯苓、泽泻、羌活、独活、防风、黄连、黄芩、黄柏、龙胆草、鱼腥草、白花蛇舌草等。

六、内伤脾胃虚弱证口渴喝水注意事项

内伤脾胃虚弱、阴火上冲所导致的口渴，应缓缓小口饮水，不可过猛过多，防止更加损伤脾胃、水饮停留、水饮侵袭其他脏腑等，进而传变为更多复杂棘手的疾病。正如李东垣所说："虽渴欲饮冷水者，当徐徐少与之，不可纵意而饮，恐水多峻下，则胃气愈弱，轻则为胀，重则传变诸疾，必反复闷乱，百脉不安，夜加增剧，不得安卧，不可不预度也。"

辨劳役受病表虚不作表实治之

或因[1]劳役动作[2]，肾间阴火[3]沸腾。事闲[4]之际，或于阴凉处解脱衣裳，更有新沐浴，于背阴处坐卧，其阴火下行，还归肾间，皮肤腠理极虚无阳，但[5]风来为寒凉所遏，表虚不任其风寒，自认外感风寒，求医解表，以重绝[6]元气，取祸如反掌[7]。苟[8]幸而免者，致虚劳[9]，气血皆弱，不能完复。

译文：有的病人或许是因为劳倦运动过度损伤元气导致脾胃虚弱。脾胃虚弱不能运化水湿，水湿下注到下焦肝肾，导致肝肾中生理之相火演变为病理之相火，即阴火。阴火一旦产生，就会亢盛沸腾冲逆。病人在不劳累运动的时候，或者在日光照不到而凉爽的地方脱衣服纳凉，或者更有的刚刚洗过澡，就在阳光照不到的地方坐卧纳凉，肝肾间的阴火会有所收敛下行还归下焦肝肾。既没有阴火的蒸腾，也没有脾胃运化的元气充实滋养，导致肌肤腠理极其亏虚没有卫阳固护温煦，肌表寒凉怕冷。只要有风吹来就会被肌表的寒凉困遏阻挡在肌表。因为肌表虚弱无卫阳的固护温煦，所以肌表经不起这种外来之风和肌表卫阳亏虚所产生的虚寒的困扰侵袭。但病人误认为这是感受了外感风寒，寻找医生给予祛风散寒解表，这种错误的治疗方法会再次败绝元气。这真是自找的灾祸，而且这种灾祸如反掌那么容易。倘若侥幸得以避免败绝元气，那么也会导致虚劳疾病。这种虚劳疾病气血都非常虚弱，以后很难能够完

[1] 或因：或许因为。

[2] 动作：运动活动。

[3] 肾间阴火：肝肾的生理之相火演变成的病理之相火。

[4] 事闲：不劳累运动的时候，不忙的时候。

[5] 但：只要。

[6] 重绝：再次败绝。

[7] 祸如反掌：灾祸就像翻一下手掌那样容易，比喻灾祸发生的迅速。

[8] 苟：倘若。

[9] 虚劳：又称虚损，是由于禀赋薄弱、后天失养及外感内伤等多种原因引起的，以脏腑功能衰退，气血阴阳亏损，日久不复为主要病机，以五脏虚证为主要临床表现的多种慢性虚弱症候的总称。

全康复。

且表虚之人，为风寒所遏[10]，亦是虚邪[11]犯表，始病一二日之间，特与外中贼邪[12]有余之证[13]颇相似处，故致疑惑，请医者只于气少气盛上辨之。其外伤贼邪，必语声前轻后重，高厉而有力。若是劳役所伤，饮食不节，表虚不足[14]之病，必短气气促，上气高喘，懒语，其声困弱而无力，至易见也。

译文：而且肌表卫阳亏虚的病人被风寒之邪所袭扰，也是无形之风邪侵袭肌表。刚开始患病的一两天之间，特别与感受外来风邪的实证非常相似，故容易造成医生疑虑和困惑而发生误诊。希望作为一个医生，对于感受外来风邪的表实证和脾胃虚弱、卫阳亏虚的表虚证，只需从元气亏虚还是元气充实方面进行辨别诊治，就不容易发生大的错误。感受外来风邪的表实证，说话声一定是前轻后重，越来越高亢有力。若是过度劳累和饮食失却节制损伤脾胃导致元气亏虚、卫气不足、肌表亏虚的表虚证，也一定会气短，呼吸急促，气上逆喘息，喘息的声音高，不愿意说话，说话的声音低弱无力，似乎被束缚住了一样。用上述呼吸气息和说话声音来鉴别判断是外感风邪表实证还是脾胃虚弱、卫阳亏虚的表虚证，是非常容易判断的。

[10] 遏：è，阻塞，阻止。

[11] 虚邪：风邪。无形之邪气，故称为虚邪。

[12] 贼邪：风邪。

[13] 有余之证：实证。这里指正气充足又感受外来之邪。

[14] 表虚不足：卫气亏虚。

若毫厘之误，则千里之谬。以上辨证，别有治法用药正论[15]，故作此说，分解[16]于后。

译文：如果在刚开始时就不能将感受风邪的表实证和脾胃虚弱、卫阳亏虚的表虚证鉴别开来，看似是相差很微小的失误，结果就会造成很大的错误。上述感受风邪的表实证和脾胃虚弱、卫阳亏虚的表虚证的辨别，在别的章节另有治疗方法和方药加以正规论述，故暂时先在这里提一下，在后面的文章中还会有解说。

[15] 正论：正规的言论。

[16] 分解：解说。

【入门导读】

本篇论述了内伤脾胃虚弱、卫气亏虚、阴火炽盛的表虚证和风寒表实证的鉴别方法。

一、正确理解李东垣所说的表虚证

本篇名作《辨劳役受病表虚不作表实治之》，李东垣所说的表虚证不是单纯的肌表卫气亏虚，而是脾胃虚弱、卫气亏虚、阴火上逆的表虚证，这种表虚证其实质是本虚标实、虚实夹杂证，要注意正确理解。

本病形成的原因是由于劳累过度、饮食不节、情志刺激等因素损失脾胃导致脾胃虚弱。脾胃虚弱不能运化水湿，水湿下注到下焦肝肾，下焦肝肾中的生理之相火就会演变为病理之相火，这就是李东垣所称的阴火。阴火蒸腾上冲，充斥在肌肤间的时候，毛孔被阴火充斥，还不容易受到外来风邪或风寒邪气的袭扰。但是，因为种种原因导致阴火有所收敛和潜降的时候，肌肤毛孔就会更加空虚，外来风邪或风寒之邪就会乘机袭扰肌表。正如李东垣所说："或因劳役动作，肾间阴火沸腾。事闲之际，或于阴凉处解脱衣裳，更有新沐浴，于背阴处坐卧，其阴火下行，还归肾间，皮肤腠理极虚无阳，但风来为寒凉所遏，表虚不任其风寒，自认外感风寒，求医解表，以重绝元气，取祸如反掌。"

二、如何鉴别诊断李东垣所说的表虚证和表实证

李东垣所说的表虚证为脾胃虚弱、元气亏虚、阴火亢逆的表虚证。其表现有少气懒言、倦怠乏力、说话声音低弱、气喘、心中烦躁懊闷、肌肤阵阵燥热、舌淡红胖齿痕苔黄厚、脉沉濡弱无力。如果在此基础上，遇到风邪或风寒之邪感到厌恶或者畏惧，则可以考虑是李东垣所说的表虚证。正如李东垣所说："若是劳役所伤，饮食不节，表虚不足之病，必短气气促，上气高喘、懒语，其声困弱而无力，至易见也。若毫厘之误，则千里之谬。"

李东垣所说的表实证，就是在元气充足的基础上感受了风邪或风寒之邪，除了有恶风或者恶寒、打喷嚏、流清涕、头痛、全身疼痛等症状外，不会伴有少气懒言、倦怠乏力、说话声音低弱、气喘、心中烦躁懊闷、肌肤阵阵燥热、舌淡红胖齿痕苔黄厚腻、脉沉濡弱无力等症状，反而说话声音洪亮有力。正如李东垣所说："其外伤贼邪，必语声前轻后重，高厉而有力。"

李东垣非常重视呼吸气息的短促与否和说话声音的有力无力，把其作为诊断脾胃虚弱、元气亏虚的一个重要着眼点，也把其作为鉴别表虚证和表实证的一个重要着眼点。这是我们阅读本篇要高度注意的，也是我们在临床实践中应注意学习应用的。正如李东垣所说："且表虚之人，为风寒所遏，亦是虚邪犯表，始病一二日之间，特与外中贼邪有余之证颇相似处，故致疑惑，请医者只于气少气盛上辨之。"

三、如何正确治疗李东垣所说的表虚证

首先，李东垣强调这种表虚证的治疗方法和表实证不同，不能单纯地解表祛风散寒，否则更容易损伤元气，导致病人死亡。即使不死亡，也会遗留下顽固难治的虚劳疾病。正如李东垣所说："自认外感风寒，求医解表，以重绝元气，取祸如反掌。苟幸而免者，致虚劳，气血皆弱，不能完复。"

其次，李东垣强调治疗本病要谨慎对待，不能发生小小的失误，但他又没有具体讲解如何处方用药。正如李东垣所说："若毫厘之误，则千里之谬。以上辨证，别有治法用药正论，故作此说，分解于后。"

如何正确治疗李东垣所说的表虚证呢？因为该表虚证是脾胃虚弱、卫气亏虚、阴火上逆的表虚证。所以，治疗的方法是健脾益气、清降阴火、固护肌表。可用补中益气汤、四君子汤、补脾胃泻阴火升阳汤等方剂化裁，药物有生黄芪、人参、党参、柴胡、升麻、炙甘草、当归、生白术、黄连、黄芩、黄柏、生栀子、龙胆草、薏苡仁、生石膏、知母等。

四、另一种常见类型的表虚证

李东垣在本篇中论述的是脾胃虚弱、卫气亏虚、阴火上逆的表虚证。在临床上还有一种常见的表虚证，仅仅是脾胃虚弱、卫气亏虚的表虚证。该类型和李东垣在本篇中所指的表虚证的最大区别就是没有阴火上逆证。

本证形成的原因是由于劳累过度、饮食不节、情志刺激等因素损伤脾胃导致脾胃虚弱。脾胃虚弱不能运化饮食形成元气，元气亏虚则导致温煦肌表的卫阳亏虚，外来风邪或风寒之邪就会乘机袭扰肌表，形成脾胃虚弱、卫气亏虚的表虚证。

该证的表现有少气懒言、倦怠乏力、说话声音低弱、气喘、厌恶风寒、舌淡胖齿痕苔薄白润、脉沉缓弱无力

治疗的方法是补中益气、固护肌表。如果是感受风邪，方剂可用补中益气汤、四君子汤、桂枝汤加减化裁，药物有生黄芪、党参、当归、生白术、升麻、柴胡、炙甘草、陈皮、桂枝、白芍、荆芥、防风等。如果是感受风寒之邪，方剂可用补中益气汤、四君子汤、麻黄汤加减化裁，药物有生黄芪、党参、当归、生白术、升麻、柴胡、炙甘草、陈皮、生麻黄、桂枝、白芍、荆芥、防风等。

辨证与中热[1]颇相似

复有一等[2]，乘[3]天气大热之时，在于路途中劳役得之，或在田野间劳形得之；更或有身体薄弱，食少劳役过甚；又有修善常斋之人，胃气久虚，而因劳役得之者。皆与阳明中热[4]白虎汤证[5]相似，必肌体扪摸[6]之壮热[7]，必躁热闷乱，大恶热，渴而饮水，以劳役过甚之故。亦身疼痛。

译文：还有一种情况，病人趁着天气炎热的时候在路途跋涉中过分劳累耗损元气，或者在田野中间过分劳动损伤形体，或者更因为身体本来就薄弱，加上吃得少、劳累又过度，或者又有修佛行善常常吃素食的人，脾胃虚弱已经很久了，然后又过分劳累，以上这些情况都会损伤脾胃，导致脾胃虚弱、阴火炽盛。脾胃虚弱、阴火炽盛导致的全身躁热与阳明胃肠感受了暑热之邪的白虎汤证很相似，也必然表现为抚摸肌肤大热烙手，也必然表现为心中烦躁、心中发热、憋闷不安，也必然表现为非常怕热，也必然表现为口渴而喜欢大量饮冷水，这都是因为过度劳累损伤脾胃，脾胃虚弱导致阴火炽盛、耗伤津液的缘故。也会表现为身体疼痛。

始受病之时，特与中热外得有余之证相似，若误与白虎汤，旬日[8]必死。此证脾胃大虚，元气不足，口鼻中气皆短促而上喘，至日转[9]以后，是阳明得时之际[10]，病必少减。

[1] 中热：zhòng rè，即中暑。在烈日当空、天气炎热时劳动受到暑热的侵袭，表现为头痛、心烦坐卧不宁、身发躁热、扪之肌肤烫热灼手、恶热、口大渴喜饮冷水、汗大量外泄、少气乏力、无力动作，甚至出现神志昏迷等症状。

[2] 一等：一种，一类。

[3] 乘：chéng，趁着，就着。

[4] 阳明中热：阳明为胃肠。中为感受。阳明中热即为阳明胃肠感受了外来暑热之邪。

[5] 白虎汤证：又称阳明气分热盛证，临床表现为大热、大渴、大汗出、脉洪大等症状。

[6] 扪摸：mén mō，触摸，摸索。

[7] 壮热：大热。病人自觉热甚或恶热，喜弃衣被，扪之肌肤烙手，体温可达39℃左右，多因外邪入里，阳热内盛，蒸达于外所致。

[8] 旬日：10天。

[9] 日转：中午以后太阳开始西转。

[10] 阳明得时之际：得时，就是阳明胃肠在一天内正气旺盛、经气振奋的时间。在下午3~5点。《伤寒论》：“阳明病欲解时，从申至戌上。”

译文：脾胃虚弱、阴火炽盛刚刚发病的时候，特别与外感中暑阳明胃肠火热炽盛有余的白虎汤证类似。但是，如果错误地给予白虎汤治疗，十日之内必然导致病人死亡。现在身发高热的原因是脾胃极其虚弱、元气亏虚不足、阴火炽盛，口和鼻子中的气都呼吸短促而表现为喘息之状。等到中午太阳开始西转以后（下午3~5点），这时是阳明胃肠正气旺盛、经气振奋的时候，病情必然有所缓解。

若是外中热之病，必到日晡[11]之际，大作谵语[12]，其热增加，大渴饮水，烦闷不止。其劳役不足者，皆无此证[13]，尤易为分解。若有难决[14]疑似之证，必当待一二日而求医治疗，必不至错误矣。

[11] 日晡：下午3~5时(即申时)。

[12] 谵语：在神志不清状态下胡言乱语。

[13] 证：症状。

[14] 难决：难以决定，难以判断。

译文：如果是外感中暑导致胃肠火热炽盛的白虎汤证，一定会在申时（下午3~5点）病情加重，容易发生神志不清和胡言乱语，其躁热加重，口大渴喜欢饮冷水，胸中烦躁懑闷不断。而因为劳累过度导致的内伤脾胃虚弱、阴火炽盛证，都没有上述这些症状，因此尤其容易分析辨别。如果有难以判断的疑似症状，最好是等待上一两天，等疾病的症状表现较为明显而容易诊断时再求医治疗，一定不至于发生错误而误诊误治。

【入门导读】

本篇通过阴火躁热和中暑壮热的异同比较来鉴别判断内伤脾胃虚弱证和外感中暑证。

一、劳役或饮食失节导致脾胃虚弱、阴火炽盛

李东垣在本篇中强调过分劳役或饮食减少都会导致脾胃严重损伤，最终形成脾胃虚弱、阴火炽盛证。而医生很容易将天气炎热情况下劳役发生的内伤脾胃虚弱、阴火炽盛证误诊为天气炎热的情况下发生的中暑。正如李东垣所说："复有一等，乘天气大热之时，在于路途中劳役得之，或在田野间劳形得之；更或有身体薄弱，食少劳役过甚；又有修善常斋之人，胃气久虚，而因劳役得之者。皆与阳明中热白虎汤证相似。"

二、内伤脾胃虚弱、阴火炽盛证和中暑证临床表现的相同点

两者都有身发躁热、肌肤扪之烫热灼手、非常怕热、心中烦躁、心中发热、懑闷不安、口渴而喜欢大量饮冷水、汗大量外泄、身体疼痛、头痛等共同的临床表现。

但是，两者形成的机理不同。内伤脾胃虚弱、阴火炽盛证导致上述临床表现的原因是：由于阴火炽盛，阴火走窜上冲到肌肤导致身发躁热、肌肤扪之烫热灼手；由于阴火炽盛走窜上冲到心脏，导致非常怕热、心中烦躁、心中发热、懑闷不安；由于阴火炽盛耗伤津液导致口渴而喜欢大量饮冷水；由于阴火炽盛逼迫津液外出，导致汗大量外泄；由于阴火炽盛上冲头部导致头痛；由于阴火炽盛走窜肌表导致肌表疼痛。外感中暑导致上述临床表现的原因是：由于外感暑邪入于阳明胃肠，火热炽盛，走窜攻冲肌表和头部而形成。正如李东垣所说："皆与阳明中热白虎汤证相似，必肌体扪摸之壮热，必躁热闷乱，大恶热，渴而饮水，以劳役过甚之故。亦身疼痛。始受病之时，特与中热外得有余之证相似。"

三、内伤脾胃虚弱、阴火炽盛证和中暑证临床表现的不同点

脾胃虚弱、阴火炽盛证为虚证，更准确地说应该为虚实夹杂证。其发生的原因是劳役过度或饮食不节或情志刺激。脾胃虚弱、阴火炽盛证和中暑证临床表现的不同点主要有两点：一是脾胃虚弱、阴火炽盛证兼有元气亏虚之表现，如困倦疲乏无力、懒言气短、呼吸短促、骨节痿软无力、身体摇摇晃晃像在睡梦中、眼目昏花像在烟雾中、不知自己身子在什么地方。而中暑证却无上述表现。正如李东垣所说："此证脾胃大虚，元气不足，口鼻中气皆短促而上喘。"李东垣在《脾胃论·脾胃虚弱随时为病随病制方》中也说："若虚损脾胃，有宿疾之人，遇此天暑，将理失所，违时伐化，必困乏无力，懒语气短，气弱气促，似喘非喘，骨乏无力，其形如梦寐，朦朦如烟雾中，不知身所有也，必大汗泄。"当然，中暑证日久严重耗伤了气阴也会出现上述表现，临床要注意四诊合参加以综合分析来区分判断。二是在下午3~5点时病情是缓解还是加重：内伤脾胃虚弱、阴火炽盛证在下午3~5点时躁热的症状会有所缓解和减轻，这是因为此时是阳明胃肠正气旺盛、经气振奋的时候，脾胃虚弱借助阳明胃肠经气的旺盛振奋而有所缓解，从而阴火走窜冲逆也有所缓解。外感中暑证在下午3~5点时躁热的症状会反而加重，这是因为此时

阳明胃肠正气就会奋起与胃肠中火热进行抗争，抗争的结果就会加重阳明胃肠的火热，从而病情加重。正如李东垣所说："此证脾胃大虚，元气不足，口鼻中气皆短促而上喘，至日转以后，是阳明得时之际，病必少减。若是外中热之病，必到日晡之际，大作谵语，其热增加，大渴饮水，烦闷不止，其劳役不足者，皆无此证，尤易为分解。"

四、内伤脾胃虚弱、阴火炽盛证和中暑证治疗的不同

内伤脾胃虚弱、阴火炽盛证和中暑证的治疗不同，不可混淆。正如李东垣所说："始受病之时，特与中热外得有余之证相似，若误与白虎汤，旬日必死。"

内伤脾胃虚弱、阴火炽盛证的治疗是补益脾胃、清降阴火。方剂可用补中益气汤、黄连解毒汤、知柏地黄丸、栀子豉汤、增液汤等化裁，药物有生黄芪、党参、白术、炙甘草、升麻、柴胡、陈皮、黄连、黄芩、黄柏、生栀子、淡豆豉、薏苡仁、乌梅、北五味子、白芍、山萸肉、生地、元参、麦冬等。外感中暑证可用白虎汤、栀子豉汤、银翘散化裁，药物有生石膏、知母、粳米、生甘草、淡豆豉、生栀子、金银花、连翘、竹叶、薄荷、薏苡仁、乌梅、北五味子、白芍、山萸肉等。

五、对李东垣中热的正确理解

李东垣所说的中热是指我们现在所说的中暑，是指在天气炎热时感受外来的暑热之邪气。治疗可用白虎汤、栀子豉汤、银翘散等方剂化裁，药物有生石膏、知母、粳米、生甘草、淡豆豉、生栀子、金银花、连翘、竹叶、薄荷、薏苡仁、乌梅、北五味子、白芍、山萸肉等。李东垣所说的中暑却不是我们现在所说的中暑，而是在夏天由于人们贪凉导致的外感风寒之邪侵袭肌表，类似风寒表证。治疗可以用麻黄汤、藿香正气散等方剂化裁。药物有生麻黄、荆芥、防风、苏叶、白芷、淡豆豉、藿香、炙甘草、桔梗、陈皮、清半夏、茯苓等。正如李东垣在《脾胃论·脾胃虚弱随时为病随病制方》所说："洁古云：动而得之为中热，静而得之为中暑。中暑者阴证，当发散也。中热者阳证，为热伤元气，非形体受病也。"

饮食劳倦论

古之至人[1]，穷[2]于阴阳之化，究[3]乎生死之际[4]，所著《内经》，悉言[5]人以胃气为本。盖人受水谷之气以生，所谓清气、荣气、卫气、春升之气[6]，皆胃气之别称也。夫胃为水谷之海，饮食入胃，游溢[7]精气，上输于脾；脾气散精，上归于肺；通调水道，下输膀胱；水精四布，五经[8]并行，合于四时五脏阴阳，揆度[9]以为常[10]也。

译文：古代具有很高道德修养、顺应自然而长寿的人，深入探求阴阳的变化，研究生死的关键，所撰写的《黄帝内经》，非常重视阐述人以胃气为根本这个理论。人受纳了饮食物并将其转化为精气，精气滋养人而能够生存。通常我们所说的轻清上浮的精气、运行于血脉中的精气、运行于脉外温肌肉充皮肤抵御外邪的精气、胆中的精气，都是胃气的别名。胃为饮食物的聚会之处。饮食进入胃中以后，将饮食物分化生成精气向上输送到脾。脾将运化来的精微物质向上布散到肺中。肺通过肃降功能将水液的运行道路调畅，进而布散水液向下输送到膀胱。饮食物通过上述过程的消化吸收运输转化，水液和精微物质得以布散到全身，五脏及其经脉得以发挥正常生理功能。饮食物的消化吸收运输转化要与四时气候、五脏六腑、阴阳变化相符合，我想这就是饮食物运行输布的一般规律啊。

[1] 至人：具有很高的道德修养，超脱世俗，顺应自然而长寿的人。

[2] 穷：深入探求。

[3] 究：研究。

[4] 际：关键。

[5] 悉言：都说。

[6] 春升之气：胆中的精气。

[7] 游溢：分化，分离。

[8] 五经：五脏的经脉，即足厥阴肝经、手少阴心经、足太阴脾经、手太阴肺经和足少阴肾经。

[9] 揆度：揣测，设想。

[10] 常：常理，规则，法度。

苟饮食失节，寒温不适，则脾胃乃伤；喜怒忧恐[11]，劳役过度，而[12]损耗元气。既脾胃虚衰，元气不足，而心火独盛[13]。心火者，阴火也，起于下焦，其系[14]系[15]于心，心不主令，相火代之。相火，下焦胞络之火，元气之贼也。火与元气不能两立，一胜则一负。脾胃气虚，则下流于肾肝，阴火得以乘其土位。

译文： 如果饮食没有节制，饮食物过冷或者过热，则导致脾胃损伤。骤然的或者长久的喜怒忧恐等各种情志变化，骤然的或者长久的劳累，都会导致损耗元气、损伤脾胃。一旦脾胃虚衰，则全身元气亏虚。一旦脾胃虚衰，脾胃不能运化水湿，水湿下注于肝肾，肝肾中相火演变为阴火。阴火上冲到心中，就会导致心中火热特别亢盛。这种特别亢盛的心火，其实质就是肝肾中的阴火向上冲逆而来。阴火起始于下焦的肝肾，其经络中的支系连接于心脏。心脏不能发挥其正常功能的原因，在于心脏的正常功能为肝肾中病理之相火所替代。肝肾病理之相火，为下焦肝肾经络中的阴火，是耗伤元气的贼火。阴火与元气不能同时并存，一方亢盛了，则另一方就会亏虚减少。脾胃气虚了，脾不能运化水湿，水湿就会下流到肝肾，肝肾中的相火就会演变为阴火。阴火产生了，才能向上冲逆乘袭脾胃导致脾胃更加虚损。

[11] 喜怒忧恐：指各种骤然的或者长久的情志变化。

[12] 而：表因果关系，相当于“因而”“所以”。

[13] 独盛：特别亢盛，得不到制约。

[14] 系：经络的支系。

[15] 系：联系，连接。

故脾胃之证，始得之则气高而喘，身热而烦，其脉洪大而头痛，或渴不止，皮肤不任风寒而生寒热。盖阴火上冲，则气高[16]而喘，身烦热，为头痛，为渴，而脉洪大。脾胃之气下流，使谷气不得升浮，是生长之令[17]不行，则无阳[18]以护其荣卫，不任风寒，乃生寒热，皆脾胃之气不足所致也。

译文： 所以，内伤脾胃虚弱证，刚开始患病的时候，病人就会表现为气上逆而喘息，身体发热而心烦，其脉象表现为洪大，或伴有头痛，或伴有口大渴不止，或伴有肌表皮肤经不起外来风寒的袭扰，有时怕冷有时发热。因为阴火向上冲逆，则火气壅滞在上焦高处心肺，所以

[16] 气高：火气壅滞在上焦高处心肺。

[17] 令：节令。节气时令，某个节气的气候和物候。

[18] 阳：此处指脾气。

表现为气喘，身体发热而心烦，头痛，口大渴，而脉象洪大。脾胃虚弱，脾胃水谷生化的精气下陷，也即中气下陷，使精气不能向上升浮。这就类似春天升发的时令没有来到一样，则没有脾气升发精气来养护其荣气和卫气，肌肤没有卫气和营气的固护和滋养而经不起外来风寒的袭扰。由于卫气虚弱和阴火亢盛同时存在，卫气亏虚为主时肌表就会表现为怕冷，阴火亢盛为主时肌表就会表现为发热。以上这些症状，都是脾胃气虚这个根本演变发展导致的。

然而与外感风寒所得之证颇同而理异。内伤脾胃，乃伤其气[19]；外感风寒，乃伤其形。伤外为有余，有余者泻之；伤内为不足，不足者补之。汗之、下之、吐之、克之，皆泻也；温之、和之、调之、养之，皆补也。内伤不足之病，苟误认作外感有余之病而反泻之，则虚[20]其虚也。《难经》云：实实虚虚，损不足而益有余，如此死者，医杀之耳！

[19] 气：脾胃之元气。

[20] 虚：克伐，损耗。

译文：然而内伤脾胃虚弱导致的上述病证与外感风寒所得病证表现很相似，但实际上本质不同。情志刺激、饮食不节、劳倦过度损伤脾胃，损伤的是内在的脾胃之气。外来风寒邪气侵袭肌表，损伤的是外在的形体。外感风寒损伤外在的形体，为正气充足的实证，有余的实证要用泻法。内伤损伤内在的脾胃之气，为正气不足的虚证，不足的虚证要用补法。用发汗、泻下、催吐、攻克的方法祛除邪气，都是治疗实证的泻法；用温煦、调和、调理、补养的方法扶助正气，都是治疗虚证的补法。内伤脾胃不足之虚证，倘若将其误判为外感有余之实证反而用泻法，则是更加克伐其内伤之虚啊。《难经》说：这是实证反用补法，虚证反用泻法，使亏虚不足者更加损伤，使邪气壅滞者更加壅滞。这样死亡的病人，是医生误治杀死他的啊！

然则[21]奈何[22]？曰：惟当以甘温之剂，补其中[23]，升其阳，甘寒以泻其火[24]则愈。《内经》曰：劳者[25]

[21] 然则：文言连词。用在句子的开头，对上文表示承接，有“既然如此”之意。

[22] 奈何：反问式，怎么办。

[23] 中：指脾胃。

[24] 火：阴火。

[25] 劳者：劳倦内伤之病。

温之，损者[26]温[27]之。盖温能除大热，大忌苦寒之药泻胃土耳。今立补中益气汤。

译文：既然如此，怎么治疗内伤脾胃虚弱证呢？要我来说：只有用甘温的药物，补养其脾胃，升发其清阳，用甘寒的药物清泻其阴火就会痊愈了。《素问·至真要大论篇》第七十四说：劳倦内伤脾胃虚弱之病用甘温补药温养，脾胃虚损之病用温补的药物治疗。温补脾胃元气能祛除阴火产生的大热，大忌过用滥用苦寒药损伤脾胃之气。现在订立一个温补脾胃虚弱的方剂补中益气汤。

[26] 损者：脾胃虚损之病。

[27] 温：《内经·至真要大论》原文为“损者益之”，东垣将“益”改为“温”。

补中益气汤

黄芪劳役病热甚者一钱　甘草炙，以上各五分　人参去芦[28]　升麻　柴胡　橘皮　当归身酒洗　白术以上各三分

上件㕮咀[29]，都作一服，水二盏[30]，煎至一盏，去渣，早饭后温服。如伤之重者，二服而愈，量轻重治之。

[28] 芦：芦头。指根类药材近地面处残留的根茎凸起部分。

[29] 㕮咀：fǔ jǔ，捣碎。

[30] 盏：小杯子。

译文：补中益气汤

补中益气汤的组成和服用方法如下：生黄芪、炙甘草，上两药各用五分。如果劳役损伤脾胃导致发热严重的生黄芪用量增加到一钱。去芦人参、升麻、柴胡、陈皮、酒洗当归身、白术，上述六味药物各用三分。

将上述全部药物捣碎，都作为一剂的药量。水两杯，煎到一杯，去掉药渣，吃完早饭后将温热的药物服下。如果饮食不节、劳役过度损伤脾胃较为严重的，服用两剂病情就可以痊愈了。具体到临床，还要根据病情的轻重灵活应用补中益气汤治疗，不可拘泥于用量和服用的剂数。

立方本旨

夫脾胃虚者，因饮食劳倦，心火亢甚，而乘其土位，其次肺气受邪，须用黄芪最多，人参、甘草次之。脾胃一虚，肺气先绝，故用黄芪以益皮毛而闭腠理，不令自汗，损其元气。上喘气短，人参以补之。心火乘脾，须炙甘草之甘温以泻火热，而补

脾胃中元气；若脾胃急痛并太虚，腹中急缩者，宜多用之。《经》云：急者缓之。白术苦甘温，除胃中热，利腰脐间血[31]。胃中清气在下，必加升麻、柴胡以引之，引黄芪、甘草甘温之气味上升，能补卫气之散解，而实其表也；又缓带脉[32]之缩急。二味苦平，味之薄[33]者，阴中之阳[34]，引清气上升也。气乱于胸中，为清浊相干[35]，用去白陈皮以理之，又能助阳气上升，以散滞气，助诸甘辛为用[36]。口干嗌干加干葛[37]。脾胃气虚[38]，不能升浮，为阴火伤其生发之气，荣血[39]大亏，荣气不营，阴火炽盛，是血中伏火日渐煎熬，血气日减，心包与心主血，血减则心无所养，病名曰悗[40]。悗者，心惑而烦闷不安也，故加辛甘微温之剂生阳气，阳生则阴长。或曰：甘温何能生血？曰：仲景之法，血虚以人参补之，阳旺则能生阴血，更以当归和之。少加黄柏以救肾水，能泻阴中之伏火。如烦犹不止，少加生地黄补肾水，水旺而心火自降。

译文：补中益气汤立方的主要用意和目的内伤脾胃虚弱，是因为饮食不节、劳倦过度损伤脾胃导致的。脾胃虚弱，水湿之邪内生，水湿之邪下注到下焦肝肾，导致肝肾中的生理之相火演变为病理之相火，也就是阴火。阴火上冲到心中，导致心火亢盛。心脏中亢盛的阴火乘脾胃虚弱进而又会侵袭脾胃，损伤脾胃之气导致脾胃之气更加虚弱。其次，心脏中亢盛的阴火也会乘肺气亏虚侵袭肺脏，导致肺脏受邪和肺气更加受到损害。因此，补中益气汤中黄芪用量需要最多，其次是人参、炙甘草。土能生金。脾胃一旦虚弱，不能生化肺气，肺气首当其冲先发生亏虚。因此，重用生黄芪不仅补益脾胃之气，还用其补益肺脏之

[31] 利腰脐间血：白术苦温祛湿，湿去则气机宣畅，气机宣畅，则腰脐间血脉畅通，故曰利腰脐间血。

[32] 带脉：带脉起于季胁，斜向下行，交会于足少阳胆经的带脉穴，绕身一周，并于带脉穴处再向前下方沿髋骨上缘斜行到少腹。带脉穴，在侧腹部，章门下 1.8 寸，当第 11 肋骨游离端下方垂线与脐水平线的交点上。

[33] 薄：淡。

[34] 阴中之阳：苦属阴。阴中之阳指苦味药物中还不是太苦的药物。

[35] 相干：指相有联系，相互牵涉。

[36] 为用：为其（陈皮）功能。

[37] 干葛：干葛根。

[38] 脾胃气虚：查《脾胃论》，应为脾胃既虚。

[39] 荣血：阴血。血具有滋养作用，故又称荣血。

[40] 悗：mán，烦闷。

气，从而补益皮毛腠理之卫气而固密皮毛腠理，不让自汗再损伤人身之元气。如果病人表现为气逆喘息和气短，用人参来补养元气。心脏中亢盛的阴火乘脾胃虚弱侵袭脾胃，损伤脾胃之气，导致脾胃之气更加虚弱。必须用性味甘温的炙甘草通过补养脾胃来降泻心中阴火，降泻阴火进而又有助于补养脾胃中元气。如果脾胃发生骤然疼痛并且非常虚弱，感觉脘腹骤然收缩，宜多用炙甘草。正如《素问·至真要大论篇》第七十四说：筋脉肌肉拘急收缩时要用甘味药物补养脾胃生化气血来缓解其拘急。白术性味苦甘温，通过健脾燥湿、补养脾胃降泻阴火，阴火祛除则脾胃湿热也得到祛除。脾胃中湿热祛除，则下注于腰脐的湿热也得以清除。湿热祛除，气机通畅，则腰部和脐部的血脉得以通畅。脾胃中轻清上浮的精气不能向上升发而下陷，必须加升麻、柴胡向上引导脾胃产生的精微之气，引导甘温气味的生黄芪、炙甘草补养脾胃产生的精微之气向上升发，也就是补助卫气解散到皮毛腠理，从而充实肌表的正气，使肌表得到固密。脾胃运化的精微物质不能向上升发，则转变为湿邪而下注到带脉而引起收缩拘急。柴胡、升麻向上引导脾胃产生的精微之气向上升发，就是减少湿邪。减少湿邪，从而就能缓解带脉的收缩和挛急。升麻、柴胡两药虽然味苦但较为平和，属于苦味中平淡不浓烈的药物。苦味属于阴，但升麻和柴胡又不是很苦。从味的阴阳来说，两药物属于阴中之阳的药物。所以，升麻和柴胡两药物能引导脾胃产生的轻清上浮的精气上升。胸中之气逆乱，这是清浊之气相互搏结混淆在胸中导致的。所以，用去掉内部白皮的陈皮来理顺胸中之气。陈皮还能帮助升麻、柴胡引阳气上升，也有助于疏达胸中之气滞。陈皮还能辅助人参、黄芪、白术、炙甘草等甘温、辛温药物增强补中益气的作用。如果病人伴有口干燥咽喉干燥，就在补中益气汤中酌情配伍干葛根。脾胃既然虚弱，生化的阴血不能向上升发输布，又为下焦的阴火损伤。阴血严重亏虚，阴血不能滋养周身。潜伏在血中炽盛的阴火不断地煎熬消耗阴血，阴血越来越少。心包与心脏是主管血液的，阴血减少则心脏无所滋养，导致心中烦乱不安，病名称作悗。悗啊，是指心中惑乱而烦闷不安。所以，加白术、人参、生黄芪等辛甘微温药物生发阳气，阳气生化则能推动阴血的滋长。假设有人问：甘温益气的药物怎么能够生阴血呢？我说：这是医圣张仲景治疗血虚的心法，张仲景治疗血虚用人参以补脾胃的阳气。因为脾胃的阳气旺盛，自然而然地就能生化阴血，然后再配伍当归养血调血。如果伴有肾阴亏虚，又宜于加少量黄柏救治肾水的耗损，这是因为黄柏能清泻下焦潜伏的阴火，清泻下焦潜伏的阴火就是减少对肾水的煎熬消耗。如果心神烦乱仍不能停止，少加生地以滋补肾阴，使得肾水旺盛而心中阴火自然下降。

如气浮[41]心乱，以朱砂安神丸镇固[42]之则愈。

朱砂安神丸

朱砂五钱，另研水飞[43]为衣　甘草五钱五分　黄连去须净，酒洗，六钱　当归去芦，二钱五分　生地黄一钱五分

译文：如果是由于心火炽盛耗伤阴血，导致心神惊慌错乱不安者，这不是脾胃虚弱、阴火上逆之证，不可用补中益气汤化裁治疗。这是实证，而要用朱砂安神丸清心火、滋心血、镇心神治疗，那么心神惊慌错乱不安就会痊愈。

朱砂安神丸

朱砂五钱，单独用水飞的方法研磨，其细粉用来做丸子的外衣。甘草五钱五分。黄连六钱，要把根的毛须去干净，用酒洗过。去芦当归二钱五分，生地黄一钱五分。

《内经》曰：热淫[44]所胜，治以甘寒，以苦泻之。以黄连之苦寒，去心烦，除湿热为君。以甘草、生地黄之甘寒，泻火补气，滋生阴血为臣。以当归补其血不足。朱砂纳浮溜之火，而安神明也。

译文：《黄帝内经·素问》至真要大论篇第七十四说：火热之气侵袭人体造成的疾病，治疗的主要方法是用甘寒的药物清热泻火和滋养津血，同时配合苦寒的药物加强清热泻火和苦寒燥湿。朱砂安神丸用黄连苦寒之性，清除心中火热导致的烦躁。如果心中有湿热，还能去除心中的湿热。故将黄连用作本方的君药。用甘草、生地黄的甘寒之性清泻火热、滋生阴血、补养元气，共

[41] 气浮：心火亢盛。

[42] 镇固：镇静。

[43] 水飞：利用粗细粉末在水中悬浮性不同，将不溶于水的药材与水共研，经反复研磨制备成极细腻粉末的方法，称水飞法。

[44] 淫：侵淫，侵犯。

同为臣药。用当归甘温润滋，助生地滋补阴血之不足，为佐药。朱砂镇纳向上浮越的心火，安抚心神使其不惊慌错乱。

上件除朱砂外，四味共为细末，汤浸蒸饼为丸，如黍米[45]大，以朱砂为衣，每服十五丸或二十丸，津唾咽下，食后，或温水、凉水少许送下亦得。此近[46]而奇偶[47]，制之缓也。

译文：上述药物除朱砂外，其他四味药物生地黄、生甘草、黄连、当归共同研磨成细末，用热水浸湿成糊，将糊做成药饼子，将药饼子在笼屉上蒸熟，然后搓成药丸子，大小如黍米。把朱砂附着在丸子的外表，每次服用十五丸或二十丸。用口中的唾液咽下。在饭后服用，或者用温开水、凉开水少许送服也行。朱砂安神丸这张方子为奇方，擅长治疗上焦心的疾病。将该方制成药丸子，有利于该药缓慢向下焦运行，有利于脾胃将其吸收向上焦心布散，起到滋养心血、清泻心火、镇心安神之功。

[45] 黍米：shǔ mǐ，是中国古代主要粮食及酿造作物，五谷之一。黍米颗粒大于小米，呈金黄色，黏度很大。中医认为其具有补中益气的作用。

[46] 近：此处指上焦心。相反，远指下焦肝肾。

[47] 奇偶：奇方和偶方。奇方，指单味药或药味合于单数的方剂。奇方为阳数，更适合治疗上焦心肺的疾病。偶方，药味合于双数或由两味药组成的方剂。偶方为阴数，更适合治疗下焦肝肾的疾病。此处为偏意词，指奇方。

【入门导读】

一、脾胃的生理作用

脾胃为后天之本，气血生化之源。脾胃运化功能正常，则能将饮食物运化为各种精微物质。这些精微物质，或演变为脏腑之气滋养着五脏，或演变为经络之气滋养着经络，或演变为卫气固护温煦着肌肤，或演变为营气进入血脉滋养着血液和全身，或演变为胆中的精气促进胆的升发，或演变为轻清上浮的精气滋养心肺。无论千变万化，万变不离其宗，都是从胃气转化而来。可见，脾胃功能的正常，对于维持人体的生命至关重要。即使是《黄帝内经》时代的大医学家都无不重视脾胃。正如李东垣所说："古之至人，穷于阴阳之化，究乎生死之际，所著《内经》，悉言人以胃气为本。盖人受水谷之气以生，所谓清气、荣气、卫气、春升之气，皆胃气之别称也。夫胃为水谷之海，饮食入胃，游溢精气，上输于脾；脾气散精，上归于肺；通调水道，下输膀胱；水精四布，五经并行，合于四时五脏阴阳，揆度以为常也。”

二、阴火的产生机制

由于情志刺激、劳倦过度、饮食失节三大因素，导致脾胃虚弱、元气亏虚。脾胃虚弱不能运化水湿，水湿下注到下焦肝肾导致下焦肝肾中的气机郁结，肝肾中的相火演变为病理之相火，就是李东垣所称的阴火。阴火一旦形成，就会走窜全身，上窜外达。可以上窜到心中，形成心火；可以上窜到肺中，形成肺火；可以上窜入胃肠中，形成胃肠之火；可以在肝脏内走窜，形成肝火；可以在肾脏中走窜，形成肾火；可以走窜到经络之中，形成经络之火；可以走窜到肌肉皮肤之中，形成肌肉皮肤之火。总之，全身各处之火，都是阴火所演变派生而成的。临床中要注意不可仅仅着眼于局部之火，而是要把局部之火放在阴火这一体系中去加以认识。只有这样，才能不被阴火演变来的各种纷繁复杂的火热所迷惑，从而具备一双孙悟空一样的火眼金睛。正如李东垣所说：“苟饮食失节，寒温不适，则脾胃乃伤；喜怒忧恐，劳役过度，而损耗元气。既脾胃虚衰，元气不足，而心火独盛。心火者，阴火也，起于下焦，其系于心，心不主令，相火代之。相火，下焦胞络之火……脾胃气虚，则下流于肾肝，阴火得以乘其土位”，“夫脾胃虚者，因饮食劳倦，心火亢甚，而乘其土位。”

三、脾胃虚弱、阴火炽盛的临床表现

脾胃虚弱、阴火炽盛的临床表现主要集中在三个方面：一是脾胃虚弱证；二是元气亏虚证；三是阴火炽盛证。

1. 脾胃虚弱证

临床表现为脘腹痞闷或者胀满、隐隐作痛、喜温喜按、时缓时急、纳呆便溏、四肢不温、小便清长、舌质淡胖齿痕、苔薄白润泽、脉细弱。

2. 阴火炽盛证

阴火可以走窜全身，导致各脏腑经络肌肤腠理发生种种疾病。

阴火上逆窜入心脏导致心火，表现为心烦失眠；阴火上逆窜入肺脏导致肺火，表现为咳嗽喘逆咯血；阴火上逆窜入胃肠，导致大便干燥；阴火上逆耗伤津液导致口干口渴；阴火上逆窜入血脉，可以导致脉洪大；阴火上逆窜入头部，可以导致头痛头晕。阴火窜入肌腠皮肤导致营卫失调，表现为皮肤不任风寒、容易感冒等。阴火为病，纷繁复杂，不一而足。正如李东垣所说："脾胃气虚，则下流于肾肝，阴火得以乘其土位。故脾胃之证，始得之则气高而喘，身热而烦，其脉洪大而头痛，或渴不止，皮肤不任风寒而生寒热。盖阴火上冲，则气高而喘，身烦热，为头痛，为渴，而脉洪大。脾胃之气下流，使谷气不得升浮，是生长之令不行，则无阳以护其荣卫，不任风寒，乃生寒热，皆脾胃之气不足所致也。"

3. 元气亏虚证

元气亏虚的原因主要是脾胃虚弱不能运化精微物质产生元气和阴火耗伤元气。正如李东垣所说："相火，下焦胞络之火，元气之贼也。火与元气不能两立，一胜则一负。"

元气亏虚的临床表现是神疲乏力、少气懒言、舌质淡胖苔薄白、脉沉细。

特别需要注意的是，脾胃虚弱、元气亏虚、阴火炽盛证的临床表现是上述脾胃虚弱证、元气亏虚证、阴火炽盛证三证综合形成的，所以临床表现不是上述三证临床表现的简单相加，而是上述三证的有机融合，故隐隐作痛、喜温喜按、时缓时急、纳呆便溏、四肢不温、小便清长、舌质淡胖齿痕、苔薄白、脉沉细弱等症状随着阴火炽盛窜入会有所变化甚至有重大变化，要用动态观看问题和思考问题，不可胶柱鼓瑟和刻舟求剑。

四、治疗脾胃虚弱、中气下陷的基本处方——补中益气汤

对于脾胃虚弱、中气下陷证，最基本的治疗方法是补中益气、升发清阳。如果继发了阴火，则配伍苦寒燥湿泻阴火之药物，但不可过用滥用，防止损伤脾胃。如果阴火耗伤了津液，则配伍甘寒养津的药物如葛根等。正如李东垣所说："内伤脾胃，乃伤其气；外感风寒，乃伤其形。伤外为有余，有余者泻之；伤内为不足，不足者补之。汗之、下之、吐之、克之，皆泻也；温之、和之、调之、养之，皆补也。内伤不足之病，苟误认作外感有余之病而反泻之，则虚其虚也。《难经》云：实实虚虚，损不足而益有余，如此死者，医杀之耳！然则奈何？曰：惟当以甘温之剂，补其中，升其阳，甘寒以泻其火则愈。《内经》曰：劳者温之，损者温之。盖温能除大热，大忌苦寒之药泻胃土耳。"

补中益气汤为李东垣创制的著名方剂。具有补中益气、升阳举陷之功，是治疗脾胃虚弱、中气下陷的基本处方。临床见饮食减少、体倦肢软、少气懒言、面色萎黄、大便稀溏、脱肛、子宫脱垂、久泻久痢、崩漏、舌淡脉虚等。西医学的内脏下垂、慢性胃肠炎、慢性细菌性痢疾、脱肛、重症肌无力、乳糜尿、慢性肝炎、子宫脱垂、妊娠及产后癃闭、胎动不安、月经过多、眼睑下垂、麻痹性斜视等疾病属于脾胃气虚、中气下陷者，皆可以用补中益气汤加减治疗。

补中益气汤由黄芪、人参、当归、白术、升麻、柴胡、陈皮、炙甘草组成。方中黄芪味甘微温，入脾肺经，补中益气，升阳固表，故为君药。配伍人参、炙甘草、白术，补气健脾为臣药。当归养血和营，协人参、黄芪补气养血；陈皮理气和胃，使诸药补而不滞，共为佐药。少量升麻、柴胡升阳举陷，协助君药以升提下陷之中气，共为佐使。炙甘草调和诸药为使药。正如李东垣所说："夫脾胃虚者，因饮食劳倦，心火亢甚，而乘其土位，其次肺气受邪，须用黄芪最多，人参、甘草次之。脾胃一虚，肺气先绝，故用黄芪以益皮毛而闭腠理，不令自汗，损其元气。上喘气短，人参以补之。心火乘脾，须炙甘草之甘温以泻火热，而补脾胃中元气；若脾胃急痛并太虚，腹中急缩者，宜多用之。《经》云：急者缓之。白术苦甘温，除胃中热，利腰脐间血。胃中清气在下，必加升麻、柴胡以引之，引黄芪、甘草甘温之气味上升，能补卫气之散解，而实其表也；又缓带脉之缩急。二味苦平，味之薄者，阴中之阳，引清气上升也。气乱于胸中，为清浊相干，用去白陈皮以理之，又能助阳气上升，以散滞气，助诸甘辛为用。"

五、脾胃虚弱、阴火冲逆导致悗（心中烦闷不安）证的治疗

脾胃虚弱不能生化血液，导致心血亏虚；阴火上逆上冲窜入心脏也会耗伤大量阴血。阴血亏虚不能滋养心脏，就会导致心中烦乱不安。治疗的方法是用补中益气汤化裁。首先，重用生黄芪、人参、白术、炙甘草等辛甘微温药物，通过补养脾胃、阳生阴长来达到滋养心血的目的；其次，重用当归养血调血。当然，具体到临床还可加酸枣仁、柏子仁、龙眼肉、何首乌、黄精、桑葚、阿胶、大枣等药物加强滋养心血的疗效；最后，少加生地和黄柏。生地用来滋养肾水。黄柏能清泻下焦潜伏的阴火，清泻下焦潜伏的阴火就是减

少对肾水的煎熬消耗。肾水充足了，自然有利于心火的下降。当然，其他养肝肾之阴的药物如白芍、女贞子、玉竹、石斛和潜降阴火的药物如黄连、黄芩、龙胆、生牡蛎、珍珠母、磁石等药物也可酌情选用。正如李东垣所说："脾胃气虚，不能升浮，为阴火伤其生发之气，荣血大亏，荣气不营，阴火炽盛，是血中伏火日渐煎熬，血气日减，心包与心主血，血减则心无所养，致使心乱而烦，病名曰悗。悗者，心惑而烦闷不安也，故加辛甘微温之剂生阳气，阳生则阴长。或曰：甘温何能生血？曰：仲景之法，血虚以人参补之，阳旺则能生阴血，更以当归和之。少加黄柏以救肾水，能泻阴中之伏火。如烦犹不止，少加生地黄补肾水，水旺而心火自降。"

六、脾胃虚弱、阴火冲逆和心火亢盛耗伤阴血导致心中烦闷不安的鉴别

1. 相同点

脾胃虚弱、阴火冲逆能够引起心血亏虚，导致心中烦闷不安。心火亢盛也能耗伤心血导致心中烦闷不安。其共同点是都有心中烦闷不安。

2. 不同点

（1）虚实之不同

脾胃虚弱、阴火冲逆导致心中烦闷不安为虚证或者为虚中夹实证，心火亢盛耗伤阴血导致心中烦闷不安为实证或者为实中夹虚证。

（2）临床表现不同

脾胃虚弱、阴火冲逆导致心中烦闷不安兼有脾胃虚弱、元气亏虚之表现，如纳呆、腹胀、便溏、舌胖齿痕、脉沉弱无力等，而朱砂安神丸则兼有惊悸怔忡、舌尖红、脉细数等表现。

（3）治疗不同

脾胃虚弱、阴火冲逆导致心中烦闷不安用补中益气汤加生地、黄柏治疗。心火亢盛耗伤阴血导致心中烦闷不安用朱砂安神丸加减治疗。

朱砂安神丸由朱砂、黄连、生甘草、生地黄、当归组成，具有镇心安神，清热养血之功效。主治心火亢盛，阴血不足证。临床主要见失眠多梦、惊悸怔忡、心烦神乱或胸中懊侬，舌尖红，脉细数。西医学疾病如失眠、心悸、健忘、精神忧郁症、心律失常等辨证属于心火亢盛、阴血亏虚者可用朱砂安

神丸加减治疗。

黄连苦寒，入心经，清心泻火除烦热为君药。生地黄甘寒清心火和滋养心阴，生甘草清心火和滋养心气，两药共为臣药。当归甘温润滋，助生地滋补阴血之不足，为佐药。朱砂甘寒质重，专入心经，重镇安神，更能引上述诸药入心经发挥其作用，为使药。正如李东垣所说“《内经》曰：热淫所胜，治以甘寒，以苦泻之。以黄连之苦寒，去心烦，除湿热为君。以甘草、生地黄之甘寒，泻火补气，滋生阴血为臣。以当归补其血不足。朱砂纳浮溜之火，而安神明也”，“此近而奇偶，制之缓也”。

四时用药加减法

《内经》曰：胃为水谷之海。又云：肠胃为市[1]，无物不包，无物不入，寒热温凉皆有之。其为病也不一，故随时证于补中益气汤中，权[2]立四时加减法于后。

[1] 市：市场，聚集处。

[2] 权：从权，随病的缓急轻重权宜用药。

译文：《黄帝内经·灵枢》海论篇第三十三曰：胃为饮食物的受纳之处。又说：肠胃好比市场一样，是一切食物汇聚之处。所有的食物都可以接受包纳，所有的食物都可以进入。胃肠中寒凉的、温热的食物都有可能存在，导致胃肠疾病多种多样。所以，在应用补中益气汤时要随着当时的病证有所增减变化。下面是随着四时春夏秋冬病情的轻重缓急变化，权宜灵活加减用药的方法。

以手扪之而肌表热者，表证也。只服补中益气汤一二服，得微汗则已。非正发汗[3]，乃阴阳气和，自然汗出也。

[3] 正发汗：发汗的正常方法是辛温解表。如用麻黄汤发汗，就是正常发汗法，简称正发汗。适用于正气充足，外感风寒者。

译文：如果医生用手触摸病人，其肌肤发热者，这是在脾胃虚弱的基础上伴有了外感风寒表证。只要服补中益气汤一到两剂，让病人能够得到遍身微汗就会痊愈。用补中益气汤让病人出遍身微汗，不像麻黄汤那样辛温强发其汗，这是通过扶助正气达到机体阴阳气血和调，自然而然就出汗了。

若更烦乱，如腹中或周身有刺痛，皆血涩不足，加当归身五分或一钱。

译文：如果出现心烦意乱加重，同时脘腹之中或者周身刺痛，这都是血液亏虚、血流不畅所导致的，补中益气汤中加当归身五分或一钱，加强养血活血之功。

如精神短少[4]，加人参五分，五味子二十个。

[4] 短少：缺少，不足。

译文：如果出现精气神严重不足，这是元气亏虚加重的表现，加人参五分、五味子二十个补养元气和收敛元气。

头痛加蔓荆子三分，痛甚加川芎五分。

译文：如果出现头痛，这是在脾胃虚弱的基础上头部感受了外来之风寒，在补中益气汤的基础上加蔓荆子三分祛风散寒止痛。如果头痛得厉害，再加川芎五分，因为川芎既能祛风散寒止痛，又能活血止痛。

顶痛脑痛，加藁本五分，细辛三分。诸头痛，并用此四味足矣。

译文：如果出现头顶疼痛和头内脑部疼痛，这是在脾胃虚弱的基础上头顶和脑内感受了外来风寒，加藁本五分、细辛三分。因为藁本擅长祛除头顶之风寒，细辛擅长祛除脑内深部之风寒。如果全头痛没有明确的部位，则同时并用蔓荆子、川芎、藁本、细辛这四味药物就足够了。

如头痛有痰，沉重懒倦者，乃太阴痰厥头痛，加半夏五分，生姜三分。

译文：如果出现头痛，头痛时伴有痰涎吐出、头身沉重、懒于动作、精神困倦者，此是太阴脾不能运化水湿而酿痰，痰气上逆所致的头痛，加半夏五分、生姜三分化痰降逆。

耳鸣，目黄[5]，颊颔[6]肿，颈肩臑[7]肘[8]臂外后廉[9]痛，面赤，脉洪大者，以羌活一钱，防风、藁本以上各七分，甘草五分，通其经血；加黄芩、黄连以上各三分消其肿；人参五分、黄芪七分，益元气而泻火邪。另作一服与之。

译文：如果突然出现耳内鸣响、巩膜黄染、面颊和下颌肿痛、颈肩臑臂外后侧边肿痛、面部红赤、脉象洪大者，这是在脾胃虚弱的基础上又伴有了小肠湿热、经络不通证。急则治标。用羌活一钱、防风七分、藁本七分、甘草五分通畅经脉的血行，加黄芩、黄连各三分清热利湿消肿，用人参五分、黄芪七分补益元气，元气充足则有助于泻其湿热之邪。将上面药物煎煮另外作为一剂给病人服用。

嗌[10]痛颔肿，脉洪大，面赤者，加黄芩、甘草以上

[5] 目黄：巩膜黄色。

[6] 颊颔：jiá hàn，颊，指脸的两侧。颔，指颈上方、下颌下方的柔软处。

[7] 臑：nào，指人自肩至肘前侧靠近腋部的隆起的肌肉。

[8] 肘：臂中弯曲部位。

[9] 廉：lián，侧边。

[10] 嗌：yì，咽喉。

各三分，桔梗七分。

译文：如果突然出现咽喉疼痛、颊颔发肿、脉洪大、面色红赤者，这是兼有肝火上炎证，在补中益气汤的基础上加黄芩、甘草各三分，桔梗七分。其中，黄芩清泻肝火，桔梗、生甘草清利咽喉。

口干嗌干者，加葛根五分，升引胃气上行以润之。

译文：如果出现口干咽干者，在补中益气汤的基础上加葛根五分，升发引导胃气带着津液上行到口和咽喉中，以滋润口和咽喉。

如夏月咳嗽者，加五味子二十五个，麦门冬去心[11]五分。

译文：如果病人在夏天发生了咳嗽，在补中益气汤的基础上方加五味子二十五个，去心麦门冬五分，养阴润肺、敛肺止咳。这是因为夏天天气炎热容易耗伤肺阴。

如冬月咳嗽，加不去根节麻黄[12]五分。

如秋凉亦加。

译文：如果病人在冬天发生了咳嗽，在补中益气汤的基础上加不去根和节的麻黄五分祛风散寒止咳。这是因为冬天天气寒冷，风寒容易侵袭肺脏导致肺失宣肃。

如果病人在秋天发生了咳嗽，在补中益气汤的基础上也要加不去根和节的麻黄五分祛风散寒止咳。原因同冬天一样。

如春月天温，只加佛耳草[13]、款冬花[14]以上各五分。

译文：如果病人在春天天气温暖时发生咳嗽，在补中益气汤的基础上只加佛耳草、款冬花各五分清肺润肺、止咳祛痰。

若久病痰嗽，肺中伏火，去人参，以防痰嗽增益耳。

译文：如果病人长久咳嗽有痰，说明肺中潜伏着郁火，用补中益气汤时去掉人参，以防止人参助火生痰加重咳嗽。

食不下，乃胸中胃上有寒，或气涩滞，加青皮、木

[11] 麦门冬去心：麦冬去心侧重养阴润肺、益胃生津；连心麦冬侧重清心除烦。

[12] 不去根节麻黄：去根节麻黄为净麻黄，发汗力量较强。不去根节麻黄止咳平喘力量较强。

[13] 佛耳草：又名鼠曲草。具有镇咳、祛痰、降压、降尿酸作用，治气喘、支气管炎、非传染性溃疡、创伤常用药。

[14] 款冬花：性辛甘温，有止咳、润肺、化痰之功效。

香以上各三分，陈皮五分。此三味为定法。

译文：脘腹胀满，吃不下饭去，这是胸中和胃脘有寒饮导致的气机滞涩不畅，或者是肝气郁结导致的胸中和胃脘气机滞涩不畅，在补中益气汤的基础上加青皮、木香各三分、陈皮五分调畅气机。此三味是治疗胸中憋胀和胃脘胀满的固定方法。

如冬月[15]，加益智仁[16]、草豆蔻仁[17]以上各五分。

译文：如果是在农历的冬月十、十一、十二月，脘腹胀满、吃不下饭去，在补中益气汤的基础上可加益智仁、草豆蔻仁各五分。这是因为冬天天气寒冷，容易损伤脾胃的阳气，故加益智仁、草豆蔻仁温胃散寒。

如夏月[18]，少加黄芩、黄连以上各五分。

译文：如果是在农历夏月的四、五、六月，脘腹胀满、吃不下饭去，在补中益气汤的基础上加黄芩、黄连各五分。这是因为夏天为暑湿季节，容易导致脾胃蕴有湿热，故少加黄芩、黄连各五分清热燥湿。少加黄芩、黄连是为了防止过分苦寒损伤脾胃。

如秋月[19]，加槟榔、草豆蔻、白豆蔻、缩砂[20]以上各五分。

译文：如果是在农历秋月的七月、八月、九月，脘腹胀满、吃不下饭去，在补中益气汤的基础上加槟榔、草豆蔻、白豆蔻、缩砂，以上药物各用五分。这是因为秋天天气寒凉容易损伤脾胃的阳气，故加草豆蔻、白豆蔻、缩砂、槟榔温胃散寒、理气消胀。

如春初犹寒，少加辛热之剂，以补春气之不足，为风药之佐，益智、草豆蔻可也。

译文：如果是在初春天气还比较寒冷，脘腹胀满、吃不下饭去，在补中益气汤基础上少加些辛散温热的药物，用来弥补春天天气寒冷侵袭胃

[15] 冬月：指农历的十、十一、十二月。

[16] 益智仁：具有温脾止泻摄涎，暖肾缩尿固精之功。常用于脾肾虚寒导致的呕吐、泄泻、腹中冷痛、口多唾涎、遗尿、尿频、遗精、白浊。

[17] 草豆蔻仁：辛温散寒，芳香化湿，主入脾胃，祛寒除中焦湿，又温中止呕，适于寒湿中阻所致病证。

[18] 夏月：指农历的四、五、六月。

[19] 秋月：指农历的七月、八月、九月。

[20] 缩砂：缩砂仁。辛温。入脾、胃、肾经。具有理气解郁、开胃消食、安胎之功。主治脘腹胀痛、气滞食积、呕吐、泄泻、痢疾、胎动不安等症。

脘、损伤脾胃阳气的不足，辛热药物对升发清阳的风药柴胡和升麻有佐助作用，用益智仁、草豆蔻就可以了。

心下痞，夯闷[21]者，加芍药、黄连以上各一钱。

译文：如果胃口处痞满如有物压迫懑闷感，在补中益气汤的基础上加白芍酸敛胃阴，加黄连清利湿热消痞。

如痞腹胀，加枳实、木香、缩砂仁以上各三分，厚朴七分。如天寒，少加干姜或中桂[22]桂心也。

译文：如果胃口处堵塞腹胀者，在补中益气汤的基础上加枳实、木香、缩砂仁各三分、厚朴七分理气消胀。如果这时候天气寒冷，再少配些干姜、中桂温散胃脘的寒邪。中桂，就是去皮的肉桂，又称桂心。

心下痞，觉中寒[23]，加附子、黄连以上各一钱。不能食而心下痞，加生姜、陈皮以上各一钱。能食而心下痞，加黄连五分，枳实三分。脉缓[24]有痰而痞，加半夏、黄连以上各一钱。脉弦[25]，四肢满[26]，便难[27]而心下痞，加黄连五分，柴胡七分，甘草三分。

译文：如果胃口处痞满兼有胃中寒凉感觉者，在补中益气汤基础上加炮附子一钱温阳散寒，佐以黄连一钱清热燥湿消痞。如果胃口处痞满兼有不能吃饭者，说明以脾胃虚弱为主，不要加过分苦寒药物再损伤脾胃，而是加生姜、陈皮以上各一钱，温胃散寒止呕、理气消胀除痞。如果胃口处痞满兼有能吃饭者，说明以湿热内蕴、气机阻滞为主，加黄连五分清热燥湿，加枳实三分除痞消满。如果胃口处痞满兼有口中吐痰、脉缓滑，说明胃中蕴有痰邪，加半夏一钱燥湿化痰、黄连一钱清热燥湿。如果心下痞满兼有脉弦、四肢感觉懑胀、排便艰难不畅，加柴胡七分疏肝理气、消胀通便，加黄

[21] 夯闷：hāng mēn。如有物压迫感，为气机郁滞之征，有虚实之分。

[22] 中桂：肉桂去掉外面的粗皮，也即肉桂树皮的里层。也称为桂心。味辛香，主治风痹癥瘕、噎膈腹满、腹内冷痛等。

[23] 中寒：胃中感觉寒凉。

[24] 脉缓：脉来和缓，一息四至。此处缓脉中当夹有滑象，为诊断痰痞之征。

[25] 脉弦：弦脉端直而长，如按琴弦。

[26] 四肢满：四肢感觉懑胀。

[27] 便难：排便艰难不畅。

连五分、甘草三分消除湿热所致的痞满。

腹中痛者，加白芍药五分，甘草三分。如恶寒觉冷痛，加中桂五分。

译文：如果腹中疼痛兼有舌红少苔的，这是脾胃阴虚导致的，在补中益气汤的基础上加白芍药五分、炙甘草三分，酸甘化阴、缓急止痛。如果腹中冷痛兼有怕冷的，这是脾胃阳气亏虚导致的，在补中益气汤的基础上加中桂五分，温阳散寒止痛。中桂，就是去皮的肉桂，又称桂心。

如夏月腹中痛，不恶寒，不恶热者，加黄芩、甘草以上各五分，芍药一钱，以治时热也。

译文：如果在夏天天气炎热时腹中疼痛，病人没有明显的怕冷和怕热的感觉，这是脾胃湿热伤阴导致的，在补中益气汤基础上加黄芩、甘草各五分，芍药一钱。其中，黄芩清热燥湿，白芍配甘草酸甘化阴、缓急止痛，用以治疗夏天暑热时令导致的湿热伤阴证。

腹痛在寒凉时，加半夏、益智、草豆蔻之类。

译文：如果是在天气寒冷时发生腹中疼痛、恶心呕吐，说明寒邪犯胃，加半夏、益智仁、草豆蔻温胃散寒、降逆止呕。

如腹中痛，恶寒而脉弦者，是木来克土也，小建中汤[28]主之；盖芍药味酸，于土中泻木为君。如脉沉细，腹中痛，是水来侮土[29]，以理中汤[30]主之；干姜辛热，于土中泻水，以为主也。如脉缓，体重节痛，腹胀自利[31]，米谷不化[32]，是湿胜，以平胃散[33]主之；苍术苦辛温，泻湿为主也。

译文：如果腹中疼痛，脘腹怕冷而脉象表现为弦脉的，这是肝木来克伐脾土，方剂以小建中汤为主给予治疗。因为白芍味酸入肝经，能柔肝敛肝抑制肝气的亢盛，这就是泻木。通过柔肝敛

[28] 小建中汤：由桂枝、白芍、生姜、大枣、炙甘草、胶饴组成。具有温中补虚，和里缓急之功。用于治疗中焦虚寒、肝脾不和证，症见腹中拘急疼痛、喜温喜按、神疲乏力、虚怯少气，或心中悸动、虚烦不宁、面色无华；或伴四肢酸楚、手足烦热、咽干口燥、舌淡苔白、脉细弦。

[29] 水来侮土：五行中土克水。如果水过胜，反而犯土，就称为水侮土。

[30] 理中汤：由人参、干姜、白术、炙甘草组成。具有健脾、温中、散寒之功。主治脾胃虚寒证，症见脘腹绵绵作痛、喜温喜按、呕吐、大便稀溏、舌淡苔白润、脉沉迟无力。方见《伤寒论》。

[31] 自利：长期大便腹泻不成形。也就是慢性腹泻。

[32] 米谷不化：吃下去的米粮和蔬菜排出来仍然没有完全消化。

[33] 平胃散：由苍术、厚朴、陈皮、甘草组成。见《太平惠民和剂局方》。

肝泻木，使得肝木不再克伐脾土，脾土就得到扶助和恢复，腹痛自然就会缓解甚至消失，这就是土中泻木。所以，将白芍作为小建中汤的君药。如果脉象沉细，脘腹中怕冷疼痛，这是脾胃阳气亏虚，阳虚则导致寒湿内生，寒湿来侵侮脾土，方剂以理中汤为主给予治疗。干姜性味辛热，能够温补脾胃阳气、祛除寒湿，祛除寒湿就是土中泻水。因此，把干姜作为主药。如果脉象表现为缓脉，身体沉重，关节疼痛，脘腹胀满，长期大便不成形，饮食没有完全消化，这是脾胃中寒湿之邪偏胜导致的，方剂用平胃散为主给予治疗。苍术性温味辛苦，其主要功能就是祛除寒湿。

胁下痛，或胁下缩急，俱加柴胡三分，甚则五分，甘草三分。

译文：如果胁下疼痛或者胁下拘急收缩，用补中益气汤时都再加柴胡三分，甚则加到五分。这是因为柴胡具有疏肝理气、疏通经络之功。再加生甘草三分缓急止痛。

脐下痛者，加真熟地黄五分；如不已者，乃大寒也，加肉桂五分。遍阅《内经》中悉言小腹痛皆寒，非伤寒厥阴之证[34]也，乃下焦血结膀胱[35]，仲景以抵当汤并抵当丸[36]主之。

译文：如果肚脐下小腹疼痛，但医生按压小腹却柔软，这是肾阴亏虚导致的，在补中益气汤的基础上加熟地黄滋养肾中精血。如果服用了上方，肚脐下小腹疼痛不能停止，这是肾阳虚衰、阴寒内盛所导致的，上方中再加肉桂五分，温补肾阳、散寒止痛。通读《黄帝内经》，该书都认为小腹疼痛是外来寒邪侵入引起的，而不是《伤寒论》的厥阴肝阳虚证，而是由于寒凝血瘀在下焦，张仲景用抵挡汤和抵挡丸攻逐瘀血为主治疗。

小便遗失[37]，肺金虚也，宜安卧养气，以黄芪、人参之类补之。不愈，则是有热也，黄柏、生地黄以上各五分，切禁劳役。

译文：如果小便不禁，这是因为肺气虚弱，膀胱不

[34] 厥阴之证：即厥阴证。主要病机是肝阳亏虚、阴寒内胜、冲气上逆。

[35] 下焦血结膀胱：即下焦蓄血证，表现为少腹硬满、身黄、身热、小便自利、其人如狂。

[36] 抵挡汤(丸)：由大黄、桃仁、水蛭、虻虫组成。

[37] 小便遗失：小便失禁。

能约束而尿失禁。应该安静卧床以养肺气。治疗应该重用补中益气汤中的黄芪、人参之类甘温药补益肺气，肺气旺盛则小便自然得到控制。倘若用上方后，尿仍然失禁得不到控制，应当考虑下焦膀胱和肾是否伴有湿热，在补中益气汤的基础上加黄柏、生地黄各五分，用黄柏清利膀胱湿热，用生地黄滋阴清热。一定要禁止过度的劳累和辛苦耗伤元气。

如卧而多惊，小便淋溲[38]者，邪在少阳[39]厥阴[40]，宜太阳经所加之药[41]，更添柴胡五分；如淋，加泽泻五分。此下焦风寒合病[42]也。经云，肾肝之病同一治[43]，为俱在下焦，非风药行经则不可[44]，乃受客邪之湿热也，宜升举发散以除之。

译文：如果病人睡眠后多惊易醒，小便排泄不畅滴沥涩痛的，这是湿热之邪聚结于少阳胆、厥阴肝两经导致的，应该在补中益气汤中配伍足太阳膀胱经的药物。因为足太阳膀胱经药物多为风药，可起到疏达肝胆郁滞之气，例如羌活、独活、防风、藁本等。可以再多加柴胡五分疏达少阳厥阴之气。如果排尿时小便艰涩疼痛比较严重的，再加泽泻五分淡渗通淋。这是因为该病是风寒同时侵袭下焦肝、胆、肾、膀胱四个脏腑然后入里化热形成的。《内经》说：肝胆病要注意治肾和膀胱，肾、膀胱病要注意治肝胆。因为肝、胆、肾、膀胱都在下焦，非得使用风药不可，因为风药能够流通肝、胆、肾、膀胱的经气。只有肝、胆、肾、膀胱的气化功能恢复正常了，小便也就排泄通畅了。这是因为，下焦肝、胆、肾、膀胱受到外来风寒邪气入里转化的湿热侵袭，适合应用升举发散的风药来祛除。

大便秘涩，加当归一钱，大黄酒洗煨[45]，五分或一钱。

[38] 小便淋溲：小便频急短涩，滴沥刺痛，小腹拘急引痛的疾病。主要是湿热蕴结下焦所致。久病则由实转虚。淋溲，即淋证。

[39] 少阳：足少阳胆经。

[40] 厥阴：足厥阴肝经。

[41] 太阳经所加之药：指羌活、防风、藁本、独活等祛风散寒药物。

[42] 合病：肝胆肾膀胱同时发病。

[43] 肾肝之病同一治：肝为乙木，肾为癸水，肾水生肝木，称乙癸同源。肝病治肾，肾病治肝，称肾肝之病同一治。

[44] 非风药行经则不可：小便淋沥本属下焦肝肾之气化不利，但病因是风寒侵袭肝肾所致。故必须用疏风散寒的药物解表散寒，进而达到肝肾蒸腾气化功能正常和小便通畅的结果。

[45] 煨：wēi，将药材用湿润面粉包裹，在炒热的滑石粉锅内加热至外皮焦黄色为度。

如有不大便者，煎成正药[46]，先用清者一口，调玄明粉五分或一钱，如大便行则止。此病不宜大下之，必变凶证[47]也。

译文：如果大便干燥难解，加当归一钱，用酒洗煨过的大黄五分或一钱。如果病人多日不大便，将补中益气汤煎成以后，先用少许清稀的药液，调入芒硝五分或一钱，如果大便得到通利后就停用芒硝。此病不适合应用峻烈的下法，当前用芒硝仅仅是权宜之法。否则，一定会演变成凶险之证。

[46] 正药：指补中益气汤。

[47] 凶证：凶险之证。

脚膝痿软，行步乏力，或痛，乃肾肝伏热，少加黄柏五分，空心服；不已，更加汉防己五分。

译文：如果脚膝痿软，行步无力或下肢疼痛，这是肝肾两经潜伏有湿热，在补中益气汤基础上少加黄柏五分清利下焦湿热，饭前服下。如果没有好转，再加汉防己五分。

脉缓，显沉困怠惰无力者，加苍术、泽泻、人参、白术、茯苓、五味子以上各五分。

译文：如果脉象见缓脉，病情表现为身体经常感到沉重困倦和懒惰无力，这是脾胃虚弱、湿邪停滞导致的，在补中益气汤的基础上加苍术、泽泻、人参、白术、茯苓、五味子以上各五分，健脾益气、燥湿利湿、收敛元气。

如风湿相搏，一身尽痛，以除风湿羌活汤主之。

译文：如果风邪和湿邪相互搏结侵袭肌表，导致全身肌表和关节都疼痛，另用除风湿羌活汤为主先加以治疗。

除风湿羌活汤

羌活七分　防风　升麻　柴胡以上各五分　藁本　苍术以上各一钱

上件锉[48]如麻豆[49]大，都作一服，水二盏，煎至一盏，去渣，大温服之，空心[50]，食前。

所以然者，为风药已能胜湿，故另作一服与之。

译文：除风湿羌活汤

除风湿羌活汤由羌活七分、防风五分、升麻五分、柴胡五分、藁本一钱、苍术一钱组成。

[48] 锉：cuò，用锉磨东西，切碎。

[49] 麻豆：豌豆。

[50] 空心：空腹。

上述药物切碎如豌豆大小，都作为一剂的用量，用水两杯煎熬，煎到一杯，去掉药渣，比较热时服用，饭前空腹服用。

之所以另拟一方，是因为风药能够很好地祛风除湿。现在，病人受到了外来风寒湿邪的侵袭，故先另拟定除风湿羌活汤祛风散寒、除湿止痛，以便能迅速地缓解疼痛。

肩背痛，汗出，小便数而少，风热乘肺，肺气郁甚也，当泻风热则愈，通气防风汤主之。

译文：如果风热邪气侵袭肌表，则肩背疼痛，自汗出。如果风热侵袭肺脏，肺气郁结严重，不能正常宣降，则小便频数而短少。应当升泄肌表和肺中的风热，先用通气防风汤主治。

通气防风汤

防风　羌活　陈皮　人参　甘草以上各五分　藁本　青皮以上各三分　白豆蔻　黄柏以上各二分　升麻　柴胡　黄芪以上各一钱

上㕮咀，都作一服，水二盏，煎至一盏，去渣，温服，食后。

译文：通气防风汤

通气防风汤由防风五分、羌活五分、陈皮五分、人参五分、甘草五分、藁本三分、青皮三分、白豆蔻二分、黄柏二分、升麻一钱、柴胡一钱、黄芪一钱组成。

上述药物切碎，都作为一剂的量。用水两杯煎药，煎到一杯，去掉药渣，在饭后温热服用。

如面白脱色[51]，气短者，不可服。

译文：如果肺气大虚见面色淡白无血色、呼吸气短的人，虽感受风热邪气也不可服用通气防风汤，因为该方补益的作用有限，辛散药物还是较多，防止重新耗伤肺气。

肩背痛不可回顾者，此手太阳[52]气郁而不行，以风药散之。

译文：如果肩背痛不能回头来看东西，这是因为手太阳小肠经气郁阻不能运行导致的。通气防风汤中当重用风药疏散小肠经气的郁阻，如羌活、独活、荆芥、防风、藁本、蔓荆子、生麻黄等。

脊痛项强，腰似折，项似拔，此足太阳经不通行，以羌

[51] 脱色：面色淡白无血色。

[52] 手太阳：手太阳小肠经。

活胜湿汤主之。

译文：如果脊骨疼痛、后颈僵硬，腰像折断似的，后颈就像拔起般疼痛。这是风寒湿邪侵袭足太阳膀胱经，足太阳膀胱经经气郁阻不能运行导致的，可先用羌活胜湿汤疏散太阳经气的郁滞。

羌活胜湿汤

羌活　独活以上各一钱　藁本　防风　甘草炙　川芎以上各五分　蔓荆子三分

上㕮咀，都作一服，水二盏，煎至一盏，去渣，大温服，空心食前。

译文：羌活胜湿汤

羌活胜湿汤由羌活一钱、独活一钱、藁本五分、防风五分、炙甘草五分、川芎五分、蔓荆子三分组成。

上述药物切碎，都作为一剂的量。用水两杯煎药，煎到一杯，去掉药渣。药要在比较温热时饭前空腹服用。

如身重，腰沉沉然，经[53]中有寒湿也，加酒洗汉防己五分，轻者加附子五分，重者加川乌五分。

[53] 经：足少阴肾经，为足太阳膀胱经之里。

译文：如果身体沉重，腰部沉重，这是足少阴肾经中寒湿郁阻，用羌活胜湿汤方加酒洗汉防己五分，轻者加附子五分，重者加川乌五分，温阳散寒除湿。

升阳顺气汤

治因饮食不节，劳役所伤，腹胁满闷，短气。遇春则口淡无味[54]，遇夏虽热，犹有恶寒，饮则常如饱，不喜食冷物。

[54] 口淡无味：指口中味觉减退，自觉口内淡而无味，常伴有不思饮食。

黄芪一两　半夏三钱，汤洗[55]七次　草豆蔻二钱　神曲一钱五分，炒　升麻　柴胡　当归身　陈皮以上各一钱　甘草炙　黄柏以上各五分　人参去芦，三分

[55] 汤洗：开水洗。

译文：升阳顺气汤治疗因为饮食不加以节制或者过分劳累损伤脾胃，导致脾胃寒湿停滞，表现为脘腹和胁肋胀满憋闷、气短。每逢春天则自觉口内寡淡而无味，不思饮食。每逢夏天虽然天气炎热，仍然感到脘腹内有怕冷的感觉。一旦饮食，并没有吃多少，则常常感觉已经饱了，平时不喜欢吃喝冷食物。

升阳顺气汤由黄芪一两、半夏三钱、草豆蔻二钱、炒神曲一钱五分、升麻一钱、柴胡一钱、当归身一钱、陈皮一钱、炙甘草五分、黄柏五分、人参三分组成。半夏要用开水洗七次。

脾胃不足之证，须用升麻、柴胡苦平、味之薄者，阴中之阳，引脾胃中清气行于阳道及诸经，生发阴阳之气，以滋春气之和也；又引黄芪、人参、甘草甘温之气味上行，充实腠理，使阳气得卫外而为固也。凡治脾胃之药，多以升阳补气名之者此也。

译文：脾胃虚弱之证，需要在补益脾胃的药物中配伍苦平的升麻、柴胡。升麻、柴胡，属于苦味中相对平淡的或者说苦味较轻的。因为其苦味平淡，故称之阴中之阳，能引脾胃中轻清的精气进入阳气运行的通道和各种经络，再生化成阴精和阳精之气，就像春天柔和之气一样来滋养全身五脏六腑。又能引导甘温气味的药物黄芪、人参、甘草补养脾胃产生的精微之气上行来充养腠理，使卫阳能够得以保卫肌表而起到固护肌表的作用。凡是治疗脾胃虚弱的方药，大多用升阳补气的名字命名，就是这个道理。

上件㕮咀，每服三钱，水二盏，生姜三片，煎至一盏，去渣，温服，食前。

译文：上述药切碎，每次服用三钱。用水两杯，药物中加生姜三片，煎到剩下一杯水。去掉药渣，药要温热服用，在饭前服用。

升阳补气汤

治饮食不时，饥饱劳役，胃气不足，脾气[56]下溜，气短无力，不耐寒热，早饭后转增昏闷，须要眠睡，怠惰，四肢不收，懒倦动作，及五心烦热[57]。

厚朴姜制，五分　升麻　羌活　白芍药　独活　防风　甘草炙　泽泻以上各一钱　生地黄一钱五分　柴胡二钱五分

上件为粗末，每服五钱，水二盏，生姜三片，枣二枚，煎至一盏，去渣，大温服，食前。

译文：升阳补气汤治疗因为饮食没有时间规律，或者

[56] 脾气：脾胃不能运化的湿气。

[57] 五心烦热：两手两足心发热，并自觉心胸烦热。多由肝肾阴虚及火热内郁所致。

过分饥饿和过分饱食，或者过度劳累损伤脾胃，导致脾胃功能虚弱不足。脾胃虚弱，不能运化的湿气向下焦流动，导致下焦肝肾中的生理之相火演变病理之相火，即阴火。其证候表现为气短乏力，经不起外界的寒冷和炎热。吃完早饭后，大脑反而昏闷增剧，还想要睡眠，全身懈怠懒惰，手足收缩抬举无力，动作酸懒疲倦以及手足心发热，心胸烦热。

升阳补气汤由姜制厚朴五分、升麻一钱、羌活一钱、白芍药一钱、独活一钱、防风一钱、炙甘草一钱、泽泻一钱、生地黄一钱五分、柴胡二钱五分组成。

上述药物制成粗药末，每次服用五钱，水两杯，生姜三片，大枣两枚，煎到一杯，去掉药渣，比较温热时服下，饭前空腹服用。

如腹胀及窄狭[58]，加厚朴。

译文：如果腹部胀满，感觉腹中肠腔狭窄，肠内气不流通，在升阳补气汤的基础上加重厚朴的用量。

如腹中似硬，加砂仁三分。

译文：如果按压腹部似乎有些坚硬，这是腹部气机郁滞导致的，加砂仁三分。

[58] 腹中窄狭：腹中肠腔狭窄，肠内气不流通。

【入门导读】

本篇虽然命名为《四时用药加减法》，但不仅仅限于四时加减用药，其实质是李东垣应用补中益气汤灵活化裁和经验用药的高度总结。正如李东垣所说："《内经》曰：胃为水谷之海。又云：肠胃为市，无物不包，无物不入，寒热温凉皆有之。其为病也不一，故随时证于补中益气汤中，权立四时加减法于后。"

一、外感风寒

脾胃虚弱的病人如果感受了外感风寒，则用手触摸病人会发现病人肌肤发热。如果病证较轻，可以单纯服用补中益气汤，让病人能够得到遍身微汗就会痊愈。这是通过补中益气，扶正祛邪，达到机体阴阳气血和调的结果。正如李东垣所说："以手扪之而肌表热者，表证也。只服补中益气汤一二服，得微汗则已。非正发汗，乃阴阳气和，自然汗出也。"

但是，如果外感风寒病情较重，单纯应用补中益气汤就难以奏效了。这时就要适当配伍生麻黄、桂枝、荆芥、防风、苏叶、淡豆豉、白芷、僵蚕、蝉蜕等药物了。

二、瘀血阻滞

脾胃虚弱的病人如果伴有瘀血阻滞，临床可见脘腹刺痛、周身刺痛、舌紫有瘀点或瘀斑、脉弦或涩者，可加重当归的用量，增强养血活血之力。当然，其他活血化瘀的药物也可选用，如脘腹刺痛者，可加三棱、莪术、五灵脂等；周身刺痛者，可加丹参、鸡血藤、地龙、土元、丝瓜络等活血通络。证如李东垣所说："若更烦乱，如腹中或周身有刺痛，皆血涩不足，加当归身五分或一钱。"

三、精气神特别不足

脾胃虚弱的病人如果精气神特别不足，这是元气严重亏虚的表现，可用补中益气汤重用人参，同时加五味子。五味子以酸为主，具有滋补元气、收敛元气、生津止渴、滋补肝肾、强精神之功。李东垣临床非常喜爱应用五味子。正如李东垣所说："如精神短少，加人参五分，五味子二十个。"

四、各种头痛

脾胃虚弱的病人，因为元气不足，很容易感受外来风寒之邪导致头痛。无论何种头痛，李东垣都在补中益气汤的基础上加蔓荆子、川芎散寒活血止痛作为通用药物。如果单纯头顶痛，则在补中益气汤基础上加藁本、细辛以祛除头顶部风寒。如果全头痛，则并用蔓荆子、川芎、藁本、细辛四味药物。正如他说："头痛加蔓荆子三分，痛甚加川芎五分"，"顶痛脑痛，加藁本五分，细辛三分"，"诸头痛，并用此四味足矣。"

如果头痛伴有吐痰、头身沉重、懒于动作、精神困倦者，这是太阴脾不能运化水湿生痰，痰气上逆所致的头痛，在补中益气汤的基础上加半夏燥湿化痰、生姜和胃止呕。正如李东垣所说："如头痛有痰，沉重懒倦者，乃太阴痰厥头痛，加半夏五分，生姜三分。"

五、手太阳小肠经湿热熏蒸阻滞

手太阳小肠经的循行路线是：手太阳小肠经起于小指尺侧端（少泽穴），

沿手掌尺侧，直上过腕部外侧（阳谷穴），沿前臂外侧后缘上行，经尺骨鹰嘴与肱骨内上髁之间（小海穴），沿上臂外侧后缘，出于肩关节后面（肩贞穴），绕行于肩胛冈上窝（肩中俞）以后，交会于督脉之大椎穴，从大椎向前经足阳明经的缺盆，进入胸部深层，下行至任脉的膻中穴处，络于心，再沿食道通过横膈，到达胃部，直属小肠。它的分支，从锁骨上窝沿颈上颊，到外眼角，折回来进入耳中（听宫）。另一条支脉，从面颊部分出，行至眶下，到达鼻根部的内眼角，然后斜行到颧部（颧髎）。脉气由此与足太阳膀胱经相接。

如果在脾胃虚弱的基础上，手太阳小肠经感受湿热之邪，湿热熏蒸、阻滞经络，就会导致耳鸣、目黄、面颊和下颌肿痛、颈肩臑肘臂外后肿痛、面赤、脉洪大等。应先治疗小肠湿热，治疗方法是清热燥湿、通络止痛。药物有羌活、防风、藁本、甘草、黄芩、黄连、人参、生黄芪，李东垣没有给出其方名。方中黄芩、黄连清热利湿，羌活、防风、藁本通络止痛，人参、生黄芪、甘草滋养脾胃和元气。正如李东垣所说："耳鸣，目黄，颊颔肿，颈肩臑肘臂外后廉痛，面赤，脉洪大者，以羌活一钱，防风、藁本以上各七分，甘草五分，通其经血；加黄芩、黄连以上各三分消其肿；人参五分、黄芪七分，益元气而泻火邪。另作一服与之。"

六、足少阳胆火上炎

足少阳胆经起于眼外角（瞳子），向上达额角部，下行至耳后（风池穴），由颈侧，经肩，进入锁骨上窝。直行脉再走到腋下，沿胸腹侧面，在髋关节与眼外角支脉会合，然后沿下肢外侧中线下行。经外踝前，沿足背到足第四趾外侧端（窍阴穴）。有三分支；一支从耳（风池穴）穿过耳中，经耳前到眼角外；一支从外眼角分出，下走大迎穴，与手少阳三焦经会合于目眶下，下经颊车和颈部进入锁骨上窝，继续下行胸中，穿过膈肌，络肝属胆，沿胁肋到耻骨上缘阴毛边际（气冲穴），横入髋关节（环跳穴）；一支从足背（临泣穴）分出，沿第 1 ～ 2 跖骨间到大拇指甲后（大敦穴），交与足厥阴肝经。

足少阳胆经主要证候有寒热、口苦、胁痛、偏头痛、外眼角痛、颈及锁骨上窝肿痛、腋下淋巴结肿大、股膝小腿外侧疼痛及第 4 足趾运动障碍等。

足少阳胆火上炎，多见头面、神志、妇科等疾患，可以表现为面部红赤、偏头痛、颊颔发肿、目痛、咽喉疼痛、口苦、烦躁易怒、腋下肿、瘰疬、少腹疼痛、沿胸胁肋髋和膝外侧小腿外侧等经脉所过部位的疼痛、汗出振寒、疟疾、脉洪大等。

对于伴有胆火上炎者，治疗当清泻肝胆之火，加黄芩、甘草清泻肝胆之火，加桔梗、生甘草清利咽喉。正如李东垣所说：“嗌痛颔肿，脉洪大，面赤者，加黄芩、甘草以上各三分，桔梗七分。”

七、火热耗伤津液

无论是阴火，还是胃火、肝胆之火、小肠湿热等，只要耗伤津液导致口干咽喉干燥，就要养阴生津。加葛根升发引导胃气带着津液上行到口和咽喉中，以滋润口和咽喉。正如李东垣所说：“口干嗌干者，加葛根五分，升引胃气上行以润之。”

八、各种咳嗽

如果在夏天咳嗽，暑湿耗伤气阴，加麦门冬、五味子养阴润肺、敛肺止咳；如果在冬天，感受风寒之邪咳嗽，加生麻黄散寒止咳；如果在秋天寒凉时，感受风寒之邪咳嗽，也加生麻黄散寒止咳；如果在春天天气温暖时咳嗽，用药不可过分温热，只加佛耳草、款冬花清肺润肺、止咳化痰。佛耳草性平，具有清肺化痰止咳之功；款冬花性虽温但仍属平和之品，具有润肺化痰下气之功，也可用于温热袭肺之咳嗽。如果久病咳嗽，肺中火热较重，要注意去掉人参，防止其助肺火增加咳嗽。正如李东垣所说：“如夏月咳嗽者，加五味子二十五个，麦门冬去心五分。如冬月咳嗽，加不去根节麻黄五分。如秋凉亦加。如春月天温，只加佛耳草、款冬花以上各五分。若久病痰嗽，肺中伏火，去人参，以防痰嗽增益耳。”

九、胃胀纳呆

如果胃胀导致吃不下，加青皮、陈皮、木香理气消胀、开胃进食，这是李东垣治疗胃脘胀满的固定用法。如果在冬天，胃中感到寒凉吃不下，加益智仁、草豆蔻温胃散寒、开胃进食；如果在夏天，胃脘感到灼热吃不下，加黄连、黄芩清热燥湿、开胃进食；如果在秋天，胃脘感到寒凉憋胀、舌苔白厚腻，加草豆蔻、白豆蔻、砂仁、槟榔温胃散寒除湿、开胃进食。正如李东垣所说：“食不下，乃胸中胃上有寒，或气涩滞，加青皮、木香以上各三分，陈皮五分。此三味为定法。如冬月，加益智仁，草豆蔻仁以上各五分。如夏月，少加黄芩、黄连以上各五分。如秋月，加槟榔、草豆蔻、白豆蔻、缩砂以上各五分。”

暑伤胃气论

《刺志论》云：气虚身热，得之伤暑，热伤气故也。《痿论》云：有所远行[1]劳倦，逢大热而渴，则阳气[2]内伐，内伐则热舍[3]于肾；肾者水脏也，今水不能胜火，则骨枯而髓虚，故足不任[4]身，发为骨痿。故《下经》曰：骨痿者，生于大热也。此湿热成痿，令人骨乏无力，故治痿独取阳明。

译文：《素问·刺志论篇》第五十三说：脾胃虚弱、元气亏虚的人身体发热，有可能是伤暑湿导致的，这是因为暑湿可以伤耗元气、损伤脾胃啊。《素问·痿论篇》第四十四说：如果在暑湿季节出远门导致身体劳累，又逢天气炎热耗伤津液导致口渴。身体劳累和口渴日久，进而可以内耗元气。元气受到内耗，抵抗力差，暑湿之邪乘虚侵入于肾。肾为藏精之脏，现在肾精抵抗不住暑湿的内耗克伐，日久就会导致骨骼枯萎骨髓空虚。所以，两足痿软不能支撑身体，发展为骨痿证。上古的医经《下经》说：骨痿证，生于大热伤耗肾阴。暑湿导致骨痿，其本质是湿热导致的痿证。湿邪以脾胃为中心。暑湿侵入，首先容易侵入脾胃。暑湿停滞脾胃日久，一方面导致脾胃虚弱、元气亏虚；一方面脾胃中的湿热之邪向下侵入肾脏耗伤肾水，形成骨痿。令人骨骼枯萎骨髓空虚，疲乏无力支撑身体。故治疗骨痿要重视从阳明脾胃湿热入手加以治疗。

时当长夏，湿热大胜，蒸蒸而炽。人感之多四肢困倦，精神短少，懒于动作，胸满气促[5]，肢节沉疼；或气高而喘，身热而烦，心下膨痞[6]，小便黄而少，大便溏而频，或痢出黄糜，或如泔[7]色；或渴或不渴，不思饮食，自汗体重。或汗少者，血先病而气不病也。其脉中得洪缓[8]，若湿气[9]相搏，必加之以迟，迟病虽互换少差[10]，其天暑湿令则一

[1] 远行：出远门。

[2] 阳气：这里指元气。

[3] 舍：shè，居住，引申为侵袭。

[4] 任：rèn，负担，引申为支撑。

[5] 气促：呼吸短促，即气喘。

[6] 膨痞：既感胃脘胀满又感堵塞不通。

[7] 泔：gān，淘米水，洗过米的水。

[8] 洪缓：脉位浮，脉体宽大，脉来和缓。

[9] 湿气：《脾胃论》中作血气。

[10] 少差：shǎo chà，细微的差异。

也。宜以清燥之剂治之，名之曰清暑益气汤主之。

译文：节气正当农历六月长夏，湿气和热气都很旺盛，湿热蒸腾像火烤一样。人体受到这种湿热的侵袭，大多感到四肢困倦无力，精气神严重不足，疲乏懒动，胸中满闷，呼吸短促，四肢关节沉重疼痛；或者呼吸短促而声高气喘，身体发热而心烦，心下胃脘处既感到胀满又感到堵塞不通，小便黄而短少，大便稀溏不成形而次数频繁，或者下痢黄如糜粥样，或者大便色白如淘米汁状；或口渴或不渴，食欲不振，日间汗出而身体沉重，或者汗出很少，这是血液先亏虚为病而元气还尚未明显亏虚为病的表现。其脉象中取应指洪大而缓。如果湿气比较明显，必然兼现迟脉。如果兼见迟脉，虽然疾病相互变换稍微有所差异不同，但这个时候天气炎热湿气重则是一致的。宜用清热燥湿的方剂加以治疗，我将这个方剂命名为清暑益气汤。

清暑益气汤

黄芪汗少者减五分　苍术泔浸[11]去皮，以上各一钱五分　升麻一钱　人参去芦　白术　橘皮　神曲炒　泽泻以上各五分　甘草炙　黄柏酒浸　当归身　麦门冬去心　青皮去白　葛根以上各三分　五味子九个

[11] 泔浸：用淘米水浸泡。

译文：清暑益气汤

清暑益气汤由黄芪一钱五分、苍术一钱五分、升麻一钱、去芦头人参五分、白术五分、陈皮五分、炒神曲五分、泽泻五分、炙甘草三分、酒黄柏三分、当归身三分、去心麦门冬三分、去白青皮三分、葛根三分、五味子九个组成。出汗少的病人黄芪少用五分，苍术用淘米水浸泡去掉皮，酒洗黄柏为的是去其寒性。

《内经》云：阳气者，卫外而为固也，炅[12]则气泄。今暑邪干[13]卫，故身热自汗。以黄芪、人参、甘草补中益气为君；甘草、橘皮、当归身甘辛微温养胃气，和血脉为臣。苍术、白术、泽泻渗利除湿。升麻、葛根苦甘平，善解肌热，又以风胜湿也。湿胜则食不消而作痞

[12] 炅：jiǒng，炎热。

[13] 干：gān，侵犯。

满[14]，故炒曲[15]甘辛，青皮辛温，消食快气[16]。肾恶燥，急食辛以润之，故以黄柏苦辛寒，借甘味泻热补水虚者，滋其化源。以五味子、麦门冬酸甘微寒，救天暑之伤庚[17]金为佐也。

译文：《素问·生气通天论篇》第三说：人身的阳气，运行于肌表而起到保卫肌表固护肌表的作用，这种气称为卫气。天气炎热则导致腠理开放，津液外泄，汗出不止，进而损伤卫气。现在暑热邪气侵犯人体肌表之卫气，故身体发热自汗出。用生黄芪、人参、炙甘草甘温补养脾胃滋养元气为君药。用炙甘草、陈皮、当归身味甘辛性微温三味药物滋养脾胃之气、调和血脉，作为臣药。苍术、白术、泽泻健脾除湿和利小便除湿。升麻、葛根味苦甘性平和，擅长解散肌表之热，而且因为两味药物归属风药而能胜湿。湿胜困脾，运化功能障碍，故饮食不消化，胸脘堵塞满闷。故用炒六神曲味甘辛，青皮味辛温消食利气。肾是恶燥的，急当用味辛的药以滋养，所以用黄柏苦辛寒，借助人参、黄芪、当归、炙甘草等甘味药物补益脾胃治本的基础上，清泻阴火以补肾水。肾阴虚应当滋养母肺生化的源泉，所以用五味子、麦冬之酸甘微寒，救治暑热侵害庚金肺脏的津液作为佐助。

[14] 痞满：由于脾胃功能失调，升降失司，胃气壅塞，出现以脘腹满闷不舒为主要表现。以自觉满闷，触之无形，按之柔软，压之无痛为临床特点。

[15] 炒曲：炒六神曲。

[16] 快气：利气。

[17] 庚：gēng，象秋时万物庚庚有实也；万物皆肃然更改，秀实新成。在五行与肺金相对应。

上㕮咀，作一服，水二盏，煎至一盏，去渣，稍热服，食远。

译文：上述药物共同切碎，都作为一剂的量。用水两大杯，煎到剩下一杯。去掉药渣，在药汤还稍微热时和距离饭后较远时间服用。

此病皆因饮食失节，劳倦所伤，日渐因循[18]，损其脾胃，乘暑天而作病也。

[18] 因循：拖延。

译文：这种病都是由于饮食不节、劳倦过度，逐渐迁延损伤了脾胃的元气，趁着天气暑热侵害身体而发病的。

如汗大泄者，津脱也，急止之。加五味子十枚，炒黄柏五分，知母三分。此按[19]而收之也。

[19] 按：止住之意。

译文：如果大汗淋漓，这是津液虚脱的表现，赶紧用药止住出汗。在清暑益气汤中多加五味子十个，再加炒黄柏五分，知母三分。这种大汗应该止住，止住的主要方法是用收敛药物收敛止汗。

如湿热乘其肾肝，行步不正，脚膝痿弱，两脚攲[20]侧，已中痿邪[21]，加酒洗黄柏、知母以上各五分，令两足涌出气力矣。

译文：如果湿热乘袭克伐肝肾，走起路来倾斜不正，走路时脚踝和膝盖痿软无力，脚歪向一边，这是已经受到了湿热之邪的侵袭。在清暑益气汤的基础上再加酒洗黄柏、知母各五分。湿热清，肝肾阴亏得复，自然就会让两脚和膝盖迅速恢复力气。

如大便涩滞，隔一二日不见者，致食少，乃血中伏火而不得润也。加当归身、地黄以上各五分，桃仁泥、麻仁泥以上各一钱，以润之。

译文：如果大便干燥，排出涩滞不畅快，隔上一两天仍不能排出大便的，就会导致饮食减少。这是血液中潜伏有火热，日久耗伤了阴血，阴血不能濡润大便导致的。在清暑益气汤基础上加当归身、地黄各五分，桃仁、麻子仁各一钱，养血生津来濡润大便，以促进大便排出。

夫脾胃虚弱之人，遇六七月霖雨[22]，诸物皆润，人汗沾衣，身重短气，更逢湿旺，助热为邪，西[23]北[24]二方寒清绝[25]矣。人重感之，则骨乏无力，其形如梦寐间，朦朦如烟雾中，不知身所有也。圣人立法，夏月宜补者，补天真元气[26]，非补热火[27]也，夏食寒者是也，故以人参之甘补气，麦门冬苦寒泻热补水之源，五味子之酸清肃燥金[28]，名曰生脉散。孙真人[29]云：五月常服五味子以补五脏之气，亦此意也。

译文：遇到六七月间连绵大雨，所有物件都是湿漉漉的，人体出的汗也都沾在了衣服上。脾胃虚弱的人，本来就身体沉重和气短。更遭逢夏季湿气旺盛，

[20] 攲：qī，倾斜，歪向一边。

[21] 痿邪：湿热之邪。因为湿热容易下注下焦肝肾，损伤肝肾之阴。

[22] 霖雨：lín yǔ，连绵大雨。

[23] 西：指金，在人为肺。

[24] 北：指水，在人为肾。

[25] 清绝：清少断绝。

[26] 天真元气：指肺气。肺主呼吸，摄取自然环境中新鲜空气，又称天元之真气。

[27] 热火：阳气。此处不是火热之邪气。

[28] 燥金：指肺脏。

[29] 孙真人：孙思邈。唐代著名医学家，著有《千金要方》《千金翼方》等。

湿邪助火热为虐。湿热相互搏结，耗伤肺气和肾气，导致肺气和肾气减少甚至断绝。所以，脾胃虚弱的人，再感受了六七月间的外来湿热之邪，则骨节痿软无力，身体摇摇晃晃像在睡梦中，眼目昏花像在烟雾中，不知自己身子在什么地方。古代医学学术造诣高深的人确立治疗大法，夏天需要补养者，要补助肺气，不是温热补助阳气。因为夏天适合吃寒凉的食物和药物，故用人参味甘温补养肺气，麦门冬味微苦寒清肺热养肺津，五味子味酸收敛肃降肺金之气。由人参、麦门冬、五味子三味药物组成的方剂称作生脉散。唐代医学家孙思邈说：五月常服用五味子，通过酸敛元气达到补益五脏之气的效果，也就是这个意思啊。

参术调中汤

泻热补气，止嗽定喘，和脾胃，进饮食。

白术五分　黄芪四分　桑白皮　甘草炙　人参以上各三分　麦门冬去心　青皮去白[30]　陈皮去白[31]　地骨皮二分　白茯苓以上各二分　五味子二十个

译文：参术调中汤具有清热泻火、补养元气、止咳定喘、调和脾胃、促进饮食之功。

参术调中汤由白术五分、黄芪四分、桑白皮三分、炙甘草三分、人参三分、去心麦门冬二分、去白青皮二分、去白陈皮二分、地骨皮二分、白茯苓二分、五味子二十个组成。

《内经》云：火位之主，其泻以甘。以黄芪甘温，泻热补气；桑白皮苦微寒，泻肺火定喘，故以为君。肺欲收，急食[32]酸以收之。以五味子之酸，收耗散之气，止咳嗽。脾胃不足，以甘补之，故用白术、人参、炙甘草，苦甘温补脾缓中[33]为臣。地骨皮苦微寒，善解肌热；茯苓甘平，降肺火；麦门冬甘微寒，保肺气为佐。青皮、陈皮去白，苦辛温散胸中滞气为使也。

译文：《素问·至真要大论篇》第七十四说：治疗因为脾胃虚弱导致火热的主要方法，可以用甘温药物补养脾胃来达到降泻火热的目的。用性温味甘的黄芪补养脾胃之

[30] 青皮去白：青皮去掉内部白色部分，更侧重疏肝理气。

[31] 陈皮去白：也就是橘皮去掉内部白色部分，通常称为橘红，侧重入肺化痰。

[32] 食：同“饲”，喂养，养育。

[33] 缓中：舒缓脾胃。

气，通过补养脾胃之气达到降泻阴火之功；桑白皮性微寒味苦，具有清泻肺火、降气定喘之功。两药相互配伍，共奏标本兼治之功，故用为君药。在生理状态下，肺气是保持收敛而不能耗散的。现在，一方面由于脾胃虚弱不能生化元气导致肺气亏虚、肺气上逆，一方面由于阴火乘袭肺，导致肺气耗散和肺气上逆。在这种病理状态下，肺本身是希望能够恢复收敛和肃降的，这时治疗的方法就是抓紧给病人服用味酸的药物来收敛耗散的肺气和肃降上逆的肺气。用五味子的酸味，可以收敛耗散的肺气和肃降肺气，所以可用来止咳嗽。脾胃亏虚不足，用味甘的药物补养脾胃，故用白术、人参、炙甘草性温味苦甘来补养脾胃、舒缓脾胃，作为臣药。地骨皮味苦性微寒，擅长清解肌肤腠理之热。茯苓味甘性平，可以通过健脾胃来降肺中之阴火。麦门冬味甘性微寒，滋养肺津保护肺气。上述这些药物作为佐药。青皮、陈皮去掉内部白色部分，两药物味苦性温具有辛散作用，能疏散胸中的气机郁滞，为使药。

上件㕮咀如麻豆大，都作一服，水二盏，煎至一盏，去渣，大温服，早饭后。忌多语言劳役。

译文：上述药物切碎如豌豆大，都作为一剂量。用水两大杯，煎到剩下一杯去掉药渣，趁药液比较热时服用，在早饭后服用。忌讳说话过多和劳累过度。

升阳散火汤

治男子妇人四肢发困热，肌热，筋骨间热，表热如火燎[34]于肌肤，扪之烙[35]手。夫四肢属脾，脾者土也，热伏地中，此病多因血虚而得之也。又有胃虚，过食冷物，郁遏阳气于脾土之中，并宜服之。

[34] 燎：liǎo，火烧。

[35] 烙：lào，烧灼。

译文：升阳散火汤治疗男子和妇女四肢酸困发热，肌肤发热，筋骨间发热，肌表发热如火烧火燎，抚摸肌肤感到烫手。四肢归属脾脏主管，脾脏在五行属土。火热郁伏在脾胃中。这些发热的疾病，多是在脾胃虚弱、气血亏虚的基础上发生的。因为脾胃虚弱、气血亏虚，不能运化水湿，水湿下注于下焦肝肾，肝肾中的生理相火演变为病理之相火。病理之相火即为阴火，阴火上冲到脾胃，与脾胃中的湿邪相搏结，即为热伏地中。湿热蕴结在脾胃，蒸腾于肌肤四肢筋骨，则表现为四肢困热、肌肤发热、筋骨间热。或者因为脾胃虚弱又过食生冷，导致脾胃阳气受到遏制而不能升发演变为火热，火热与脾胃中湿邪相搏结，形成脾胃湿热。对于脾胃虚弱、过食冷物导致湿热蕴结脾胃者，一并适合服用。

升麻　葛根　独活　羌活　白芍药　人参以上各五钱　甘草炙　柴胡以上各三钱　防风二钱五分　甘草生，二钱

上件㕮咀如麻豆大，每服称五钱，水二盏，煎至一盏，去渣，大温服，无时，忌寒凉之物。

译文：升阳散火汤由升麻五钱、葛根五钱、独活五钱、羌活五钱、白芍药五钱、人参五钱、炙甘草三钱、柴胡三钱、防风二钱五分、生甘草二钱组成。

上述药物切碎如豌豆大小，每次服用时秤出五钱，用水二杯煎到剩下一杯，去掉药渣，趁药液比较热时服用。不拘时候服用，忌讳服用寒凉食物。

当归补血汤

治肌热，燥热，困渴[36]引饮，目赤面红，昼夜不息。其脉洪大而虚[37]，重按全无。《内经》曰：脉虚血虚。又云，血虚发热，证象白虎[38]，惟脉不长实[39]为辨耳，误服白虎汤必死。此病得之于饥困劳役。

译文：当归补血汤治疗肌肤发热，心中烦躁而热，口渴而大量饮水，颜面和眼睛充血红赤，白天和晚上都是这样。脉象浮大无力，重按反而脉象消失。《内经》说：脉象浮而无力者为血虚。《内经》又说：血虚导致的发热，其证候类似白虎汤证，只是以脉体不长、重按无力作为辨别的依据。如果病人误服了白虎汤，病情必然加重甚至死亡。这种病是因为过分饥饿过分劳累耗伤气血，气血亏虚导致血液运行迟滞。血液运行迟滞，气

[36] 困渴：口渴重。

[37] 虚：寸关尺三部举、按均感觉无力的脉象，为无力脉的总称。主虚证，多为气血不足或脏腑虚证。

[38] 白虎：白虎汤。由石膏、知母、甘草、粳米四味药组成。

[39] 长实：长脉和实脉。长脉脉长超过本位，首尾端直，如循长竿。主实热内结或热盛动风等。实脉指寸关尺三部举、按均感觉有力的脉象，为有力脉的总称。主实证。

机郁结，气郁化热伤耗津液，而导致肌肤发热、心中躁热、口渴引饮、面红目赤、脉洪大而虚、重按全无。

黄芪一两　当归酒洗，二钱

上件㕮咀，都作一服，水二盏，煎至一盏，去渣，温服，空心食前。

译文：当归补血汤由黄芪一两、酒洗当归二钱组成。

上面药物切碎，都作为一剂药物的量。用水二杯，煎到剩下一杯。去掉药渣，药要温热服用，空腹服用或在饭前服用。

朱砂凉膈丸

治上焦虚热，肺脘咽膈有气，如烟抢上。

黄连　山栀子以上各一两　人参　茯苓以上各五钱　朱砂三钱，别研[40]　脑子[41]五分，别研

上为细末，研匀，炼蜜为丸，如梧桐子大，朱砂为衣，熟水[42]送下五七丸，日进三服，食后。

译文：朱砂凉膈丸治疗上焦无形之热，肺部胃脘咽喉胸膈有气上逆，就像有烟气向上冲逆。

朱砂凉膈丸由黄连一两、山栀子一两、人参五钱、茯苓五钱、朱砂三钱（另研）、冰片五分（另研）组成。

上述药物制成细末，研磨混合均匀，用炼蜜制成丸子，如梧桐子大小，用朱砂包裹，用开水送服五到七丸，每日吃三次，饭后服。

[40] 别研：另外研磨。

[41] 脑子：又名冰片、龙脑香等，可用于闭证神昏、目赤肿痛，喉痹口疮、疮疡肿痛等。

[42] 熟水：开水，沸腾后的水。

黄连清膈丸

治心肺间有热，及经中热。

麦门冬去心，一两　黄连去须，五钱　鼠尾黄芩[43]净刮，三钱

上为细末，炼蜜为丸，如绿豆大，每服三十丸，温水送下，食后。

译文：黄连清膈丸治疗心脏和肺脏有火热，以及心经和肺经中有火热。

黄连清膈丸由麦门冬一两、黄连五钱、黄芩三钱组成。

[43] 鼠尾黄芩：为唇形科植物毛地黄鼠尾草的根，故称为鼠尾黄芩。主要分布于浙江等地。

麦门冬要去掉内心，黄连要去掉根须，黄芩要用唇形科鼠尾草的根，将其外表刮干净。

上述药物研成细末，用熬炼过的蜜制成丸子，丸子如绿豆大小，每次服用三十丸，用温开水送服，饭后服。

门冬清肺饮

治脾胃虚弱，气促气弱，精神短少，衄血吐血。

紫菀茸[44]一钱五分　黄芪　白芍药　甘草以上各一钱　人参去芦　麦门冬以上各五分　当归身三分　五味子三个

上㕮咀，分作二服[45]，每服水二盏，煎至一盏，去渣，温服，食后。

《局方》中大阿胶丸[46]亦宜用。

译文：门冬清肺饮治疗脾胃虚弱、元气亏虚、呼吸短促、精神萎靡、鼻子出血和呕血。

本方由紫菀茸一钱五分、黄芪一钱、白芍药一钱、甘草一钱、去芦人参五分、麦门冬五分、当归身三分、五味子三个组成。

以上药物切碎，分成两包，每包用水两杯，煎到一杯，去掉药渣，温热时服下，饭后服用。

《太平惠民合剂局方》中的大阿胶丸也适合应用。

人参清镇丸

治热止嗽，消痰定喘。

柴胡　人参以上各一两五钱　生黄芩　半夏　甘草炙，以上各七钱五分　青黛六钱　天门冬去心，三钱　陈皮去白　五味子去核[47]，二钱

上件为细末，水糊为丸，如梧桐子大，每服三十丸至五十丸，温白汤送下，食后。

《局方》中人参清肺汤[48]亦宜用。

译文：人参清镇丸具有清肝肺之热、消痰止咳定喘之功能。

[44] 紫菀茸：即紫菀。

[45] 二服：两包。

[46] 大阿胶丸：由阿胶、百部、贝母、远志、人参、麦冬、五味子、熟地黄、杜仲、山药、茯苓、柏子仁、茯神、丹参、防风组成。具有润肺清心、补血滋阴之功。主治咳嗽气急、咽干口燥、多吐涎沫、痰中带血、食减嗜卧。出自《太平惠民和剂局方》卷四。

[47] 五味子去核：五味子皮肉甘酸，核辛苦。去核五味子敛肺、滋肾、生津、收汗、涩精功效更强。

[48] 人参清肺汤：由桑白皮、地骨皮、乌梅、罂粟壳、阿胶、杏仁、知母、人参、甘草组成。具有益气养阴、清肺虚热、润肺止咳之功。主治咳嗽喘急、唾血腥臭、声音不出、肌肉消瘦。出自《太平圣惠和济局方》卷四。

本方由柴胡一两五钱、人参一两五钱、生黄芩七钱五分、半夏七钱五分、炙甘草七钱五分、青黛六钱、去心天门冬三钱、去白陈皮、去核五味子二钱组成。

上述药物研为细末，用水将药面和成药丸，如梧桐子大小，每次服用三十到五十丸，温开水送服，饭后服用。

《太平惠民合剂局方》中人参清肺汤也适合应用。

皂角化痰丸

治劳风[49]，心脾壅滞，痰涎盛多，喉中不利，涕唾稠粘，嗌塞[50]吐逆，不思饮食，或时昏愦[51]。

皂角木白皮[52]酥炙[53]　白附子炮　半夏汤洗七次　天南星炮　白矾枯　赤茯苓[54]去皮　人参以上各一两　枳壳炒，二两

上为细末，生姜汁面糊为丸，如梧桐子大，每服三十丸，温水送下，食后。

译文：皂角化痰丸治疗劳累过度导致脾胃虚弱、元气亏虚，进而感受风邪，导致心脏和脾脏气机壅滞，表现为口中黏痰和黏稠的口水非常多，鼻涕和唾液黏稠，咽喉不通畅，咽喉堵塞，一吃食物就上逆呕吐，不想吃饭，或者时不时出现头脑昏沉。

皂角化痰丸由皂角一两、白附子一两、半夏一两、天南星一两、枯矾一两、去皮赤茯苓一两、人参一两、炒枳壳二两组成。皂角要去掉外层的黑皮，将砂子炒热后放入皂角，炙脆以便容易粉碎。白附子要经过炮制。生半夏要用热水洗七次。天南星要经过炮制。枯矾，又称煅白矾，取拣净的白矾，置砂锅内加热溶化并煅至枯干而成。

上药共同研为细末，用生姜汁将药面和成药丸如梧桐子大，每次服用三十丸，温开水送服，饭后服。

白术和胃丸

治病久厌厌[55]不能食，而脏腑或结或溏，此胃气虚弱也。常服则和中理气，消痰去湿，和脾胃，进饮食。

白术一两二钱　半夏汤洗七次　厚朴姜制，以上各一两　陈

[49] 劳风：因为过分劳累导致虚弱，因为虚弱又感受风邪。症见头项强直、目视不明、吐黏痰、恶风寒战。

[50] 嗌塞：指咽喉阻塞，呼吸吞咽不利的病证。

[51] 昏愦：hūn kuì，头脑昏乱，神志不清。

[52] 皂角木白皮：皂角去掉外层的黑皮。

[53] 酥炙：将砂子炒热后放入药材，炙脆易粉碎。

[54] 赤茯苓：擅长清热利湿，使湿热邪从小便排出。

[55] 厌厌：yān yān，懒倦。

皮去白，八钱　人参七钱　甘草炙，三钱　枳实麸炒[56]　槟榔以上各二钱五分　木香一钱

上件为细末，生姜汁浸蒸饼为丸，如梧桐子大，每服三十丸，温开水送下，食远[57]。

译文：白术和胃丸治疗患病日久，脾胃虚弱，表现为身体倦怠乏力，不想吃东西，大便或秘结或溏泻，这是胃气虚弱的表现。经常服用此方能和脾胃，理气滞，消痰饮，去湿浊，使脾胃健旺，饮食增多。

白术和胃丸由白术一两二钱、生半夏一两、厚朴一两、陈皮八钱、人参七钱、炙甘草三钱、麸炒枳实二钱五分、槟榔二钱五分、木香一钱组成。生半夏用热水洗七次。厚朴用姜汁炮制。陈皮去白。

上药研为细末，用生姜自然汁浸蒸饼为丸，以加强消化作用。大小如梧桐子大。每次服用三十丸，用温开水送服，距离饭后较长时间服用。

[56] 麸炒：是指将净制或切制后的药物用一定量的麦麸加以拌炒的炮制方法。该法可以增强补脾作用，可以缓和某些作用猛烈的药物的药性，还可以矫臭以利服用。

[57] 食远：距离饭后较远时间。

【入门导读】

《暑伤胃气论》，顾名思义，就是在本篇中主要阐述了暑湿之邪损伤脾胃的病因、病机、临床表现、治疗、预防等内容，警示人们要重视暑湿的危害。

一、暑湿病证的病因

李东垣认为，素体脾胃虚弱、元气亏虚，则护卫肌表的卫气亏虚。在夏季尤其是长夏炎热潮湿季节冒暑远行，容易感受暑邪的侵袭。正如李东垣所说："此病皆因饮食失节，劳倦所伤，日渐因循，损其脾胃，乘暑天而作病也"，"时当长夏，湿热大胜，蒸蒸而炽"，"夫脾胃虚弱之人，遇六七月霖雨，诸物皆润，人汗沾衣，身重短气，更逢湿旺，助热为邪，西北二方寒清绝矣"，"《痿论》云：有所远行劳倦，逢大热而渴……"

二、暑湿病证的病机

素体脾胃虚弱、元气亏虚之人，又感受暑湿。暑湿之邪侵袭，首先容易侵犯脾胃，导致脾胃湿热。湿热日久，有四个常见的演变转归：一是更加

损伤脾胃，导致脾胃虚弱；二是耗伤元气，导致元气亏虚，正如李东垣所说："《刺志论》云：气虚身热，得之伤暑，热伤气故也"；三是耗伤津液；四耗伤肝肾之阴，导致骨痿。正如李东垣所说："《痿论》云：有所远行劳倦，逢大热而渴，则阳气内伐，内伐则热舍于肾，肾者水脏也，今水不能胜火，则骨枯而髓虚，故足不任身，发为骨痿。故《下经》曰：骨痿者，生于大热也。此湿热成痿，令人骨乏无力，故治痿独取阳明。"

可见，李东垣所说的暑湿病证，其主要病机是脾胃虚弱、元气亏虚、湿热内蕴证。可兼有津液亏虚、肝肾阴亏。

三、暑湿病证的临床表现

1. 脾胃虚弱、元气亏虚的临床表现

胃脘胀闷、纳呆、饮食不香、大便不成形而黏、自汗、精神不振、气短气促、全身乏力、舌淡胖齿痕、脉缓无力。正如李东垣所说："人感之多……精神短少……胸满气促……或气高而喘……心下膨痞……不思饮食，自汗……其脉中得洪缓……"

2. 湿热内蕴的临床表现

胃脘胀闷或者痞闷、纳呆、不思饮食、四肢困倦酸懒、四肢关节沉重疼痛、身体发热、心中烦躁、小便黄、大便稀溏不成形而次数频繁，或者下痢黄如糜粥样，或者大便色白如淘米汁状、自汗体重、舌苔黄厚腻、脉缓甚至迟。正如李东垣所说："人感之多四肢困倦……懒于动作，胸满气促，肢节沉疼……身热而烦，心下膨痞，小便黄而少，大便溏而频，或如泔色……不思饮食，自汗体重。其脉中得洪缓，若湿气相搏，必加之以迟。"

3. 耗伤津液的临床表现

口干口渴、舌苔干燥、小便黄而短少、脉细等。正如李东垣所说："小便黄而少……或渴或不渴。"

4. 耗伤肝肾阴液的临床表现

腰膝酸软、骨痿（骨骼枯萎、骨髓空虚、骨乏无力、两足痿软不能支撑身体、走起路来倾斜不正）等。正如李东垣所说："《痿论》云：有所远行劳倦，逢大热而渴，则阳气内伐，内伐则热舍于肾，肾者水脏也，今水不能胜火，则骨枯而髓虚，故足不任身，发为骨痿。故《下经》曰：骨痿者，生于大热也。此湿热成痿，令人骨乏无力，故治痿独取阳明"，"夫脾胃虚弱之人，遇

六七月霖雨，诸物皆润，人汗沾衣，身重短气，更逢湿旺，助热为邪，西北二方寒清绝矣。人重感之，则骨乏无力，其形如梦寐间，朦朦如烟雾中，不知身所有也。”

四、暑湿病证的治疗

李东垣创制了治疗暑湿证的方剂清暑益气汤。正如他说：“宜以清燥之剂治之，名之曰清暑益气汤主之。”

清暑益气汤由生黄芪、苍术、升麻、人参、白术、陈皮、炒神曲、泽泻、炙甘草、酒黄柏、当归、麦门冬、青皮、葛根、五味子组成。

方中生黄芪、人参、炙甘草补养脾胃、滋养元气，为君药；炙甘草、陈皮、当归滋养脾胃之气、调和血脉，为臣药；苍术、白术健脾除湿，泽泻利小便除湿，升麻、葛根风药能胜湿兼有升发清阳、解散肌表之热，炒六神曲、青皮消食理气，黄柏苦寒清利湿热可间接补养肾水，五味子、麦门冬滋养肺胃之津液更可间接补养肾水。上述药物共为臣药。

加减法：如果出汗不多，可少用生黄芪；如果出汗过多甚至如水洗，此津液欲脱，抓紧止汗，多用五味子，同时多用黄柏，加知母。五味子收敛止汗，知母、黄柏清利湿热、滋养肝肾阴液、清虚火，防止火热迫津外泄。如果发生骨痿（走起路来倾斜不正，膝盖和脚踝走路时痿软无力，脚歪向一边），则重用知母、黄柏清利湿热、滋养肝肾之阴。如果大便干燥，排出涩滞不畅块，隔上一两天仍不能排出大便的，加生地黄、当归身、桃仁、麻子仁养血生津来濡润大便。

特别需要注意是，李东垣滋补肝肾之阴，并非直接用桑寄生、骨碎补、杜仲等，因为这些药物滋腻碍胃，不利于脾胃的运化。他特别主张清补肺金之元气和阴津，擅长应用生脉饮（人参、麦冬、五味子）。他认为，生脉饮能够补助肺金之气津，金能生水，进而达到滋养肝肾之阴的目的，而且不滋腻阻碍脾胃的消化吸收。通过补养肺金达到滋养肝肾之阴的学术思想，非常值得效法，应该引起读者的足够重视。正如李东垣所说：“圣人立法，夏月宜补者，补天真元气，非补热火也，夏食寒者是也，故以人参之甘补气，麦门冬苦寒泻热补水之源，五味子之酸清肃燥金，名曰生脉散。孙真人云：五月常服五味子以补五脏之气，亦此意也。”

五、暑湿病证的预防

李东垣在参术调中汤中嘱病人“忌多语言劳役”。李东垣在升阳散火汤中嘱病人“忌寒凉之物”。李东垣在当归补血汤中称“此病得之于饥困劳役”。

可见，预防暑湿病证，李东垣非常重视保护脾胃。他强调不可过分劳累，耗伤元气，损伤脾胃；不可过多言语，耗伤元气，损伤元气，损伤脾胃；不可过食寒凉，损伤脾胃；不可过分饥饿，损伤脾胃。只有把脾胃保护好了，才能使元气旺盛，才能抵御外界暑湿的侵袭。

另外，要尽量减少在高温炎热潮湿的天气中作业，要多休息保证足够的睡眠，要加强体育锻炼增强对高温天气的适应能力，少吃辛辣肥厚油腻的食物，可以泡服桑叶、苏叶、薄荷叶、藿香、菊花、金银花、扁豆花等清热解暑的药物当茶饮。

六、其他治疗暑湿病证的方剂

李东垣除了主要应用清暑益气汤治疗暑湿病证外，还制定了以下方剂用于治疗暑湿病证。也就是说，病证不同，采用的方剂不同，不可千篇一律都用清暑益气汤，体现了李东垣辨证论治的精神。

1. 参术调中汤

本方由黄芪、人参、白术、白茯苓、炙甘草、桑白皮、地骨皮、麦冬、五味子、青皮、陈皮组成，具有补中益气、清肺泻火、生津润肺、止咳定喘、促进饮食之功。主治暑湿伤脾肺证。症见脘腹痞闷胀满、不思饮食、咳嗽气喘、干咳无痰或少痰、身疲乏力、舌淡红苔薄黄干燥、脉细数无力等。

方中人参、白术、茯苓、炙甘草、黄芪补中益气；桑白皮、地骨皮、麦冬、五味子清肺泻火、生津润肺、止咳定喘；青皮、陈皮有行滞气、消痞闷、促饮食之功。全方共奏补中益气、清肺泻火、生津润肺、止咳定喘、促进饮食之功。

李东垣对该方的配伍有很好的阐释：“《内经》云：火位之主，其泻以甘。以黄芪甘温，泻热补气；桑白皮苦微寒，泻肺火定喘。肺欲收，急食酸以收之。以五味子之酸，收耗散之气，止咳嗽。脾胃不足，以甘补之，故用白术、人参、炙甘草，苦甘温补脾缓中为臣。地骨皮苦微寒，善解肌热；茯苓甘平，降肺火；麦门冬甘微寒，保肺气为佐。青皮、陈皮去白，苦辛温散胸中滞气为使也。”

2. 升阳散火汤

升阳散火汤由升麻、葛根、羌活、独活、白芍药、人参、炙甘草、柴胡、防风、生甘草组成。本方具有补益脾气、升发脾阳、透发湿气、解散火热之功。主治暑湿内侵、脾气亏虚、湿热内蕴、火热充斥皮肤筋骨四肢证。症见男子和妇女四肢酸困发热、肌肤发热、筋骨间发热、肌表发热如火烧火燎、抚摸肌肤感到烫手、气短乏力、舌淡红苔黄厚腻、脉濡数无力。

方中人参、炙甘草补脾益气，羌活、独活、防风、升麻、柴胡、葛根升发脾阳、透发湿气、解散皮肤筋骨四肢的火热。湿热伤阴，用白芍、生甘草酸甘化阴，以滋养阴津。

李东垣在本方中说:“夫四肢属脾，脾者土也，热伏地中，此病多因血虚而得之也。”但其方中却无补血之药，而只有人参、炙甘草两味补气药，可能是传抄之误所致。

3. 当归补血汤

当归补血汤由生黄芪、当归两味药物组成。具有补血益气之功。主治血虚阳浮发热证。症见肌热面红、烦渴欲饮、脉洪大而虚重按无力。亦治妇人经期、产后血虚发热头痛;或疮疡溃后，久不愈合者。现代临床常用于治疗冠心病心绞痛属于气虚血瘀者;妇人经期、产后发热等属于血虚阳浮者;各种贫血、过敏性紫癜等属于血虚有热者。

本证多由劳倦内伤，血虚气弱，阳气浮越所致。在暑湿季节更容易发生本病。血虚气弱，阴不维阳，故肌热面赤、烦渴引饮，此种烦渴，常时烦时止，渴喜热饮;脉洪大而虚、重按无力，是血虚气弱，阳气浮越之象。

方中重用黄芪，其用量五倍于当归，用意有二:一是有形之血生于无形之气，故用黄芪大补脾肺之气，以资化源，使气旺血生:二是滋阴补血固里不及，阳气外亡，故重用黄芪补气而专固肌表。配以少量当归养血和营，则浮阳秘敛，阳生阴长，气旺血生，虚热自退。至于妇人经期、产后血虚发热头痛，取其益气养血而退热。疮疡溃后，久不愈合，用本方补气养血，扶正托毒，有利于生肌收口。

若妇女经期，或产后感冒发热头痛者，加葱白、豆豉、生姜、大枣以疏风解表;若疮疡久溃不愈，气血两虚而又余毒未尽者，可加金银花、甘草以清热解毒;若血虚气弱出血不止者，可加生龙骨、生牡蛎、山茱萸、五味子、乌梅、仙鹤草等以固涩止血。

吴昆在《医方考》卷3中对本方的病因病机治法方药鉴别给予很好的阐释:“血实则身凉,血虚则身热。或以饥困劳役,虚其阴血,则阳独治,故令肌热、目赤、面红、烦渴引饮。此证纯象伤寒白虎汤之证,但脉大而虚,非大而长,为可辨尔。《内经》所谓脉虚血虚是也。当归味厚,为阴中之阴,故能养血;而黄芪则味甘补气者也,今黄芪多于当归数倍,而曰补血汤者,有形之血不能自生,生于无形之气故也。《内经》曰:‘阳生阴长’,是之谓尔。”

4. 朱砂凉膈丸

本方由黄连、生栀子、人参、茯苓、朱砂、冰片组成。具有健脾益气、清热泻火、消肿止痛之功。主治暑湿所致的咽喉疼痛如烟火熏灼。

方中黄连、生栀子清暑湿所致的上焦胸膈中无形之火热,朱砂解毒消肿,冰片清热止痛,人参补益元气,茯苓健脾利湿。共奏健脾益气、清热泻火、解毒消肿止痛之功。

5. 黄连清膈丸

本方由麦冬、黄连、黄芩三味药物组成。具有清热泻火、养阴生津之功。主治暑湿所致的心脏和肺脏有火热,以及心经和肺经中有火热导致的口舌生疮、咳嗽吐黄黏痰、鼻子出血、口干舌燥、舌红苔黄厚干燥、脉数有力。

方中黄连清心火,黄芩清肺火,麦冬养阴生津,全方共奏清热泻火、养阴生津之功。

6. 门冬清肺饮

本方由人参、黄芪、当归、白芍药、甘草、麦门冬、五味子、紫苑组成。具有补养肺气、养肺中阴津、清肺中虚热、宣肺止咳、止血之功,用于治疗暑湿所致的肺气血津不足、虚火上炎证。症见精神萎靡、呼吸短促、咳嗽、口鼻干燥、鼻子出血、舌淡红少苔或无苔、脉细数无力。

方中麦门冬、白芍药、甘草清肺中虚火止血,人参、黄芪、当归养肺中气血,五味子收敛肺气和肺津,紫苑宣肺止咳。全方共奏补肺气、养肺津、清虚热、宣肺止咳、止血之功。

李东垣称《太平惠民合剂局方》中大阿胶丸亦适合应用。该方由麦门冬、炒阿胶、山药、熟地黄、炒杜仲、五味子、丹参、人参、茯苓、茯神、柏子仁、远志、百部、炒贝母、防风组成。具有润肺清心、补血滋阴之功。主治肺虚客热,咳嗽气急,胸中烦悸,肢体倦痛,咽干口燥,渴欲饮冷,多吐涎沫,或有鲜血,肌瘦发热,减食嗜卧;又治或因叫怒,或即房劳,肺胃致伤,吐血呕血。方用麦冬润肺清心，阿胶补血滋阴，治肺燥咳嗽，津伤口渴；贝母清热润肺，化痰止咳，治阴虚劳嗽，咳痰带血；柏子仁养心安神，治心悸怔忡；防风解表散寒。上述药物共为主药。茯神宁心安神，治心悸失眠；杜仲补肝肾，强筋骨，治筋骨无力；熟地黄滋阴补血，益精填髓，共为辅药。百部补肺下气止咳，治新久咳嗽；山药补脾养胃，生津益肺；茯苓利水渗湿，健脾宁心；五味子收敛固涩，益气生津，补肾宁心，治咳嗽虚喘；人参、远志大补元气，安神益志，治心悸、健忘。上述药物共为佐使。诸药协同，具有润肺清心、补血滋阴之功效。

7. 人参清镇丸

本方由柴胡、生黄芩、半夏、人参、炙甘草、青黛、天门冬、五味子、陈皮组成。具有清透肝火、养阴润肺、化痰止咳定喘之功。主治暑湿所致的肝火犯肺、肺气阴两虚证。症见头痛、胁痛、口苦、呕吐、咳嗽、哮喘、痰中带血或咯血、有汗、脉弦数有力。《医学纲目》卷二十六将本方中天门冬作麦门冬，结合李东垣的用药特点，天门冬很有可能是麦门冬传抄之误。

方中柴胡、生黄芩清透肝火，天门冬、五味子养肺阴、润肺止咳，陈皮、半夏、青黛理气降逆、化痰止咳，人参、炙甘草滋养肺气。全方共奏清透肝火、养阴润肺、化痰止咳定喘之功效。

李东垣称《太平惠民合剂局方》卷四中人参清肺汤也适合应用。方由桑白皮、地骨皮、杏仁、阿胶、知母、乌梅、罂粟壳、人参、炙甘草组成。主治肺气阴两虚、虚火咳喘证。症见咳嗽喘急、唾血咯血、声音不出、气促短气、肌肉消瘦、倦怠减食、舌红苔薄白干燥、脉细数无力。方中桑白皮、地骨皮、知母清肺中虚火，杏仁、知母、阿胶润肺止咳，乌梅、罂粟壳敛肺止咳，人参、甘草大补肺中元气。

8. 皂角化痰丸

本方由炙皂角、炮白附子、清半夏、炮天南星、枯白矾、赤茯苓、人参、炒枳壳、生姜组成。具有开窍化痰、健脾益气之功。主治劳风证。症见脘腹胀满、不想吃饭、气息短促、口中黏痰和黏稠的口水非常多、鼻涕和唾液黏稠、咽喉堵塞，咽喉不通畅，一吃食物就上逆呕吐，或者时不时出现神志不清。

什么是劳风病呢？劳风病的病因是过分劳累又感受风邪，导致肺失宣肃、痰涎壅盛，或者表邪未解、入里化热，致使肺失清肃、痰热壅滞。其表现为恶风振寒、项强、视物不清、咳吐白稀痰或黄稠痰等。劳风病的治疗既要宣肺化痰，又要祛散表邪。这两方面同时进行，可以使内外邪气俱解。本方重在化痰利气，兼以辅助元气。如果伴有明显的表邪，还需要配伍解表药物。

9. 白术和胃丸

白术和胃丸由白术、人参、炙甘草、陈皮、清半夏、麸炒枳实、姜制厚朴、木香、槟榔、生姜组成。具有健脾益气、和胃降逆、理气消痰之功。主治暑湿所致的脾气亏虚、痰湿阻滞证。症见脘腹胀满、倦怠乏力、不欲饮食、大便或秘结或溏泻、舌淡胖苔白厚、脉沉缓无力。

七、本篇学术思想对中医治疗痿证的重要启发

痿证，亦称痿躄（bì，腿瘸之意），是指肢体筋脉弛缓、软弱无力，甚至痿废不用的病证，多见于下肢痿弱不用。如《素问玄机原病式·五运主病》说："痿，谓手足痿弱，无力运行也。"

对于痿证的治疗，《素问·痿论》首次提出了"治痿独取阳明"的治疗原则。《素问·痿论》说："论言治痿者，独取阳明何也？"《灵枢·根结》篇曰："太阳为开，阳明为合，少阳为枢……合折则气所止息，而痿疾起矣。故痿疾者，取之阳明。"

具体到临床，引起痿证的病因病机很多，有脾胃虚弱、燥热亢盛、湿热内蕴、寒湿阻滞、肝肾阴亏、肾阳亏虚等。《素问·生气通天论》说："因于湿，首如裹，湿热不攘，大筋软短，小筋弛长，软短为拘，驰长为痿。"《素问玄机原病式》说："手足痿软，不能收持，由肺金本燥，燥之为病，血液衰少，不能营养百骸故也。"《素问·六元正纪大论》说："民病寒湿，发为肉痿，足痿不收。"《灵枢·本神》说："恐惧不解则伤精，精伤则骨酸痿厥。"所以，治疗痿证不可过分拘泥于脾胃虚弱，还要具体问题具体分析，给予辨证论治。正如《赤水玄珠·痿》指出："《内经》皮、肉、筋、骨、脉五痿，既分属五脏，然则独取阳明，只可治脾、肺、皮、肉之痿。若肝之筋痿，心之脉痿，肾之骨痿，受病不同，岂可仅取阳明而已乎？故治筋痿，宜养其肝，脉痿宜养其心，骨痿宜滋味其肾，未可执一而论。"

在本篇《暑伤胃气论》中，李东垣采用了补养脾胃、清热利湿、滋补肝肾三种方法同时并举来治疗暑湿侵袭导致的痿证。正如李东垣所说："《痿论》云：有所远行劳倦，逢大热而渴，则阳气内伐，内伐则热舍于肾，肾者水脏也，今水不能胜火，则骨枯而髓虚，故足不任身，发为骨痿。故《下经》曰：

骨痿者，生于大热也。此湿热成痿，令人骨乏无力，故治痿独取阳明”，“夫脾胃虚弱之人，遇六七月霖雨，诸物皆润，人汗沾衣，身重短气，更逢湿旺，助热为邪，西北二方寒清绝矣。人重感之，则骨乏无力，其形如梦寐间，朦朦如烟雾中，不知身所有也。”不仅如此，他在滋补肝肾之阴时，并不是直接滋补肝肾之阴，而是采用金水相生之法，擅长应用生脉饮特别是重用五味子来滋补肺气肺津以达到滋补肝肾的目的，富有巧思。正如他说：“圣人立法，夏月宜补者，补天真元气，非补热火也，夏食寒者是也，故以人参之甘补气，麦门冬苦寒泻热补水之源，五味子之酸清肃燥金，名曰生脉散。孙真人云：五月常服五味子以补五脏之气，亦此意也。”

李东垣采用了补养脾胃、清热利湿、滋补肝肾三种方法同时并举来治疗暑湿侵袭导致的痿证，对于我们治疗其他外感内伤痿证同样具有重要的启发意义。在临床上凡是辨证为脾胃虚弱、湿热内蕴、肝肾阴虚者，皆可效仿李东垣治疗暑湿所致痿证的经验给予论治。

八、关于五味子

五味子酸甘温，归肺心肾经，为著名中药。具有敛肺、滋肾、生津、收汗、涩精等功效，擅长治疗治肺虚喘咳、口干作渴、自汗、盗汗、劳伤羸瘦、梦遗滑精、久泻久痢等。

五味子具有补益元气的作用。如《神农本草经》曰：“主益气、咳逆上气、劳伤羸度、补不足。”《本草经疏》阐释说：“五味子主益气者，肺主诸气，酸能收，正入肺补肺，故益气也。其主咳逆上气者，气虚则上壅而不归元，酸以收之，摄气归元，则咳逆上气自除矣。”唐代著名医家孙思邈对五味子补益元气的作用给予很高的评价：“五月常服五味子以补五脏气。遇夏月季夏之间，困乏无力，无气以动，与黄芪、人参、麦门冬，少加黄檗煎汤服，使人精神顿加，两足筋力涌出。”

五味子具有滋补肝肾的作用。如《本经》称五味子：“强阴，益男子精。”《日华子本草》称五味子：“明目，暖水脏……壮筋骨。”《本草经解》称“劳伤羸瘦，补不足，强阴，益男子精……《别录》养五脏，除热，生阴中肌者，五味子专补肾，兼补五脏，肾藏精，精盛则阴强，收摄则真气归元，而丹田暖，腐熟水谷，蒸糟粕而化精微，则精自生，精生则阴长，故主如上诸疾也。”

五味子具有滋养津液之功。《本草汇言》称五味子曰：“五味子，敛气生津之药也。故《唐本草》主收敛肺虚久嗽耗散之气。凡气虚喘急，咳逆劳损，精神不足，脉势空虚，或劳伤阳气，肢体羸瘦，或虚气上乘，自汗频来，或精元耗竭，阴虚火炎，或亡阴亡阳，神散脉脱，以五味子治之，咸用其酸敛生津，保固元气而无遗泄也。然在上入肺，在下入肾，入肺有生津济源之益，入肾有固精养髓之功。”

五味子具有清热泻火之功。如《别录》曰："养五脏，除热，生阴中肌。"五味子性偏温，其清热泻火之功似乎很难理解。但古代医家从其酸敛降火加以解释。如《丹溪心法》说："黄昏嗽者，是火气浮于肺，不宜用凉药，宜五味子、五倍子敛而降之。"《本草衍义补遗》说得更为恳切："五味子，今谓五味，实所未晓，以其大能收肺气，宜其有补肾之功，收肺气非除热乎？补肾非暖水脏乎？食之多致虚热，盖收肾之骤也，何惑之有？火热嗽必用之。"

李东垣临证善用五味子，认为其具有补益元气、收敛元气、滋养津液、清热泻火、收敛止汗作用。正如他在《脾胃论》中说："孙思邈云：五月常服五味子，是泻丙火，补庚大肠，益五脏之元气。壬膀胱之寒已绝于巳，癸肾水已绝于午，今更逢湿旺，助热为邪，西方、北方之寒清绝矣。圣人立法，夏月宜补者，补天元之真气，非补热火也，令人夏食寒是也。为热伤元气，以人参、麦门冬、五味子生脉……五味子之酸以泻火，补庚大肠与肺金也"，"如汗大泄者，津脱也，急止之，加五味子六枚，炒黄柏五分，炒知母三分。不令妨其食，当以意斟酌。若妨食则止，候食进，则再服。三里、气街，以三棱针出血。若汗不减不止者，于三里穴下三寸上廉穴出血。"

肺之脾胃虚方

脾胃虚则怠惰嗜卧，四肢不收，时值秋燥令[1]行，湿热少退[2]，体重节痛，口干舌干，饮食无味，大便不调，小便频数，不欲食，食不消；兼见肺病，洒淅[3]恶寒，惨惨[4]不乐，面色恶[5]而不和，乃阳气不伸故也。当升阳益气，名之曰升阳益胃汤。

译文：脾胃虚弱，表现为疲乏懒动、喜卧床，四肢无力收缩抬举。如果时令恰逢秋天气候干燥，自然界的湿热稍见减退，但病人身体内脾胃之湿热并未消退，所以仍然表现为身体沉重，关节疼痛，口腔干燥舌头干燥，吃饭不香甜没有什么味道，大便不正常，有时成形有时不成形，小便次数频繁，不爱饮食，吃了不消化。这个时令容易兼见肺病，这是因为脾胃虚弱不能滋养肺气，肺气在秋天时令当旺却不能旺而更加亏虚，再兼以脾胃湿热之邪的侵袭，病人表现为怕冷战栗，表情忧愁不快乐，面色憔悴没有光泽，这是脾胃虚弱兼有湿热导致脾胃清阳不能升发到肺脏，肺气亏虚的缘故。法当滋补脾胃、升发脾阳、清利湿热，我将该方命名为升阳益胃汤。

升阳益胃汤

黄芪二两　半夏洗，此一味脉涩[6]者用　人参去芦　甘草炙，以上各一两　独活　防风以秋旺，故以辛温泻之　白芍药何故秋旺用人参、白术、芍药之类反补肺，为脾胃虚则肺最受邪，故因时而补，易为力也　羌活以上各五钱　橘皮四钱　茯苓小便利不渴者勿用　柴胡　泽泻不淋[7]勿用　白术以上各三钱　黄连一钱

上㕮咀，每服称三钱，水三盏，生姜五片，枣二枚，煎至一盏，去渣，温服，早饭后。或加至五钱。

译文：升阳益胃汤由黄芪二两、清半夏一两、人参一两、炙甘草一两、独活五钱、防风五钱、白芍药五钱、羌活五

[1] 燥令：秋季时令，气候干燥叫燥令。

[2] 少退：稍见减退。

[3] 洒淅：战栗之状。

[4] 惨惨：忧愁。

[5] 恶：面色憔悴不好看。

[6] 脉涩：涩脉。脉来艰涩，如轻刀刮竹，滞涩不滑利。涩脉主气滞血瘀、津亏血少。

[7] 淋：表现为小便频数短涩、淋沥刺痛、小腹拘急引痛等症状。

钱、橘皮四钱、茯苓三钱、柴胡三钱、泽泻三钱、白术三钱、黄连一钱组成。其中，半夏要热水清洗，该药在脉涩时更适合应用。人参要去掉芦头。方中用独活、防风，是因为秋天时令旺盛，肺气容易壅滞，所以用辛温独活、防风宣发泻肺。为什么在秋天肺气当旺时，反用人参、白术、白芍之类药物以补肺气呢？因为脾胃虚弱，土生金，金为土之子。脾胃不能生化气血，首当其冲则肺失充养。故脾虚，则肺最先受到影响而得病。所以在当旺而不旺的时令季节，借助时令补益肺气，就容易取得疗效。茯苓，小便通利、口不渴者不要用。泽泻，小便不淋者不要用。

以上药味切碎，每次服用三钱。用水三杯，加生姜五片，去核大枣两枚，共同煎至剩下一杯。去药渣，药要在早饭后温热时服用。根据病情，或者每次服用可加至五钱。

服药后如小便罢而病加增剧，是不宜利小便，当少去茯苓、泽泻。

译文：服药之后，如果在小便解完之后病情加重了，这说明不宜用利小便的药物，应当减少或去掉茯苓、泽泻。

若喜食[8]，一二日不可饱食[9]，恐胃再伤，以药力尚少，胃气不得转运升发[10]也，须薄味之食[11]或美食[12]助其药力，益升浮之气而滋其胃气，慎[13]不可淡食以损药力，而助邪气之降沉也。

译文：如果服药后口味开了想吃东西，开始一两天不可吃太多太饱，恐怕再损伤胃气。因为药力还不足达到完全恢复脾胃的功能，胃气不能很好地消化吸收升发精微物质。必须少吃油腻的东西，或者适当吃点富于营养的食物以帮助药物发挥作用，助脾气升发而达到滋养胃气的目的。禁食无营养食物以损害药力，反而更助湿邪沉降下焦。

可以小役[14]形体，使胃与药得转运升发；慎勿太劳役[15]，使气复伤，若脾胃得安静尤佳。若胃气稍强，少食果以助谷药之力。经云：五谷为养，五果[16]为助者也。

[8] 喜食：想吃东西。

[9] 饱食：吃得太多太饱。

[10] 转运升发：消化吸收。

[11] 须薄味之食：必须少吃油腻之食物。

[12] 美食：有营养的食物。

[13] 慎：当心，小心。

[14] 小役：轻微的劳动。

[15] 劳役：繁重的劳动。

[16] 五果：桃、李、杏、栗、枣，这里指各种果实。

译文：可以轻微劳动，促进脾胃的升降运动和药物的消化运输吸收。不要过分劳累，致脾胃元气再次损伤。如果适当安静休息，使脾胃元气迅速恢复更好。倘若胃气稍微强健了些，可以少量吃些水果以帮助食物消化和药物发挥作用。正如《素问·藏气法时论篇》第二十二所说：五谷以养胃，五果以助胃，就是这个道理。

双和散

补血益气，治虚劳少力。

白芍药二两五钱　黄芪　熟地黄[17]　川芎　当归以上各一两　甘草炙[18]　官桂[19]以上各七钱五分

上为粗末，每服四钱，水一盏半，生姜三片，枣二枚，煎至七分，去渣，温服。

大病之后，虚劳气乏者，以此调治，不热不冷，温而有补。

译文：双和散具有益气补血作用，用于治疗各种虚损病证的气短乏力。

双和散由白芍药二两五钱、黄芪一两、熟地黄一两、川芎一两、当归一两、炙甘草七钱五分、官桂七钱五分组成。

以上药物研为粗药末，每次服用四钱。用一杯半水，加入生姜三片，大枣两个，一杯半水煎到剩下十分之七，去掉药渣，在温热时服用。

病人大病重病耗伤正气后，得了虚损病证，表现为以气短乏力为主者，可以用此方进行调理治疗。该方药物既不辛热也不寒凉，非常平和，具有温补气血和温补阳气之功。

宽中进食丸

滋形气，喜饮食。

大麦蘖[20]一两　半夏　猪苓去黑皮[21]，以上各七钱　草豆蔻仁　神曲炒，以上各五钱　枳实麸炒，四钱　橘皮　白术　白茯苓　泽泻以上各二钱　缩砂仁[22]一钱五分　干生姜[23]　甘草炙　人参　青皮以上各一钱　木香五分

[17] 熟地黄：生地黄经加工蒸晒而成。具有滋阴补血之功。

[18] 炙：用蜜烘制。甘草经蜜炙具有益气滋阴、通阳复脉之功。

[19] 官桂：官桂功效与肉桂相似，而力薄。

[20] 大麦蘖：蘖，niè，嫩芽。大麦蘖即大麦芽，主治食积不消导致的脘腹胀痛等。

[21] 猪苓去黑皮：去黑皮是为了去掉所藏的泥沙。

[22] 缩砂仁：类似砂粒，密藏壳内，故名缩砂仁。具有化湿开胃、温脾止泻、理气安胎之功。

[23] 干生姜：种了一年就采收的新鲜姜，为生姜，又称子姜。生姜的干品，为干生姜。功效和生姜

上为细末，汤浸蒸饼为丸，如梧桐子大，每服三十丸，温米饮送下，食后。

译文：宽中进食丸能够滋养形体和元气，令病人喜欢进饮食。

宽中进食丸由大麦芽一两、清半夏七钱、猪苓七钱、草豆蔻仁五钱、炒神曲五钱、麸炒枳实四钱、橘皮二钱、白术二钱、白茯苓二钱、泽泻二钱　缩砂仁一钱五分、干生姜一钱、炙甘草一钱、人参一钱、青皮一钱、木香五分。猪苓要去掉外层的黑皮。

上述药物共同研磨成细末，用热水浸泡一下蒸饼做成丸子，如梧桐子大小，每次服用三十丸，用温米汤送下，要在饭后服用。

厚朴温中汤

治脾胃虚寒，心腹胀满，及秋冬客寒[24]犯胃，时作疼痛。

厚朴姜制[25]　橘皮去白[26]，以上各一两　甘草炙　草豆蔻仁　茯苓去皮[27]　木香以上各五钱　干姜七分

戊火[28]已衰，不能运化，又加客寒，聚为满痛，散为辛热，佐以苦甘，以淡泄之，气温胃和，痛自止矣。

上为粗末，每服五钱匕[29]，水二盏，生姜三片，煎至一盏，去渣，温服，食前。忌一切冷物。

译文：厚朴温中汤治疗脾胃阳气亏虚的虚寒证，表现为脘腹胀满疼痛，以及在秋冬季节时寒邪侵袭胃脘，表现为时不时胃脘冷痛。

厚朴温中汤由厚朴一两、橘皮一两、炙甘草五钱、草豆蔻仁五钱、茯苓五钱、木香五钱、干姜七分组成。厚朴要用生姜炮制。橘皮要去掉内部白色部分。茯苓要去掉外皮。

脾胃阳气已经虚衰了，不能运化饮食，再加上外来寒邪的侵入，寒气凝聚，气滞不通，导致胃脘胀满疼痛。治疗的方法是用辛热药物温阳散寒，用苦温的药物理气消

基本相同。

[24] 客寒：外来寒邪。

[25] 厚朴姜制：姜制后可消除对咽喉的刺激性，并能增强宽中和胃的功效。

[26] 橘皮去白：也就是橘皮去掉内部白色部分，通常称为橘红，侧重入肺化痰。

[27] 茯苓去皮：去皮为了去掉所藏的泥沙。

[28] 戊火：脾胃阳气。

[29] 匕：古代量取药末的量具，形状近似羹匙。现在通称药抄，容量有多有少。

滞除满，用淡味药物渗泄湿气。通过上述治疗，脾胃阳气温暖，胃气调和下降，胃脘胀满疼痛自然就停止了。

以上药物共同研为粗药末，每次服用五钱匕。用两杯水，加入生姜三片，煎到剩下一杯水，去掉药渣，在药物还温热时服用，饭前服用。忌讳服用一切生冷饮食。

【入门导读】

肺之脾胃虚即脾胃虚弱导致的肺气不足证。该证有两种证型，一是脾胃虚弱、肺气亏虚证，即通常所说的脾肺气虚证；二是脾胃虚弱、湿热蕴阻、肺气亏虚证。下面重点论述第二种证型。

一、病因

一方面是饮食不节、劳累过度、情志刺激等原因导致脾胃虚弱，脾胃虚弱不能运化精微物质，导致肺气亏虚；一方面是季节进入了秋天，秋天天气干燥，会耗伤肺气，加重肺气亏虚。秋天虽然天气干燥，但毕竟是从夏热和长夏湿热的节气转换而来，脾胃中的湿热即使有所收敛但仍然余邪未清，故李东垣说："时值秋燥令行，湿热少退。"最终，形成了脾胃虚弱、湿热蕴阻、肺气亏虚证。

二、临床表现

该型的临床表现当分为三个组成部分：①脾胃虚弱：怠惰嗜卧、四肢不收；②湿热中阻：体重节痛、口苦舌干、食无味、大便不调、小便频数、不嗜食、食不消；③肺气亏虚：洒淅恶寒，惨惨不乐，面色恶而不和。

三、治疗

李东垣创制升阳益胃汤治疗该证。他从三个方面入手：①健脾益气、升发清阳：黄芪、人参、白术、炙甘草、白芍、防风、柴胡、羌活、独活，有补中益气汤之意；②辛开苦降、清热除湿降胃：橘皮、半夏、茯苓、泽泻、黄连，有黄连温胆汤、半夏泻心汤之意；③补肺敛肺：黄芪、人参、炙甘草、白芍药。

方中柴胡、防风、羌活、独活的应用非常巧妙。具体体现在三个方面：

①风药能升阳、助脾气升发，有助于人参、白术、炙甘草、白芍等药物健脾的同时升发脾气；②风药能胜湿，助胃气通降，有助于橘皮、半夏、茯苓、泽泻、黄连等药物清热除湿；③风药能固表，助黄芪、人参、炙甘草、白芍药等药物补肺敛肺的同时敷布卫气、固护肌表。

本方为什么命名为升阳益胃汤呢？笔者认为，本方虽然同时补脾和益胃，但重在益胃，而且这里益胃并不等于补胃。因为湿热蕴阻在脾胃，同时导致了脾不能升发、胃不能通降，但最主要的是导致了胃气不能通降。只有清除了湿热，才能有助于胃气的通降，也才能有助于脾气的升发。所以，本证治疗的核心是辛开苦降、清热除湿降胃。湿热去，胃气和，故称之为益胃。所以，李东垣对本方的命名恰恰反映了治疗的重心。

四、方剂加减

服药后，如小便解完后病情加剧，说明过利小便则损伤正气，当少用或不用茯苓、泽泻。

五、服药方法

李东垣说："上㕮咀，每服三钱，生姜五片，枣二枚去核，水三盏，同煎至一盏，去渣，温服。早饭午饭之间服之。禁忌如前。其药渐加至五钱止。"药物切碎的目的是容易煎出药力。药量轻，加生姜、大枣，服量少，温服，而且在早饭午饭之间服之，既有助于脾胃运化，又不损伤脾胃和元气。

六、饮食禁忌

本方服药禁忌与《脾胃论》补脾胃泻阴火升阳汤方中禁忌相同。李东垣在《脾胃论》说："服药之时，宜减食，宜美食。服药讫，忌语话一二时辰许，及酒、湿面、大料物之类，恐大湿热之物，复助火邪而愈损元气也。亦忌冷水及寒凉、淡渗之物及诸果，恐阳气不能生旺也。宜温食及薄滋味以助阳气。大抵此法此药，欲令阳气升浮耳。若渗泄淡味皆为滋阴之味，为大禁也。虽然亦有从权而用之者，如见肾火旺及督、任、冲三脉盛，则用黄柏、知母酒洗讫，火炒制加之，若分两则临病斟酌，不可久服，恐助阴气而为害也。小便赤或涩当利之，大便涩当行之，此亦从权也，得利则勿再服。此虽立食禁法，若可食之物一切禁之，则胃气失所养也，亦当从权而食之，以滋胃也。"

也就是说，要少食，不宜饱食，要吃有营养的食物；不宜服用酒、油腻、辛辣、大料等助湿生热之物；不宜服用凉水、寒冷药物、淡渗药物等损伤脾胃阳气之物；即使是水果，如果服用后感觉脾胃不适，也要暂时禁食；如果见下焦湿热、相火旺盛，确实需要知母、黄柏等苦寒药物，也要经过酒洗和炒制，根据病情确定用量，且不可久服，防止苦寒损伤脾胃阳气；如果小便赤涩或大便干涩因膀胱湿热或阳明腑实者，确实需应用龙胆草、木通、大黄、芒硝等苦寒通利等药物时，也要根据病情斟酌用药，大小便通利后就别再服用以损伤脾胃阳气。

禁食不等于禁食一切食物，凡是有助于脾胃运化的营养食物要恰当食用以滋养胃气，否则胃气失养也是不可取的。所以李东垣说："慎不可淡食以损药力，而助邪气之降沉也"，"若脾胃得安静尤佳。若胃气少觉强壮，少食果以助谷药之力。《经》云：五谷为养，五果为助者也。"

七、烦劳禁忌

李东垣说："可以小役形体，使胃与药得转运升发，慎勿大劳役使复伤。"也就是说，轻微的劳动和运动是有助于脾胃运化的，但过分劳累则损伤脾胃之气。故不可过分劳累，以适度为宜。

八、关于秋旺

李东垣说："何故秋旺用人参、白术、芍药之类反补肺？为脾胃虚，则肺最受病，故因时而补，易为力也。"肺其气应秋，故在秋天肺气应时节而旺盛。如果是脾胃虚弱导致的肺气亏虚，则在秋天用人参、黄芪、白芍、白术等药物健脾气、补肺气、敛肺气，借助时令更有利于肺气的补养。如果是脾胃虚弱、湿热内阻导致的肺气亏虚，则在秋天不但要用人参、黄芪、白芍、白术等药物健脾气、补肺气、敛肺气，还要配伍橘皮、半夏、茯苓、泽泻、黄连、羌活、独活、防风等药物清热除湿、升发清阳，借助时令补养肺气。要注意的是，具体到临床，则不可拘执于秋天。无论春天、夏天、冬天，只要出现肺气不足，则应及时得到治疗滋养。

肾之脾胃虚方

沉香温胃丸

治中焦气弱，脾胃受寒，饮食不美[1]，气不调和[2]。脏腑[3]积冷[4]，心腹疼痛，大便滑泄[5]，腹中雷鸣，霍乱[6]吐泻，手足厥逆[7]，便利无度[8]。又治下焦阳虚，脐腹冷痛，及疗伤寒阴湿[9]，形气沉困，自汗。

译文： 沉香温胃丸治疗中焦脾胃虚弱，外来寒邪直入中焦脾胃导致脾胃阳气亏虚。脾胃阳气亏虚，病人就会出现吃饭不香甜，脘腹胀满气不顺畅。因为中焦脾胃长久地存在阳虚寒气，脾胃阳虚、虚寒内生、寒凝气滞不通导致脘腹冷痛剧烈，大便泄泻自己不能控制，脘腹中鸣响声音很大如响雷一样，上吐下泻挥霍缭乱，手足逆冷，大便泻下次数频多。该方又治疗下焦肾阳亏虚，表现为肚脐和小腹冷痛。该方又治疗感受外来寒邪侵袭机体导致阳气亏虚、寒湿内生所表现的阴部潮湿、形体酸沉困重、日间不能自主控制的自汗。

附子炮，去皮脐[10]　巴戟酒浸，去心[11]　干姜炮　茴香炮，以上各一两　官桂七钱　沉香　甘草炙　当归　吴茱萸洗，炒去苦　人参　白术　白芍药　白茯苓去皮　良姜　木香以上各五钱　丁香三钱

译文： 沉香温胃丸由炮附子一两、巴戟天一两、炮干姜一两、炮茴香一两、官桂七钱、沉香五钱、炙甘草五钱、当归五钱、吴茱萸五钱、人参五钱、白术五钱、白芍药五钱、白茯苓五钱、高良姜五钱、木香五钱、丁香三钱组成。附子要进行炮制，去掉表皮上凸突的那些东西。巴戟天要酒浸去心。吴茱萸洗干净，再炒去掉一定的苦味。白茯苓要去掉外皮。

[1] 不美：不香甜。

[2] 调和：顺畅。

[3] 脏腑：这里指中焦脾胃。

[4] 积冷：寒冷郁结不散。

[5] 滑泄：指大便不能控制，滑出不禁，甚至便出而不自知。多为脾肾阳虚、肛门失约所致。

[6] 霍乱：临床表现为剧烈腹泻、呕吐的一种病证。中医认为该病既可传染也可不传染，与西医霍乱有所不同。

[7] 厥逆：四肢逆冷。

[8] 无度：没有限度。

[9] 阴湿：阴部潮湿。

[10] 皮脐：表皮上凸突部分。

[11] 去心：除去木心。巴戟天的木心有小毒，故除去木心。

上为细末，用好醋打面糊为丸，如梧桐子大，每服五七十丸，热米饮送下，空心食前，日进三服，忌一切生冷物。

译文：上述药物共同研为细末，用上等好醋倒进药粉混合成面糊状，然后做成小药丸，药丸如梧桐子大小，每次服用五十到七十丸，用热米汤送服，饭前空着肚子服用，每天服用三次，忌讳服用一切生冷食物。

凡脾胃之证，调治差误，或妄下之，末传寒中，复遇时寒，则四肢厥逆，而心胃绞痛，冷汗出。《举痛论》云：寒气客于五脏，厥逆上泄[12]，阴气竭，阳气未入，故卒然痛死不知人，气复反则生矣。夫六气之胜，皆能为病，惟寒毒最重，阴主杀故也。圣人以辛热散之，复其阳气，故曰寒邪客之，得炅则痛立止，此之谓也。

译文：凡是脾胃虚弱之证，由于医生调理治疗有差错或错误，或者胡乱应用下法，最终导致脾胃虚寒证。脾胃虚寒，再遇到外来寒邪的侵袭，寒邪凝滞闭阻气机，阳气不能敷布温热，表现为四肢冰凉、心绞痛、胃脘绞痛、冷汗淋漓等。《素问·举痛论》说：外来寒邪侵袭五脏，寒邪闭阻气机，表现为四肢冰凉、上逆呕吐、大便泄泻，这是寒凝气机、阴血不能敷布而相对衰竭之征，也是寒凝气机、阳气不能传入到五脏之征，故病人猝然剧烈疼痛甚至昏死不知人事。在疼痛剧烈昏死不知人事的情况下，如果能够迅速及时地解散阴寒、疏通气机，气血能够迅速恢复返还到五脏，则生命才能得到挽救而生还。六淫邪气过分亢盛侵袭人体，都能导致疾病发生。其中，只有寒毒为害最为严重，因为阴寒之气的主要特点就是肃杀收敛和凝滞气机啊。高明的医生用辛热的药物发散外来之阴寒，恢复五脏的阳气和阴血治疗阴寒凝滞导致的疾病。所以说，外来寒邪侵袭人体，如果用辛热的药物治疗则病人体内外的冷痛就会迅速地停止，《素问·举痛论》说的就是这个道理呀。

神圣复气汤

治复气[13]，乘冬足太阳寒水、足少阴肾水之旺。子能令母实，手太阴肺实，反来侮土[14]，火木[15]受邪。

[12] 厥逆上泄：厥逆，四肢冰凉；上，呕吐呃逆等；泄，腹泻。

[13] 复气：又称报气。阴阳某一方偏胜，则引起另一方的报复性制约，从而使阴阳系统复归于协调和稳定，称为阴阳胜复。

[14] 土：指脾胃。

[15] 火木：指心和肝脏。

译文： 神圣复气汤治疗肾阳虚衰证。肾阳虚衰，则可能乘冬令足太阳膀胱寒气旺盛、足少阴肾水旺盛得到一定的振奋。子能令母实，手太阴肺气得到足太阳膀胱寒气和足少阴肾水资助充养而相对旺盛。土生金。肺金旺盛后反过来报复性地侵侮其母脾土，导致脾土更虚。火克金，金克木。肺金充实，则肺金报复性侮火，同时报复性地乘木，导致心火和肝木都受到肺金的影响。要想治疗这种报复性疾病，就必须温补肾阳。肾阳一得到温补，在冬令发生的这种报复性疾病自然就会消失。

腰背胸膈闭塞，疼痛，善嚏，口中涎，目中泣，鼻流浊涕不止，或息肉[16]不闻香臭，咳嗽痰沫。上热如火，下寒如冰。头作阵痛，目中流火，视物䀮䀮[17]，耳鸣耳聋。头并口鼻或恶风寒，喜日阳，夜卧不安，常觉痰塞，膈咽不通，口失味，两胁缩急而痛。牙齿动摇，不能嚼[18]物，阴汗[19]出，前阴冷。行步攲侧[20]，起居艰难，掌中热[21]，风痹[22]麻木。小便数而昼多，夜频而欠[23]，气短喘喝[24]，少气不足以息，卒遗失[25]无度。妇人白带，阴户[26]中大痛，牵心而痛，黧黑失色。男子控睾[27]牵心腹，阴阴[28]而痛，面如赭色[29]。食少，大便不调，心烦霍乱，逆气里急而腹痛，皮色白，后出余气[30]，腹不能努[31]，或肠鸣，膝下筋急，肩胛大痛。此寒水来复，火土之仇也。

译文： 肾阳虚衰的临床表现为腰背闭塞疼痛，胸膈闭塞懑闷，全身疼痛，容易打喷嚏，口中流清涎，目内流冷泪，鼻子内流浊

[16] 息肉：鼻腔内的赘疣。

[17] 䀮䀮：mángmáng，目视不明。

[18] 嚼：jiáo，用牙齿咬碎。

[19] 阴汗：指阴囊及周围部位经常汗多，且汗味多臊臭。

[20] 攲侧：jī cè，倾斜。攲，雕刻用的曲刀，此处指弯曲。侧，向旁边倾斜或扭转。

[21] 掌中热：《脾胃论》中作掌中寒。根据上下文，结合《脾胃论》，作“掌中寒”为好。

[22] 风痹：因风寒湿侵袭而引起的肢节疼痛或麻木的病症。又称行痹或周痹。俗称走注，痹证类型之一。

[23] 夜频而欠：夜尿次数多，但每次量不多。

[24] 喘喝：chuǎn hē，气喘有声。

[25] 遗失：即排便。失，通屎。

[26] 阴户：阴户是女性生殖系统的重要组成部分，通指整个女性外生殖器。

[27] 控睾：小肠气之别称。症见少腹腰脊处疼痛，牵引睾丸，甚则痛冲心胸。

[28] 阴阴：隐隐。

[29] 赭色：zhě sè，中国传统色彩名词，具有大火的热度，并有固体质感的颜色。

[30] 余气：矢气，即放屁。

[31] 努：使出力气。

涕不止，或者鼻子内生息肉妨碍呼吸不闻香臭，咳嗽吐痰，痰中带稀沫，腰以上有可能热得火烧火燎，腰以下有可能寒凉如冰冷，头部阵阵作痛，目中热痛如往外冒火，视物不清楚，耳鸣耳聋，头和口鼻可能会怕风寒，喜欢阳光，睡眠不安稳，常常觉得胸膈部和咽喉有痰涎堵塞，胸膈和咽喉部不通畅，口中没有什么味觉，两胁抽缩拘急而作痛，牙齿松动摇晃不能咬碎食物，阴囊及其周围经常出腥臊之汗，阴囊感觉到冰冷，行步艰难倾斜欲倒，生活起居艰难不便，手掌中发热，四肢关节游走性疼痛或者麻木，小便频数而白天量多，夜间尿频而量不多，呼吸气短而喘息有声，少气不足以呼吸，有时卒然大便不禁，妇人白带清稀量多，阴道中疼痛剧烈，牵涉着心脏疼痛，面色暗黑失去正常的色泽。男子睾丸收缩疼痛牵涉心脏和小腹隐隐作痛，面色如土褐色，吃得少，大便有时成形有时不成形，心中烦乱，上吐下泻挥霍缭乱，寒气上逆引发腹部拘急疼痛，腹部皮肤色白，肛门经常排出凉气，腹部不能使出力气排便，或肠内鸣响，膝下小腿腓肠肌拘挛收缩，肩胛疼痛剧烈。上述诸如此类的症状，都是肾阳虚衰、肾阳乘着冬令而振奋，反过来侮伐心火和侮伐脾土，以报复平时心火和脾土对其牵制之仇。

干姜炮为末，一钱三分　柴胡锉如豆大　羌活锉，以上各一钱　甘草锉　藁本以上各八分　升麻锉　半夏汤洗，以上各七分　当归身酒浸，锉，六分　防风锉如豆大　郁李仁汤浸去皮，研如泥，入药同煎　人参以上各五分　附子炮，去皮脐，二分　白葵花[32]五朵，去心，细剪入

译文：神圣复气汤由干姜一钱三分、柴胡一钱、羌活一钱、甘草八分、藁本八分、升麻七分、半夏七分、当归身六分、防风五分、郁李仁五分、人参五分、黑附子二分、白葵花五朵。干姜要炮制研为细末。柴胡要粉碎如豆大。羌活、甘草要粉碎。升麻要粉碎。半夏用热汤洗七次。当归身要用酒浸过然后粉碎。防风粉碎如豆大小。郁李仁要用热汤浸泡后去掉皮尖，研如泥入药。附子要炮制，炮去表皮上突出的东西。白葵花去心，剪成细碎加入药物中。

[32] 白葵花：普通天葵之花，具有清热解毒、消肿散结、利水通淋之功。

上件药都作一服，水五盏，煎至二盏，入：

草豆蔻面裹烧，面熟去皮干　黄芪以上各一钱　橘皮五分　在内，再煎至一盏，再入下项药：

枳壳五分　黄柏酒浸　黄连酒洗，以上各三分　生地黄汤洗，二分

以上四味，预一日另用新水浸，又以：

川芎细末，蔓荆子以上各三分，华细辛[33]二分。

预一日，用新水半大盏，分作二处浸此三味，并黄柏等煎正药，作一大盏，不去渣，入此浸者药，再上火煎至一大盏，去渣，稍热服，空心。

译文：上述药物都算成一剂的药量，加水五杯，煎到两杯，再加入草豆蔻一钱、生黄芪一钱、橘皮五分。草豆蔻要湿面裹，烧熟湿面后去皮留仁。入在杯内，再煎到一杯。再加入下面的药物煎煮：

枳壳五分、黄柏酒浸三分、黄连酒洗三分、生地黄二分。生地黄要用热水清洗。

以上四味，预先一天要用新汲的井水浸泡。

又以：川芎细末三分、蔓荆子三分、华细辛二分。预先一天，用新汲的井水半大杯，分作两处浸泡这三味药物。并将以上黄柏等药物各次所煎的本方正药作一大杯，不必去渣，最后加入上述分作两处浸泡的三味药物。再上火煎到一大杯，去渣稍热服用，空腹饭前服用。

又能治啮[34]颊、啮唇、啮舌、舌根强硬等证，如神。宜食羊肉及厚滋味[35]。大抵肾并膀胱经中有寒，元气不足者，皆宜服之，神验。于月生月满时隔三五日一服，如病急，不拘时分服。

译文：本方又能治疗咬颊、咬唇、咬舌、舌根强硬等证，有神奇的疗效。宜吃羊肉和有营养的食物如瘦肉来增强营养。一般属于肾与膀胱经中有寒邪、元气不足之证，都适合服用本方，有神奇的疗效。在刚刚出月亮到满月时之间每隔三五天服用一剂。如果病情紧急，不受时间限制，要根据病情及时服用。

[33] 华细辛：正品细辛，道地药材。分布于陕西、山东等地。

[34] 啮：niè，咬。

[35] 滋味：美味，有营养的。

治法已试验者，学者当以意求其的[36]，触类而长[37]之，则不可胜用[38]矣。予病脾胃久衰，视听半失，此阴盛[39]乘阳，而上气[40]短，精神不足，且脉弦，皆阳气衰弱，伏匿[41]于阴中[42]故耳。癸卯岁六七月间，霖雨阴寒，逾[43]月不止，时人多病泻痢，乃湿多成五泄[44]故也。一日，体重肢节疼痛，大便泄并下[45]者三，而小便闭塞，默思[46]《内经》有云：在下者，引[47]而竭[48]之，是先利小便也。又治诸泻而小便不利者，先分利之。又云：治湿不利小便，非其治也。法当利其小便，必用淡渗之剂以利之，是其法也。噫！圣人之法，虽布[49]在方策，其不尽者，可以意求[50]。今客邪寒湿之胜，自外入里而甚暴，若以淡渗之剂利之，病虽即已[51]，是降之又降，复益其阴而重竭其阳也，则阳气愈削而精神愈短矣，阴重强而阳重衰也。兹以[52]升阳之药，是为宜耳。羌活、独活、柴胡、升麻各二钱，防风半钱，炙甘草半钱。同㕮咀，水四盏，煎至一盏，去渣，热服，一服乃愈。大法云：寒湿之胜，助风以平[53]之。又曰：下者举[54]之。此得阳气升腾故愈，是因曲而为之直也。夫圣人之法，可以类推，举一则可以知百矣。

译文：上面这个处方已经经过了临床实践的验证，但是学习该处方的医生应当根据其精神实质来寻求其根本。凡是符合其精神实质的这类疾病都可以扩大应用，因此这个处方就可以应用得更加广泛了。我自己患了脾胃病，日子久了身体也衰弱起来。视力和听力都减退了一半，这是阴寒亢盛侵凌阳气导致的，从而导致上焦心肺阳气短少，表现为精神疲乏，而且脉象弦细而无力，这都是下焦阳气衰弱、阴寒上乘的缘故。癸卯年六七月间，雨水过多，天气阴寒超过一个月还未停止，当时的人大多患腹痛泄泻的病证，这是寒湿盛容易导致泄泻的缘故。有一天，我自己感觉

[36] 的：根本。

[37] 触类而长：意指掌握一类事物知识或规律，就能据此而增长同类事物知识。

[38] 不可胜用：表示用不完。胜，尽之意。

[39] 阴盛：阴寒亢盛。

[40] 上气：上焦心肺之气。

[41] 伏匿：隐藏。

[42] 阴中：下焦。

[43] 逾：yú，超过。

[44] 五泄：胃泄（飧泄）、脾泄（濡泄）、大肠泄（洞泄）、小肠泄（血泄）、大瘕泄（肠澼）。

[45] 并下：食物的残渣与水液混合而下。

[46] 默思：静想。

[47] 引：疏导。

[48] 竭：祛除。

[49] 布：陈述。

[50] 意求：从内在含义方面去体会求得。

[51] 即已：那就罢了。

[52] 兹以：就用。

[53] 平：平息。

[54] 举：升提。

身体沉重，四肢关节疼痛，大便每日泄泻三次，食物的残渣和水液混合而下，而小便短少闭塞。我静想《素问·阴阳应象大论篇》第五说：病邪偏重在下部的，要引导其从下部来祛除。说的是先用利小便的方法。又说，治疗各种泄泻病证，如果伴有小便不利者，按照《素问·标本病传论篇》急则治标、缓则治本的治疗原则，应当先利其小便。又说：治疗湿邪不利小便，就是没有给予正确的治疗。湿邪盛导致的泄泻，治疗的方法就应当利小便，利小便必须用淡味渗泄类药物，才是治疗的正确方法。哎！古代医圣利小便的方法，虽然记录陈述在方剂书中，但也有不完善之处。其不尽完善之处，可以通过探究其内在的精神实质来达到领会贯通。现在因为雨水过多，寒湿太盛，从人的体表入侵于里甚为剧烈，如果专用淡渗利小便的药物治疗腹泻，疾病虽然当时是治好了，但是泄泻是脾胃阳气下降的疾病，再用淡渗利水药是降之又降，这是更加助其阴寒，而更加耗竭其脾胃的阳气。如果这样的话，阳气越被削弱而精神就越短少了，阴气更加亢盛而阳气更加衰竭。该方中用升发阳气的祛风药给予治疗，这是比较合适的。例如，可以用这样的方药来治疗：羌活、独活、柴胡、升麻各二钱，防风半钱，炙甘草半钱。上述药物共同切碎，用水四杯，煎到一杯，去掉药渣，趁热服用，服用一剂就能痊愈。《内经》论治的大法说：寒湿偏盛，用风药平息它。又说：中气下陷导致病在下的用补中益气、升清举陷的药物治疗。这种寒湿之邪得到阳气的升腾鼓舞而消失，所以能够痊愈。这就好比某物是弯曲的，要采用一定的方法将其变直啊。医圣治疗疾病的方法，是可以类推的，举一个例证就可以知道治疗百病的规律。

【入门导读】

本篇称为《肾之脾胃虚》，意思是指因为脾胃虚弱日久导致了肾阳亏虚，最终形成了我们通常所说的脾肾阳虚证。

一、脾肾阳虚证形成原因

李东垣认为，脾肾阳虚证的形成原因主要见于两点：一是素体脾胃虚弱，又感受外来寒邪侵袭。如他说“治中焦气弱，脾胃受寒”，“夫六气之胜，皆能为病，惟寒毒最重，阴主杀故也”。二是医生治疗错误，或过用寒凉药物，或过用泻下药物，损伤脾胃阳气。如他说：“凡脾胃之证，调治差误，或妄下之，末传寒中，复遇时寒，则四肢厥逆，而心胃绞痛，冷汗出。”

另外，久病耗损，或久泻不止，或其他脏腑的亏虚，皆可累及脾肾两脏导致脾肾阳虚。

二、脾肾阳虚证的常见临床表现

脾肾阳虚证常见临床表现有形寒肢冷、面色㿠白、腰膝酸软、腹中冷痛、久泻久痢、五更泄泻、下利清谷、小便不利、肢体浮肿甚则腹胀如鼓，或见小便频数、余沥不尽，或夜尿频多，舌淡胖或边有齿痕，舌苔白滑，脉沉细无力。

三、脾肾阳虚证的治疗

1. 沉香温胃丸

沉香温胃丸由沉香、炮附子、炮干姜、肉桂、吴茱萸、巴戟天、丁香、炮茴香、高良姜、人参、白术、白茯苓、炙甘草、当归、白芍药、木香组成。

本方由参附汤、附子理中汤、吴茱萸汤、四君子汤等方剂化裁而来。方中炮附子、肉桂、吴茱萸、巴戟天等诸多药物侧重温补肾阳、散寒止痛，人参、白术、白茯苓、炙甘草、炮干姜、丁香、小茴香、高良姜侧重温补脾阳、散寒止痛。当归、白芍药养血活血，木香理气散寒止痛。全方共奏温补脾肾、散寒止痛之功。主治脾肾阳虚、阴寒内盛证。

本证可见脘腹冷痛剧烈、大便稀溏或者大便泄泻自己不能控制、脘腹中鸣响声音很大如响雷一样、纳呆吃饭不香甜、四肢冰凉、冷汗淋漓、舌淡胖苔水滑、脉沉迟无力等。也可治疗寒性霍乱，症见上吐下泻挥霍缭乱、手足逆冷、大便泻下次数频多或者无数。又可治疗下焦肝肾阳虚证，症见肚脐和小腹冷痛剧烈、舌淡胖苔水滑、脉沉迟无力等。又可以治疗感受外来寒邪侵袭机体导致阳气亏虚、寒湿内生所表现的阴部潮湿、形体酸沉困重、日间不能自主控制的自汗。

2. 神圣复气汤

本方由黑附子、干姜、草豆蔻、人参、黄芪、生地黄、当归身、柴胡、升麻、炙甘草、陈皮、枳壳、羌活、防风、藁本、蔓荆子、细辛、川芎、半夏、郁李仁、白葵花、黄连、黄柏组成。

本方由参附汤、补中益气汤、升阳益胃汤等方剂化裁而来。方中黑附子侧重温补肾阳、散寒止痛，干姜、草豆蔻侧重温补脾阳、散寒止痛，人参、黄芪、生地、当归、川芎、炙甘草健脾益气、养血活血，柴胡、升麻、羌活、防风、藁本、蔓荆子、细辛、川芎升发脾阳，陈皮、半夏、枳壳、郁李仁降胃气、润肠通便，黄连、黄柏、白葵花清泻阴火。全方共奏温补脾肾、升发脾阳、和胃降逆、清泻阴火等功效。

本方主治病证繁多，乍看令人有摸不着头脑之感。但仔细分析，仍有章可循。首先要知道神圣复气汤虽然病的根本在脾肾阳虚，但该病病情较重，不仅有脾阳虚、肾阳虚，日久又导致肝阳亏虚，是一个典型的三阴虚寒证。三阴虚寒，阳虚不能蒸腾气化水液，导致水饮内停。水饮沿着冲脉上逆，凌心射肺。另外，水饮内停，阻滞在下焦，导致肝肾中的相火不能正常流通敷布，演变为阴火。阴火也可以沿着冲脉上冲，可以上冲到肝、心、肺中，导致肝火、心火、肺火亢盛。可见，神圣复气汤的病机、病位极其复杂。从虚实上来说，既有虚证，又有实证，是个虚实错杂证；从寒热上来说，既有寒证，又有热证，是个寒热错杂证；从上下来说，下面侧重虚，上面侧重实，是个上实下虚证；从病位上来说，根本在脾肾二脏，波及肝、心、肺三脏。病位分布广泛，五脏可能同时发病。根据上述的分析，我们把神圣复气汤病证分成五类，以便读者理解学习：一类是脾阳虚证：面如土赭色、口淡无味、口中流涎、食少、逆气里急、霍乱、大便不调、腹肌无力不能努劲、腹皮色白、里急后重、肠鸣音亢进、肛门排矢气；一类是肾阳虚证：面色黧黑、恶风寒、喜晒太阳、腰背和胸膈闭塞、牙齿动摇不能嚼物、行步艰难倾斜欲倒、手掌心冰凉、下寒如冰、足膝不时寒冷、小便数而昼多、夜尿频而量少、猝然大小便失禁；一类是肝阳虚证：视物昏花、眼中流泪、耳鸣、耳聋、气阻胸部疼痛、两胁缩急而痛、时而出长气才能缓解胸中的郁闷、膝下筋急、肩胛疼痛、风痹麻木、阴道痉挛疼痛牵心而痛、前阴冰冷、阴汗、前阴冷而多汗、男子引控睾丸牵心腹隐隐而痛、妇人白带；一类是水气凌心犯肺：心中烦躁、夜卧不安、气短喘息、少气不足以息、舌根强硬、痰涎滞塞、胸膈咽喉不通畅、咳嗽吐痰沫、鼻生息肉妨碍呼吸、不闻香臭；一类是阴火上冲证（心肝肺火盛证）：上热如火、头阵痛、心烦、咬舌、咬颊、咬唇、鼻流浊涕不止、目中溜火、目中冒火花。

该方之所以称为复气汤，就是指通过补助肾阳、肾阳振奋、肾母肺金得助、肺金得以能够抑制（报复）心火亢盛和脾胃湿热、经络得以通畅。所谓神圣，强调本方的良好效果。正如李东垣所说："治法已试验者，学人当以意求其的，触类而长之，则不可胜用矣。"

四、沉香温胃丸和神圣复气汤的异同

沉香温胃丸由健脾益气、温补脾阳、温补肾阳、散寒止痛、温化寒饮等药物组成，用于脾肾阳虚、阴寒内盛证或者脾肾阳虚、水饮内停证。本证为纯阳虚阴寒证。

神圣复气汤由健脾益气、温补脾阳、温补肾阳、升发清阳、降逆化饮、降泻阴火等药物组成。用于治疗脾肾阳虚、水饮上泛、阴火上冲证。本证为上热下寒、寒热错杂证。

五、治疗脾肾阳虚、寒湿阻滞的技巧和注意事项

脾肾阳虚、寒湿阻滞，不可过分用淡渗利湿药。因为淡渗利湿，有损伤阳气的弊端。李东垣结合自身的体会指出了《黄帝内经》的不足，敢于怀疑古人的精神跃然纸上。他更为主张用升阳除湿之风药加以治疗，是对经典的继承和创新。

正如李东垣所说："予病脾胃久衰，视听半失，此阴盛乘阳，而上气短，精神不足，且脉弦，皆阳气衰弱，伏匿于阴中故耳。癸卯岁六七月间，霖雨阴寒，逾月不止，时人多病泻痢，乃湿多成五泄故也。一日，体重肢节疼痛，大便泄并下者三，而小便闭塞，默思《内经》有云：在下者，引而竭之，是先利小便也。又治诸泻而小便不利，先分利之。又云：治湿不利小便，非其治也。法当利其小便，必用淡渗之剂以利之，是其法也。噫！圣人之法，虽布在方策，其不尽者，可以意求。今客邪寒湿之胜，自外入里而甚暴，若以淡渗之剂利之，病虽即已，是降之又降，复益其阴而重竭其阳也，则阳气愈削而精神愈短矣，阴重强而阳重衰也。兹以升阳之药，是为宜耳。羌活、独活、柴胡、升麻各一钱，防风半钱，炙甘草半钱。同㕮咀，水四盏，煎至一盏，去渣，热服，一服乃愈。大法云：寒湿之胜，助风以平之。又曰：下者举之。此得阳气升腾故愈，是因曲而为之直也。夫圣人之法，可以类推，举一则可以知百矣。"

六、脾肾阳虚证的食补疗法

脾肾阳虚证，宜吃温补性食物，如羊肉、牛肉、狗肉、鸡肉、猪肚、淡菜、韭菜、刀豆、肉桂、生姜等，少吃凉性食物，如猪肉、鸭肉、苦瓜、芹菜、冬瓜、茄子、空心菜、菠菜、粳米、荞麦、蜂蜜、香蕉。正如李东垣说："宜食羊肉及厚滋味。"

七、对复气的肤浅认识

五行学说把由于太过或不及而引起的对"己所胜"的过度克制称之为

“胜气”，而这种“胜气”在五行系统内必然招致一种相反的力量(报复之气)，将其压抑下去，这种能报复“胜气”之气，称为“复气”，总称“胜复之气”。《素问·至真要大论》说：“有胜之气，其必来复也。”这是五行结构系统本身作为系统整体对于太过或不及的自行调节机制，旨在使之恢复正常生克制化调节状态。“胜复”的调节规律是：先有胜，后必有复，以报其胜。“胜气”重，“复气”也重；“胜气”轻，“复气”也轻。在五行具有相克关系的各行之间有多少太过，便会招致多少不及；有多少不及，又会招致多少太过。由于五行为单数，所以对于任何一行，有“胜气”，必有“复气”，而且数量上相等。故《素问·至真要大论》曰：“有重则复，无胜则否。”《素问·五常政大论》进一步说：“微者复微，甚者复甚。”这是五行运动的法则。

辨内伤饮食用药所宜所禁

内伤饮食，付药者，受药者，皆以为琐末细事，是以[1]所当重[2]者为轻，利害[3]非细。殊[4]不思胃气者，荣气也、卫气也、谷气也、清气也、资少阳生发之气[5]也。人之真气衰旺，皆在饮食入胃，胃和则谷气上升。谷气者，升腾之气也，乃足少阳胆、手少阳元气始发生长，万化[6]之别名也。

译文： 无论是给病人治病的医生，还是吃药的病人，都认为饮食不节导致的内伤脾胃虚弱是琐碎的小事。因此，本来应该很重视的事情却作为轻小的事情给予看待，这么要紧的事情可不能作为细小的事情来看待啊。难道就不想想脾胃之气，是产生营气、卫气、谷气、清气的本源啊，是资助少阳胆升发之气的本源啊。人的元气虚衰还是旺盛，都在于饮食纳入胃中能否正常地运化。如果脾胃功能正常，就能将水谷转化为精微物质，精微物质上升布散到全身维持正常的生命活动。水谷产生的精微物质，是向上升发蒸腾的精气。在水谷精气的滋养下，足少阳胆之精气、手少阳三焦之精气才能开始升发滋长。水谷产生的精气，是全身精微物质产生的本源和基础，可以说是全身精微物质的别名。

饮食一伤，若消导药的对其所伤之物，则胃气愈旺，五谷之精华上腾，乃清气为天者也，精气、神气皆强盛，七神[7]卫护，生气[8]不乏，增益大旺，气血周流，则百病不能侵，虽有大风苛毒[9]，弗能害也。此一药之用，其利溥[10]哉。

[1] 是以：因此。

[2] 所当重：应该重视的事情。

[3] 利害：要紧，关键。

[4] 殊：同孰。

[5] 少阳生发之气：胆中精气，具有生发疏达之功。

[6] 万化：万物化生。此处指全身精微物质。

[7] 七神：指魂、魄、精、神、意、智、志等精神活动。

[8] 生气：具有生长和升发功能的元气。

[9] 大风苛毒：泛指自然界峻厉的致病因素。大风，指风邪猛烈；苛毒，指邪毒严重。

[10] 溥：pǔ，广大的。

译文：人体一旦受到饮食物的损伤，如果用健脾消导药物对损伤人体的饮食物给予恰当的治疗，则脾胃的运化功能才会更加旺盛，饮食物所产生的精微物质才会蒸腾上升，这就是通常所说的轻清之气上升形成天啊。全身的精气以及精气充养的神气都随之旺盛起来，精神意识思维也随之得到保护滋养，变得更加饱满敏捷。魂、魄、精、神、意、智、志等七神更加得到固护，具有生长和升发功能的元气更加旺盛不缺乏，人体产生的具有补益作用的精微物质更加旺盛，全身气血周流通畅。那么，各种疾病就不会侵害人体。即使受到外来剧烈风邪的侵袭，也不能伤害到人体啊。这种健脾消导药物的应用，其有利之处是很广泛的，不能小视啊。

易水张先生[11]，尝戒不可用峻利食药[12]，食药下咽，未至药丸施化[13]，其标皮[14]之力始开，便言空快也，所伤之物已去；若更待一两时辰[15]许，药尽化开，其峻利药必有情性[16]，病去之后，脾胃安得不损乎？脾胃既损，是真气元气败坏，促[17]人之寿。

译文：河北易水县张元素先生，曾经告诫不可应用药性峻烈的消导食积药物。峻烈的消导食积药物刚刚下咽，尚未等到消导食积的药丸完全发挥作用，药丸表皮的力量就开始发挥作用，病人就会说胃肠感到了排空和爽快，损伤人体的饮食物已经被祛除了。如果再等待一两个时辰左右，消导食积的药丸全部融化开，其中那些峻烈的消导药物一定有损伤脾胃的情形。等到食积被祛除以后，脾胃哪有不受损伤的呢？脾胃既然受了损伤，也就意味着人体的真气元气衰败，使人体的寿命缩短。

当时[18]说下一药，枳实一两，麸炒黄色为度，白术二两，只此二味，荷叶裹烧饭为丸。以白术苦甘温，其甘温补脾胃之元气，其苦味除胃中之湿热，利腰脐间血，故先补脾胃之弱，过于枳实克化之药一倍。枳实味苦寒，泄心下痞闷[19]，消化胃中所伤。此一药下胃，其所伤不能即去，须待一两时辰许，食则消化，是先补其虚，而

[11] 张先生：张元素。河北易县人，金元著名医学家，撰《医学启源》等著作。

[12] 食药：消导食积的药物。

[13] 施化：发挥作用。

[14] 标皮：表皮。

[15] 时辰：古代计时单位，每个时辰等于现在的两小时。

[16] 情性：情形，特点。

[17] 促：短促，缩短。

[18] 当时：现在。

[19] 痞闷：堵塞懑闷。

后化其所伤，则不峻利矣。当是之时，未悟用荷叶烧饭为丸之理，老年味[20]之始得，可谓神奇矣。荷叶之一物，中央空虚，象震卦[21]之体。震者，动也，人感之生足少阳甲胆也；甲胆者风也，生化万物之根蒂[22]也。《左传》云：履端[23]于始，序则不愆[24]。人之饮食入胃，营气[25]上行，即少阳甲胆之气也；其手少阳三焦经，人之元气也，手足经同法[26]，便是少阳元气生发也。胃气、谷气、元气，甲胆上升之气，一也，异名虽多，止是胃气上升者也。荷叶之体，生于水土之下，出于秽污之中，而不为秽污所染，挺然独立。其色青，形乃空，清而象风木者也，食药感此气之化，胃气何由不上升乎？其主意用此一味为引用，可谓远识深虑，合于道者也。更以烧饭和药，与白术协力，滋养谷气而补令胃厚，再不至内伤，其利广矣大矣！

译文：现在说说下面这个健脾补胃、消导食积的处方用药的妙处：枳实一两，用麸子炒成黄色为适宜，白术二两。只用此两味药物，研末用鲜荷叶裹住上述药末在锅篦子上蒸，然后做成药丸子。因为白术苦甘温，它的甘味和温性可以健脾补助脾胃的元气。它的苦味能除胃中湿热，能促进腰部和肚脐周围血液的运行。故先用白术补益脾胃的虚弱，且白术的用量超过枳实消导克伐药量的一倍。枳实味苦寒，泄除胃口处的憋闷堵塞，消导胃中所伤的饮食物。这一处方用药喝到胃中，所伤的饮食物不能马上就去除掉，大约等待2~4个小时，所伤饮食物就会被消化。该方先补其脾胃虚弱，然后消化掉其所伤的饮食物，就不会过分峻烈消导损伤脾胃。当我年轻临床经验不足的时候，没有领悟到用鲜荷叶裹住白术和枳实药末在锅篦子上蒸然后做成药丸子的道理，到老年才懂得了用荷叶的道理，张元素老师在方中配伍应用荷叶可谓称得上神奇啊。荷叶这种药物，其中央是空虚的，很类似震卦的形状，代表着春天的阳气生发。震的意思，代表着动，与人体脏腑相对应的是足少阳胆。胆在天干相对应于甲，故称甲胆。甲胆与

[20] 味：体会到，领会到。

[21] 震卦：两阴爻一阳爻，代表春天阳气生发。

[22] 根蒂：gēn dì，根本。

[23] 履端：lǚ duān，原指正月初一，后泛指事物的开始、开头。

[24] 愆：qiān，耽误，拖延。

[25] 营气：运行于血脉中的精气。这里是指精微物质，不单纯指营气。

[26] 手足经同法：手少阳三焦经内流通的是足少阳胆经升发的元气。

自然界的六气春风相对应。春风一吹，万物始生。故胆在人体犹如春风一样，为机体生化精微物质的一个根本。《左传·洪范》说：有一个良好的开端，按着正常的顺序发展就不会耽误拖延。饮食进入胃中，经过脾胃的运化转化精微物质向上焦布散，这种精微物质进入胆就转化为胆之精气。手少阳三焦经内流通着人的元气，这种元气是由足少阳胆经能够正常升发产生的。脾胃之气、水谷精微之气、元气、胆内升发的精微之气，不同的名称虽然繁多，但其实质都是一个，都只是脾胃之气上升形成的。荷叶啊，生在水土的下面，从污秽的淤泥中生长出来，却不被污秽的淤泥所污染，独自高洁挺立在污泥之中。荷叶的色是青的，形体是中空的，清洁高雅，与自然界树木的特征很是相似啊。如果吃了荷叶，就会感受荷叶这种内在向上升发的气化特点，脾胃之气怎么能不更好地向上升发呢？张元素老师在枳术丸中加入荷叶一味药物作为导引的思想，真可谓是思考的深刻啊，真可谓是合乎自然规律啊！该方更采用在锅篦子上蒸熟做药，有协同白术健脾的功效。枳术丸能够滋养脾胃令脾胃强壮，再也不至于发生饮食损伤脾胃，该方的好处可谓是广大啊！

若内伤脾胃，以辛热之物、酒肉之类，自觉不快，觅药于医者，此风习以为常，医者亦不问所伤，即付之以集香丸[27]、巴豆[28]大热药之类下之，大便下则物去，遗留食之热性、药之热性，重伤元气，七神不炽[29]。经云：热伤气，正谓此也。其人必无气以动而热困，四肢不举，传变诸疾，不可胜数，使人真气自此衰矣。

译文：如果病人因为过分服用酒肉之类的辛热饮食物而损伤了脾胃，自己觉得胃脘不舒服，然后随意向医生寻求治疗方药，这种风气都成了习惯。医生也不问是什么饮食物损伤了脾胃，即随意付给病人集香丸、巴豆等这类大辛大热的药物给予泻下。虽然大便泻下后酒肉

[27] 集香丸：丁香、木香、香附、麝香、姜黄、白豆蔻仁、砂仁、甘草。具有宽中顺气、消宿酒、进饮食、磨积滞、去癥块之功。见《局方》卷三。

[28] 巴豆：性热，味辛，功能破积、逐水、涌吐痰涎，有助于治寒结便秘、腹水肿胀、寒邪食积所致的胸腹胀满急痛、大便不通等。大毒，须慎用。

[29] 不炽：不旺盛。

之类的辛热饮食物被祛除了，但遗留了辛热饮食物和辛热类药物产生的火热，火热会重新损伤人体的元气。泻下损伤元气，遗留的火热再次损伤元气，元气损伤严重，导致各种精神活动萎靡不振。《内经》说：火热耗伤人的元气，说的就是这个道理。经过辛热药物泻下的病人一定为火热所困而没有元气来维持运动，四肢无力抬举，进而传变为各种疾病，真是数都数不过来呀，使人的元气从此虚衰了啊。

若伤生冷硬物，世医或用大黄、牵牛[30]二味大寒药投之，物随药下，所伤去矣。遗留食之寒性、药之寒性，重泻其阳，阳去则皮肤筋骨肉血脉无所依倚，便为虚损之证。论言及此，令人寒心。

译文：如果病人因为过分服用生冷硬物而损伤了脾胃，一般的医生或者就会用大黄、牵牛二味大寒的药物投给病人，生冷硬物就会随着泻下药物而被祛除，损伤脾胃的生冷硬物就消除了。尽管如此，但却遗留下了饮食物和药物产生的寒气，会重新损伤人体的阳气。阳气损伤严重，则皮肤筋骨肌肉血脉则没有温煦充养的物质基础，便形成了虚损病证。每每论述到这种情况，真是让我心寒呀。

夫辛辣气薄之药，无故不可乱服，非止牵牛而已。《至真要大论》云：五味入胃，各先逐其所喜攻。攻者，克伐泻也。辛味下咽，先攻泻肺之五气。气者，真气、元气也。其牵牛之辛辣猛烈，夺人尤甚，饮食所伤，肠胃受邪，当以苦味泄其肠胃可也，肺与元气何罪之有？夫牵牛不可用者有五，此其一也。况胃主血，为物所伤，物者，有形之物也，皆是血病，血病泻气，此其二也。且饮食伤于中焦，止合[31]克化，消导其食，重泻上焦肺中已虚之气，此其三也。食伤肠胃，当塞因塞用[32]，又寒因寒用[33]，枳实、大黄苦寒之物，以泄有形是也，反以辛辣牵牛散[34]泻真气，犯大禁四也。殊不知《针经》第一卷第一篇有云，外来客邪，

[30] 牵牛：性寒，味苦。归肺经、肾经、大肠经。功效泻水通便、消痰涤饮、杀虫攻积。用于水肿胀满，二便不通，痰饮积聚，气逆喘咳，虫积腹痛、蛔虫、绦虫病。

[31] 止合：只适合。

[32] 塞因塞用：病因为堵塞，却还用补养的药物。此处是指食积停滞在胃肠，应该消导泻下，却还用升发清阳的药物。

[33] 寒因寒用：病因是寒邪，却还用寒性药物来治疗。

[34] 牵牛散：由牵牛子、葶苈子、桑白皮、槟榔、郁李仁、汉防己、猪苓、木通组成。主治水气遍身浮肿，气息喘急，小便赤涩等。方出《圣惠》卷五十四。

风寒伤人五脏，若误泻胃气，必死，误补亦死。其死也，无气以动，故静；若内伤脾胃，而反泻五脏，必死，误补亦死。其死也，阴气有余[35]，故躁。今内伤肠胃，是谓六腑不足之病，反泻上焦虚无肺气；肺者，五脏之一数也，为牵牛之类朝损暮损，其元气消耗，此乃暗里折人寿数，犯大禁五也。良可哀叹！故特著此论并方，庶令[36]四海闻而行之，不至夭横[37]耳！此老夫之用心也。

[35] 阴气有余：阴寒内盛。

[36] 庶令：但愿，或许。

[37] 夭横：指意外折亡。

译文：辛辣气薄的药物，为阳中之阴药，具有泻下功能。这类泻下作用的药物损伤脾胃非常严重，所以不能随便服用，不仅仅就牵牛一个药物而已。《素问·至真要大论》第七十四说：不同性味的药物进入胃中，各自首先去攻逐其擅长攻逐的邪气。攻逐，就是克伐和泻下邪气。辛味的药物服下去，首先攻伐肺气。肺气，其实质就是真气、元气。牵牛这个药物辛辣泻下作用非常猛烈，攻伐肺气尤其厉害。

一般来说，饮食物停滞在胃中导致肠胃受邪，应当用苦味的药物泻下肠胃的积滞就可以了，尽量不用牵牛子来泻下损伤肺气和元气，肺气和元气是无辜的啊。临床上不能随便应用牵牛子来泻下有五种情况，这是其中的一种情况。

何况脾胃主运化气血，如果脾胃为饮食物（有形之物）所损伤导致气机停滞，日久导致脾胃中瘀血阻滞，这时病在血分而已经不在气分了。对于瘀血阻滞在脾胃，应该应用活血化瘀药物给予治疗，反而用牵牛子去攻泻胃肠中的食积，这是错误的。这是不能应用牵牛子的第二种情况。

而且饮食物损伤在中焦脾胃，只适合用药消解融化来消导食积。如果用牵牛子过度猛烈泻下，只能会再次损伤上焦本来已经虚损的肺气。这是不能应用牵牛子的第三种情况。

饮食物损伤肠胃导致了脾胃虚弱，治疗应该用补养脾胃的药物给予治疗，这种治疗方法称作塞因塞用。同时，虽然是寒性食积，也要在温胃散寒的药物中配伍寒性泻下药物以顺应寒性食积给予治疗，这种治疗方法称作寒因寒用。枳实、大黄这类药物就属于苦寒泻下的药物，用来攻泻肠胃中积滞非常合适。现在反而用辛辣的牵牛子来耗散人体的元气，这是严重违反了不能用牵牛子的忌讳，这是不能用牵牛子的第四种情况。

竟不知道《黄帝内经·灵枢》第一卷第一篇曾经说过，外来的风寒邪气侵袭人体损伤了人的五脏，如果反而用攻泻胃肠积滞的方法给予治疗，损伤人体的胃气，一定会导致病人死亡。当然了，错误地给予补养治疗也会导致死亡。这种死亡，因为是元气亏虚，没有元气来为维持运动，故死亡前的表现是安静的。如果是内伤脾胃虚弱，反而用攻泻胃肠积滞的方法给予治疗，损伤人体五脏的元气，也一定会导致死亡。错误地给予补养治疗也会导致死亡。这种死亡，因为是阴气亢盛，所以死亡前的表现是躁动不安。现在饮食损伤肠胃，这是六腑亏虚的疾病，反而攻伐上焦无形的肺气，肺脏是五脏之一，如果经常被牵牛子之类的药物不断地损伤，日久就会导致元气被消耗，这是在暗中缩短人的寿命，严重违反了不能用牵牛子的忌讳，这是不能用牵牛子的第五种情况。

这真是令人哀叹啊！所以，特别阐述牵牛子的应用禁忌，并制定合适的处方，或许能让大家学习了以后遵照实行，不至于导致病人伤亡啊！这是老夫我李东垣的良苦用心啊。

胃气岂可不养，复明养胃之理，故经曰：安谷则昌，绝谷则亡。水去则荣[38]散，谷消则卫[39]亡，荣散卫亡，神无所依。仲景云：水入于经，其血乃成；谷入于胃，脉道乃行。故血不可不养，胃不可不温，血温胃和，荣卫将行，常有天命。谷者，身之大柄[40]也。《书》[41]与《周礼》[42]皆云：金木水火土谷，惟修以奉养五脏者也。内伤饮食，固非[43]细事，苟妄服食药而轻生损命，其可乎哉！《黄帝针经》有说：胃恶热而喜清冷，大

[38] 荣：即营气。运行于血脉中的精气。

[39] 卫：即卫气。运行于脉外温肌肉充皮肤抵御外邪的精气。

[40] 大柄：比喻握以治事的大权。

[41]《书》：即《尚书》，上古之书。它是中国上古历史文献和部分追述古代事迹著作的汇编，是我国最早的一部历史文献汇编。

[42]《周礼》：又名《周官》，成书于两汉之间。记载了先秦时期社会政治、经济、文化、风俗、礼法诸制，堪称中国文化史之宝库。

[43] 固非：原非，本来就不是。

肠恶清冷而喜热，两者不和，何以调之？岐伯曰：调此者，饮食衣服，亦欲适寒温，寒无凄怆[44]，暑无出汗；饮食者，热无灼灼，寒无沧沧[45]，寒温中适，故气将持，乃不致邪僻[46]也详说见于本经条下。是必有因用，岂可用俱寒俱热之食药，致损者与？！

[44] 凄怆：指悲伤，悲凉。

[45] 沧沧：寒冷貌。

[46] 邪僻：乖谬不正，不合正道。这里指疾病。

译文：脾胃之气哪能不时时保护调养呢！所以，我要反复阐明保护滋养胃气的道理和重要性。所以《内经》说：能吃饭人体就健康，不能吃饭人体就发生疾病甚至衰亡。不能喝水则营血消亡，不能吃饭则卫气消亡。营卫消亡，精神也就没有了依托的物质基础。张仲景说：喝的水被脾胃吸收后转变为津液，津液进入血脉，人体的血液就能形成了。食物被纳入到胃中后转变为营气，营气进入血脉也构成血液，血液就能在血脉中流行了。所以，血液不能不得到滋养，脾胃不能不温补。血液得到了充养，脾胃得到了温补，营气和卫气就会得到充养和流行敷布，人就常常能度尽自己的自然寿命。脾胃能消化吸收饮食物，是人体健康的重要保证。《尚书》与《周礼》都说：金木水火土和谷物，只有通过脾胃加以消化吸收才能滋养五脏啊。饮食不节导致脾胃内伤，本来就不是小事，假如随便服用消导食积的药物而轻视生命损害寿命，这怎么能行呢！《黄帝内经·灵枢》说：胃不喜欢热性食物而喜欢凉性食物，大肠不喜欢凉性食物而喜欢热性食物，胃和大肠两者的喜好厌恶不相同，如何能协调呢？岐伯说：协调二者的不同，要在饮食和衣服方面加以注意。穿的衣服要寒温适度，天气寒冷时人不能冻得瑟瑟发抖，天气炎热时人不能热得大汗淋漓。吃的食物，热的不能有烧灼感，冷的不能有冰凉感。如果穿的和吃的寒温恰当合适，那么脾胃的功能就会正常，元气就滋生而不会耗散，就不会导致疾病啊（详说见于《黄帝内经·灵枢》条下）。因此，一定要有根据有理由地服用恰当的消导食积的药物，哪能都用寒性和热性的消导食积的药物，导致脾胃受到损伤呢？

《内经》云：内伤者，其气口脉[47]反大于人迎[48]，一

[47] 气口脉：右手关前一名。

[48] 人迎：即人迎脉，左手关前一分。

倍二倍三倍，分经[49]用药。又曰：上部[50]有脉，下部[51]无脉，其人当吐，不吐者死。如但食不纳，恶心欲吐者，不问一倍二倍，不当正与瓜蒂散[52]吐之，但以指或以物探去之。若所伤之物去不尽者，更诊其脉，问其所伤，以食药去之，以应塞因塞用，又谓之寒因寒用，泄而下降，乃应太阴之用，其中更加升发之药，令其元气上升，塞因塞用，因曲而为之直。何为曲？乃伤胃气是也。何为直？而升发胃气是也。因治其饮食之内伤，而使生气增益，胃气完复，此乃因曲而为之直也。

[49] 分经：区分不同的经络。这里是区分不同的病情。

[50] 上部：指寸关脉。

[51] 下部：指尺脉。

[52] 瓜蒂散：由瓜蒂、赤小豆组成。出自《伤寒论》。

译文：《黄帝内经》说：因为情志刺激、饮食不节、劳倦过度损伤脾胃，脾胃虚弱不能运化水湿，水湿演变为痰，痰上储于肺，导致气口脉反而会浮大滑盛，大于人迎脉，可能是一倍或者两倍或者三倍。治疗的方法是根据不同的病情选用不同的药物。《难经·十四难》指出：上部寸关脉应指浮大弦滑明显旺盛，下部尺脉应指沉凹甚至没有脉象，应当用吐法，把阻滞胸脘的食物和痰完全吐出，肝气就条达了。如果吐出来，肝气郁滞于下焦，就容易导致昏厥死亡。如果只是能吃但是胃不接受，吃进食物后当即发生恶心又想吐出来。这时，不管气口脉大于人迎脉是一倍还是两倍，不必立刻就用瓜蒂散来催吐。因为病人有恶心呕吐的表现，这是脾胃食积有向上外出的倾向和指征，病人只需要用手指或者用鸡翎刺激咽喉来试探着催吐就能将胃脘中的食积排出来。若胃脘中停滞的食积不能通过呕吐排除干净，这时再仔细诊察其脉象，寻问其所吃了什么食物，用消导这种食物的药物如生麦芽、生山楂、炒神曲、炒莱菔子、鸡内金、使君子等去除它。在消导食积的同时，如果伴有脾胃虚弱、清阳不升，就酌情配伍补养脾胃、升发清阳的药物如柴胡、升麻等。在中医理论上，这属于塞因塞用。如果伴有寒性便秘，在温胃散寒的同时就酌情配伍寒性泻下药物，这种治疗方法又称作寒因寒用。因为寒性泻下药物既能顺应寒性便秘的特性同时又具有向下泄降的特点。无论是塞因塞用，还是寒因寒用，都是为了顺应脾胃的功能。其中，在消导食积的药物中又配伍升发清阳的药物，能够引导脾胃运化产生的元气上升，这就是应用了塞因塞用的方法，应用了因曲而为之直的方法。什么是曲呢？就是饮食不节致脾胃受到损伤而虚弱、清阳不升。什么是直呢？就是升发脾胃之清阳。因为通过升发脾胃清阳治疗饮食不节导致的脾胃虚弱、清阳不升，可以使脾胃生化元气的功能得到增强，脾胃功能得到很好地恢复。这就是“因曲而为之直也”的内在含义啊。

若依分经用药，其所伤之物，寒热温凉，生硬柔软，所伤不一，难立定法，只随所伤之物不同，各立法治，临时加减用之。

译文：治疗的方法是根据不同病情选用不同的药物。但是，损伤脾胃的饮食物是寒的还是热的，是温的还是凉的，是生硬的还是柔软的，这些饮食物的损伤都是不一样的，很难确立固定的治疗方法。只好随着损伤脾胃的饮食物不同，各自制定不同的治疗方法，然后根据病情再临时灵活加减化裁来运用。

其用药又当问病人从来禀气[53]盛衰，所伤寒物热物，是喜食而食之耶，不可服破气药；若乘饥困而食之耶，当益胃气；或为人所勉劝强食之，宜损血[54]而益气也。诊其脉候，伤在何脏，方可与对病之药，岂可妄泄天真生气[55]，以轻丧身宝乎？

[53] 禀气：天赋的气性。

[54] 损血：活血化瘀。

[55] 天真生气：指真气，是维持人体生命活动最基本的物质。

译文：在具体用药的时候，又应当询问病人自小以来先天禀赋的强弱盛衰，损伤脾胃的饮食物是寒性的还是热性的，如果是特别喜欢吃而吃了过多的食物，治疗的时候在消导食积的基础上不可过分配伍破气的药物，防止损伤脾胃。如果是在饥饿困乏的情况下过分饮食，应当在消导食积的基础上补益脾胃之气。如果被人勉强劝食而过分饮食，日久导致脾胃虚弱和胃肠血液瘀滞，应当在消导食积的基础上配伍活血益气的药物。诊察病人的脉象，审查饮食物损伤了哪个脏腑，才可给病人服用正确的药物。治疗疾病的时候，怎么能胡乱地攻泻元气，而轻易丧失人身之宝呢？

且如先食热物而不伤，继之以寒物，因后食致前食亦不消化而伤者，当问热食寒食孰多孰少，斟酌与药，无不当矣。喻如伤热物二分，寒物一分，则当用寒药二分，热药一分，相合而与之，则荣卫之气必得周流。更有或先饮酒，而后伤寒冷之食，及伤热食，冷水与冰，如此不等，皆当验其节次所伤之物，约量寒热之剂分数，各各对证而与之，无不取验。自忖[56]所定方药，未敢便为能尽药性之理，姑用指迷[57]辨惑[58]耳，随证立方，备陈[59]于后。

[56] 自忖：暗自思量。

[57] 指迷：指点使不迷惑。

[58] 辨惑：解除疑惑。

[59] 备陈：详尽陈述。

译文：例如病人先吃了热性食物并没有损伤脾胃，但继而又吃了寒性食物，因为后面的寒性食物导致前面的热性食物也不消化而损伤了脾胃。这时，作为医生应当询问病人吃的热性食物和寒性食物谁多谁少，然后斟酌热性食物和寒性食物的比例给病人用药，就不会不恰当了。比如说吃了热性食物二分和寒性食物一分，则应当用寒性药物二分和热性药物一分，配伍在一起给予病人服用，则脾胃得到正确的治疗，脾胃运化正常，则营气和卫气得以滋生而周流全身发挥作用。更有的病人先喝酒，而后吃寒凉的饮食，然后又吃热性食物，然后又喝冷水，然后又吃冰块，吃的东西如此不同。作为一个医生，都应当审查每个时间段所吃的食物大约寒性和热性的比例，然后根据寒性和热性食物的比例分别给予不同比例的药物治疗，就会取得良好的临床疗效。我自己考虑我所创制的方药，不敢说都配伍得那么恰当合理，姑且作为给大家指点迷津辨清困惑的一个引导吧。我根据病证灵活制定处方，详细地罗列在下面。

易水张先生枳术丸

治痞[60]，消食，强胃。

白术二两　枳实麸炒黄色，去穰，一两

上同为极细末，荷叶裹烧饭[61]为丸，如梧桐子大，每服五十丸，多用白汤[62]下，无时[63]。白术者，本意不取其食速化，但久令人胃气强实，不复伤也。

[60] 痞：病人自我感觉胸中或脘腹堵塞憋闷的一种病证。

[61] 烧饭：蒸饭。

[62] 白汤：白开水。

[63] 无时：不拘时候。

译文： 河北易水县张元素先生创制的枳术丸，能够治疗胸膈痞满，具有消食滞、强健脾胃的功效。

枳术丸由白术二两、枳实一两组成。枳实要用麸子炒成黄色，去掉内穰。

上述药物共同研为极细末，用鲜荷叶裹住在锅篦子上蒸，然后做成药丸子，如梧桐子大小，每次服用五十丸，多用点白开水送服下去，不拘时候服用。重用白术，目的是制约枳实破气消积，不让食积过快消导，但久服又能让脾胃之气强健，不再次损伤脾胃的元气。

橘皮枳术丸

治老幼元气虚弱，饮食不消，或脏腑不调，心下痞闷。

橘皮　枳实麸炒去穰，以上各一两　白术二两

上件为细末，荷叶烧饭为丸，如梧桐子大，每服五十丸，熟水送下，食远。

夫内伤用药之大法，所贵服之强人胃气，令胃气益厚，虽猛食、多食、重食[64]而不伤，此能用食[65]药者也。此药久久益胃气，令人不复致伤也。

[64] 重食：多次吃饭。

[65] 能用食：有助于吃饭，增加吃饭。

译文： 橘皮枳术丸治疗老人小儿脾胃虚弱、元气亏虚，表现为饮食不消化，或者脾胃虚弱、气机失调，表现为胃脘痞闷。

橘皮枳术丸由白术二两、枳实一两、橘皮一两组成。枳实要用麸子炒成黄色，去掉内穰。

上药共同研为细末，用鲜荷叶裹住上述药末在锅篦子上蒸，然后做成药丸子，如梧桐子大小，每次服用五十丸，温开水送服下咽，距离进食时间较远时服药。

大凡饮食劳倦内伤脾胃的用药大法，贵在所服用的方药能增强脾胃的功能，能使胃气旺盛，即使偶尔暴吃、多吃或多次吃饭，也不会损伤脾胃，这是增进吃饭的药啊。该方药服用时间久了，就能有益于脾胃之气的恢复，使人的脾胃不容易再次损伤啊。

曲蘖[66]枳术丸

治为人所勉劝强食之，致心腹满闷不快。

[66] 曲蘖：qǔ niè，发芽的谷粒。

枳实麸炒，去穰　大麦蘖面炒　神曲炒，以上各一两　白术二两

上为细末，荷叶烧饭为丸，如梧桐子大，每服五十丸，用温水下，食远。

译文：曲蘖枳术丸治疗被人勉强劝食而饮食过多，导致脘腹胀满懑闷不舒适。

曲蘖枳术丸由麸炒枳实（去穰）一两、面炒大麦蘖一两、炒神曲一两、白术二两组成。

上面的药物共同研成细末，用鲜荷叶裹住上述药末在锅篦子上蒸，然后做成药丸子，如梧桐子大小，每次服用五十丸，温水送服下咽，距离进食时间较远时服药。

木香枳术丸

破滞气，消饮食，开胃进食。

木香　枳实麸炒，去穰，以上各一两　白术二两

上为细末，荷叶烧饭为丸，如梧桐子大，每服五十丸，温水送下，食远。

译文：木香枳术丸能够开破胃脘的气滞，消导饮食，具有开胃进食的功效。

木香枳术丸由木香一两、麸炒枳实（去穰）一两　白术二两组成。

上面的药物共同研成细末，用鲜荷叶裹住上述药末在锅篦子上蒸，然后做成药丸子，如梧桐子大小，每次服用五十丸，温水送服下咽，距离进食时间较远时服药。

木香化滞汤

治因忧气[67]，食湿面[68]，结于中脘[69]，腹皮底微痛，心下痞满，不思饮食，食之不散，常常痞气[70]。

半夏一两　草豆蔻仁　甘草炙，以上各五钱　柴胡四钱　木香　橘皮以上各三钱　枳实麸炒，去穰　当归梢以上各二钱　红花五分

上件锉如麻豆大，每服五钱，水二大盏，生姜五片，煎至一盏，去渣，稍热服，食远。忌酒、湿面。

译文：木香化滞汤治疗因为忧虑，或者过食不是很熟的难以消化的面食，导致寒湿积滞凝结在中脘之证。重按中脘处，在腹皮的深处底层有轻微的疼痛，病人感觉到胃口处堵

[67] 忧气：忧愁之气。

[68] 湿面：此处指不是很熟的难以消化的面食。

[69] 中脘：胸骨下端和肚脐连接线的中点。

[70] 痞气：即痞满。

塞憋闷，不想吃饭。即使吃了饭也不能消散，经常觉得堵塞在胃口处。

木香化滞汤由半夏一两、草豆蔻仁五钱、炙甘草五钱、柴胡四钱、木香三钱、橘皮三钱、麸炒枳实（去穰）二钱、当归梢二钱、红花五分组成。

上述药物切碎如豌豆大小，每次服用五钱，用水两大杯煎熬，加生姜五片，煎至一杯，去掉药渣，比较热时服用，距离进食时间较远时服药。忌讳饮酒和吃不是很熟的难以消化的面食。

半夏枳术丸

治因冷食内伤。

半夏汤洗七次，焙干[71]　枳实麸炒，以上各一两　白术二两

上同为极细末，荷叶烧饭为丸，如梧桐子大，每服五十丸，温水送下，添服不妨。热汤浸蒸饼为丸亦可。

如食伤，寒热不调，每服加上二黄丸[72]十丸，白汤送下。

更作一方，加泽泻一两为丸，有小便淋者用。

译文：半夏枳术丸治疗冷食内伤脾胃，导致脾胃虚弱，表现为脘腹痞满、恶心呕吐。

半夏枳术丸由生半夏一两、麸炒枳实一两、白术二两组成。半夏用热水洗七次以减少毒性，焙干。

上药共同研成极细末，用鲜荷叶裹住上述药末在锅篦子上蒸，然后做成药丸子，如梧桐子大小，每次服用五十丸，用温开水送服，多吃点也无妨。如果用热水浸泡一下蒸饼做成丸子也可以。

如果伤食之后，出现肌肤怕冷内脏烧热不协调一致的现象，伴有口渴、烦乱不安，舌上黄厚苔干燥，为食积化火，每次配服二黄丸十丸清热泻火，白开水送服。

另制一方，即于本方内加泽泻一两，按上法用荷叶裹蒸饭为丸。当出现尿频、淋痛时服用。此属湿热蕴结下焦，所以加泽泻利水因势利导。

丁香烂饭丸

治饮食所伤。

[71] 焙干：将药物隔瓦片或锅加热烘干。

[72] 上二黄丸：由黄芩、黄连、升麻、柴胡、生甘草组成，主治热食伤中，胸脘痞闷，兀兀欲吐，烦乱不安等症。

丁香　京三棱[73]　广茂[74]炮　木香以上各一钱　甘草炙　甘松[75]去土　缩砂仁　丁香皮　益智仁以上各三钱　香附子五钱

上为细末，汤浸蒸饼为丸，如绿豆大，每服三十丸，白汤送下，或细嚼亦可，不拘时候。

治卒心胃痛甚效。

译文：丁香烂饭丸主治过食冷物或者冷饮停滞胃肠导致寒积不化或寒饮不化、气滞血瘀证。

丁香烂饭丸由丁香一钱、京三棱一钱、广莪术（炮）一钱、木香一钱、炙甘草三钱、甘松（去土）三钱、缩砂仁三钱、丁香皮三钱、益智仁三钱、香附子五钱组成。

上述药物共同研成细末，用热水浸一下蒸饼做成药丸，药丸如绿豆大小，每次服用三十丸，用白开水送服，或者嚼烂吞服也可。服用药丸不受时间限制，病情一发作就可以服用。

该方治疗骤然的胃口处冷痛也非常有效。

草豆蔻丸

治秋冬伤寒冷物，胃脘当心而痛，上支两胁，膈咽不通。

草豆蔻面裹煨[76]，去皮取仁　枳实麸炒黄色　白术以上各一两　大麦糵[77]面炒黄色　半夏汤洗七次，日干　黄芩刮去皮，生　神曲炒黄色，以上各五钱　干生姜　橘皮　青皮以上各二钱　炒盐五分

上为极细末，汤浸蒸饼为丸，如绿豆大，每服五十丸，白汤下，量所伤多少，加减服之。

如冬月用，别作一药，不用黄芩，岁火[78]不及，又伤冷物，加以温剂，是其治也。然有热物伤者，从权[79]以寒药治之，随时[80]之宜，不可不知也。

译文：草豆蔻丸治疗秋天和冬天过食寒凉食物损伤脾胃，正好就在胃口处疼痛，连及两胁肋胀满疼痛，从咽喉到膈部吞咽食物困难不通畅。

[73] 京三棱：为黑三棱科植物黑三棱的干燥块茎。主要作用是活血化瘀。

[74] 广茂：guǎng shù，即莪术。主产于广西和四川。产于广西者称广茂或广术；产于四川者称为文术。

[75] 甘松：辛甘温，归脾胃经。具有理气开郁、开郁醒脾之功，主治脘腹胀满、食欲不振、恶心呕吐。

[76] 面裹煨：将药材用湿润面粉包裹，在炒热的滑石粉锅内加热至外皮焦黄色为度。

[77] 大麦糵：发芽的大麦。

[78] 岁火：冬天的阳气。

[79] 从权：采用权宜变通的办法。

[80] 随时：随着时间。

草豆蔻丸由草豆蔻（面裹煨，去皮取仁）一两，枳实（麸炒黄色）一两、白术一两、大麦糵（面炒黄色）五钱、生半夏（汤洗七次，在太阳下晒干）五钱、黄芩（刮掉外皮，用生黄芩）五钱、神曲（炒黄色）五钱、干生姜二钱、橘皮二钱、青皮二钱、炒盐五分组成。

上药共同研磨成极细末，用热水浸一下蒸饼做成药丸，做成如绿豆大小的药丸，每次服用五十丸，用白开水送服。根据病情的轻重，可以多吃点也可以少吃点。

如果在冬天服用，另外单独做一剂药，药中不再用黄芩。因为冬天阳气不足，又受到了寒凉食物的损伤。用温热性药物，才是恰当的治疗方法。然而在秋冬季节如果有热性食物损伤脾胃，要配伍寒凉性药物给予灵活的治疗。随着时令选择恰当的药物，不可不知道啊。

三黄枳术丸

治伤肉食湿面辛辣厚味之物，填塞闷乱不快。

黄芩二两　黄连酒洗　大黄湿纸裹煨[81]　神曲炒　橘皮　白术以上各一两　枳实麸炒，五钱

上为细末，汤浸蒸饼为丸，如绿豆大一倍，每服五十丸，白汤送下，量所伤服之。

译文：三黄枳术丸治疗因过食肉、不是很熟的难以消化的面食、辛辣肥厚油腻等食物，损伤脾胃导致脾胃虚弱、食积内停、气滞不畅、腑气不通，表现为脘腹懑闷、大便秘结者。

三黄枳术丸由黄芩二两、黄连（酒洗）一两、大黄（湿纸裹煨）一两、神曲（炒）一两、橘皮一两、白术一两、枳实（麸炒）五钱组成。

上述药物共同研磨成细末，用热水浸一下蒸饼做成药丸，大小比绿豆大一倍，每次服用五十丸，用白开水送服。也可根据病情确定服用药丸的多少。

除湿益气丸

治伤湿面，心腹满闷，肢体沉重。

枳实麸炒黄色　神曲炒黄色　黄芩生用　白术以上各一两　萝卜子炒熟去秽气[82]，五钱　红花三分，是三钱分十也

[81] 湿纸裹煨：将药材用湿纸包裹，在炒热的滑石粉锅内加热至外皮焦黄色为度。

[82] 秽气：腐烂不洁的气味。

上同为极细末，荷叶裹烧饭为丸，如绿豆大，每服五十丸，白汤送下，量所伤多少服之。

译文：除湿益气丸治疗过食不是很熟的难以消化的面食，导致脘腹胀满懑闷，肢体沉重。

除湿益气丸由枳实（麸炒黄色）一两、神曲（炒黄色）一两、黄芩（用生的）一两、白术一两、萝卜子（炒熟去秽气）五钱、红花三分组成。

上述药物共同研为极细末，用鲜荷叶裹住在锅篦子上蒸，然后做成药丸子，药丸子如绿豆大小，每次服用五十丸，用白开水送服下去。根据病情的轻重，可以灵活增减服用量。

上二黄丸

治伤热食痞闷，兀兀[83]欲吐，烦乱不安。

黄芩二两　黄连去须酒浸，一两　升麻　柴胡以上各三钱　甘草二钱　一方加枳实麸炒，去穰，五钱

上为极细末，汤浸蒸饼为丸，如绿豆大，每服五七十丸，白汤送下，食远，量所伤服之。

译文：上二黄丸治疗吃过多热性食物导致的脘腹堵塞懑闷，胃中不断向上涌动，只想呕吐，心中烦躁闷乱不安。

上二黄丸由黄芩二两、黄连（去掉毛须酒浸）一两、升麻三钱、柴胡三钱、甘草二钱组成。上面的处方根据病情可以另加枳实（麸炒，去穰）五钱。

上述药物共同研磨成细末，用热水浸一下蒸饼做成药丸，药丸如绿豆大小，每次服用五十到七十丸不等，白开水送服，饭后间隔较长时间再服药，根据病情的轻重灵活增减服用量。

枳实导滞丸

治伤湿热之物，不得施化，而作痞满，闷乱不安。

大黄一两　枳实麸炒，去穰　神曲炒，以上各五钱　茯苓去皮　黄芩去腐　黄连拣净　白术以上各三钱　泽泻二钱

上件为细末，汤浸蒸饼为丸，如梧桐子大，每服五十丸至七十丸，温水送下，食远，量虚实加减服之。

译文：枳实导滞丸治疗湿热食积阻滞胃肠，脾胃不能运化湿热食积，导致脘腹堵塞或者胀满，心中懑闷烦乱不能安宁。

[83] 兀兀：wù wù，摇晃貌。此处指胃中不断向上涌动的感觉。

枳实导滞丸由大黄一两、枳实（用麸子炒，去掉内穰）五钱、神曲（炒）五钱、茯苓（去皮）三钱、黄芩（去掉腐烂的部分）三钱、黄连（拣净）三钱、白术三钱、泽泻二钱组成。

上述药物共研磨成细末，用热水浸一下蒸饼做成药丸，药丸如梧桐子大小，每次服用五十丸到七十丸，温开水送服，饭后较长时间再服药，根据病情的虚实情况增加或减少药丸的服用量。

枳实栀子大黄汤

治大病瘥[84]后，伤食劳复[85]。

枳实一个，麸炒，去穰　栀子三枚半，肥者　豆豉一两二钱五分，绵裹[86]

上以清浆水[87]二盏，空煮退八分，内[88]枳实、栀子，煮取八分，下豉，再煮五六沸，去渣，温服，覆令汗出。

若有宿食，内大黄如簿[89]棋子五六枚，同煎。

食高粱之物[90]过多，烦热闷乱者，亦宜服之。

译文：枳实栀子大黄汤治疗大病重病痊愈后，余热未清，因为过分饮食或者过度劳累导致疾病复发。

枳实栀子大黄汤由枳实（麸炒，去穰）一个，生栀子（肥大的）三枚半，豆豉（用绵布包裹住）一两二钱五分组成。

先用清浆水两杯，煮去十分之八。放入炒枳实、生栀子，再煮到剩余十分之八的清浆水。然后再放入淡豆豉，再煮五六沸。去掉药渣，在温热时服用。服完药汤后盖上被子令病人遍身微微汗出。

如果脘腹中有积食，放入棋子大小的大黄五六个，共同煎煮。

如果是因为服用肥腻食物过多导致病情复发，病人表现为心中烦躁发热、脘腹懑闷难受的，也适合服用枳实栀子大黄汤加以治疗。

白术丸

治伤豆粉湿面油腻之物。

[84] 瘥：chài，病愈。

[85] 劳复：伤寒、温热病瘥后，余邪未清，因过度劳累复发者。

[86] 绵裹：用丝绵包裹住。

[87] 清浆水：即浆水之清者，也称酢浆水。其制法是：将粟米煮熟，投入冷水中，浸五六日，待其发酵发酸，生白花，色类浆即成。味酸，能调中、开胃、止渴。

[88] 内：同“纳”。放入。

[89] 簿：同“博”。博弈，下棋。

[90] 高粱之物：即膏粱之物。指肥腻的食物。

枳实炒黄，一两一钱　白术　半夏汤浸[91]　神曲炒黄，以上各一两　橘皮去穰，七钱　黄芩七钱　白矾枯，三分

上为极细末，汤浸蒸饼为丸，如绿豆一倍大，每服五十丸，白汤送下，量所伤加减服。素食多用干姜，故加黄芩以泻之。

译文：白术丸主治由豆粉、不是很熟的难消化的面食、油腻食物导致的脾胃虚弱、食积停滞。

白术丸由枳实（炒黄）一两一钱、白术一两、半夏（汤浸）一两、神曲（炒黄）一两、橘皮（去穰）七钱、黄芩七钱、白矾（枯）三分组成。

上药共同研磨成细末，用热水浸一下蒸饼做成药丸，丸子大约要像绿豆的一倍大，每次服用五十丸，用白开水送服，根据病情的轻重加量或减量服用。吃素食的人平时可能多爱吃干姜，容易导致上火，故在处方中配伍黄芩以泻火。

木香见晛[92]丸

治伤生冷硬物，心腹满闷疼痛。

神曲炒黄色　京三棱煨，以上各一两　石三棱[93]去皮煨　草豆蔻面裹煨熟取仁　香附子炒香，以上各五钱　升麻　柴胡以上各三钱　木香二钱　巴豆霜五分

上为细末，汤浸蒸饼为丸，如绿豆一倍大，每服三十丸，温白汤下。量所伤多少服之。

译文：木香见晛丸治疗过食生冷硬滞的食物导致寒积内停，兼有肝郁气滞血瘀，从而导致心腹胀满懑闷疼痛。

木香见晛丸由神曲（炒成黄色）、京三棱（煨）一两、石三棱（去皮煨）、草豆蔻（面裹煨熟取仁）、香附子（炒香）五钱、升麻三钱、柴胡三钱、木香二钱、巴豆霜五分组成。

上药共同研磨成细末，用热水浸一下蒸饼做成药丸，丸子约绿豆的一倍大，每次服用三十丸，用温白开水送服，根据病情的轻重加量或减量服用。

三棱消积丸

治伤生冷硬物，不能消化，心腹满闷。

[91] 汤浸：白开水浸泡。

[92] 晛：xiàn，美好。

[93] 石三棱：石三棱又名石仙桃，为兰科桃属植物石仙桃的全草或假鳞茎。主要功效是滋阴润肺，兼具活血化瘀作用。

京三棱炮　广茂炒　炒曲以上各七钱　青橘皮　巴豆和粳米炒黑焦，去米　茴香炒　陈橘皮以上各五钱　丁皮[94]　益智仁以上各三钱

上件为细末，醋打面糊为丸，如梧桐子大，每服十丸，加至二十丸，温生姜汤下，食前。量虚实加减，如更衣[95]，止后服。

译文：三棱消积丸治疗过食生冷硬滞的食物，脾胃不能消化，从而导致心腹胀满憋闷。

三棱消积丸由京三棱（炮制）七钱、莪术（炒）七钱、炒神曲七钱、青皮五钱、巴豆（同粳米一起炒黑焦，去掉粳米）五钱、小茴香（炒）五钱、陈皮五钱、丁香树皮三钱、益智仁三钱组成。

上药研为细末，用醋将药面和成药丸，如梧桐子大，每次服用十丸，根据病情可以加到二十丸，用温热的生姜汤送服，饭前空腹服用，根据病情的虚实灵活增减用量。如果大便能顺利排出，就不再服用后面的药物。

备急大黄丸

疗心腹诸卒暴百病。

大黄　巴豆去皮　干姜以上各一两

上须要精新好药，捣罗蜜和，更捣一千杵[96]，丸如小豆大，每服三丸，老少量之。

若中恶客忤[97]，心腹胀满卒痛，如锥刀刺痛，气急口噤[98]，停尸[99]卒死者，以暖水苦酒[100]服之。或不下，捧头起，令下咽，须臾[101]差；未差，更与三丸，以腹中鸣转，即吐下便愈。若口已噤，亦须撬齿灌之令入，尤妙。忌芦笋[102]、猪肉、冷水、肥腻之物。易水张先生[103]又名独行丸，盖急剂也。

译文：备急大黄丸治疗各种脘腹间猝然所患的疾病，如骤然剧烈如锥刺一样的疼痛，再如骤然的腹部极为胀满，伴有呼吸迫促、坐卧不安等。

备急大黄丸由大黄一两、巴豆（去皮）一两、

[94] 丁皮：丁香树皮，可替丁香。

[95] 更衣：上厕所的委婉说法。

[96] 杵：chǔ，捣，砸。

[97] 中恶客忤：由于冒犯不正之气所引起。表现为突然的错言妄语或者头旋晕倒、牙紧口噤、昏迷不醒。中恶和客忤是同义词，俗称中邪。客忤又称卒忤。

[98] 口噤：指牙关紧闭，口不能开的症状。多见于外感风寒之痉病和中风病。

[99] 停尸：躺在棺材内等待埋葬者。

[100] 苦酒：醋。

[101] 须臾：xū yú，表示一段很短的时间，片刻之间。

[102] 芦笋：天门冬科天门冬属多年生草本植物石刁柏的幼苗，可供蔬食。

[103] 易水张先生：即张元素，河北易县人，金元著名医家，撰《医学启源》等。

干姜一两组成。

上述药物必须用精良新鲜的好药来制作，在臼内先捣成粉，然后过罗筛出细末，再倒入一定量的蜂蜜混合，在臼内再捣一千次，以使药性和匀，做成豌豆大小的药丸，每次服用三丸。老人和小孩子根据病情适量应用。

如果突然中了不正的邪气，脘腹胀满卒然疼痛，犹如锥刀刺一样剧烈疼痛，呼吸急促、牙关紧闭、口不能开，躺在棺材内卒然昏迷假死的，用热水调入醋送服备急大黄丸，有的病人不能服下药丸，将病人的头抬起来，让其服下药丸，不一会就会好起来。如果还没有痊愈，再给病人服用三丸，当病人腹中有气开始转动鸣响，随即或呕吐或泻下，就痊愈了。如果牙关紧闭口不能开，也必须用东西撬开病人的牙齿硬性灌入口腔，令病人服进去，更为巧妙。服药期间忌讳吃芦笋、猪肉，忌讳喝凉水，忌讳吃油大肥腻的食物。河北易县张元素先生把备急大黄丸又称作独行丸，因为该方药是治疗急病重病的药啊。

神应丸

治因一切冷物冷水及潼乳酪水[104]，腹痛肠鸣，水谷不化。

黄蜡[105]二两　巴豆　杏仁　百草霜[106]　干姜以上各五钱　丁香　木香以上各二钱

上先将黄蜡用好醋煮去渣秽，将巴豆、杏仁同炒黑烟尽，研如泥，将黄蜡再上火，入小油[107]半两，溶开，入在杏仁、巴豆泥子内，同搅，旋下丁香、木香等药末，研匀，搓作挺子[108]，油纸裹了，旋丸[109]用，每服三五十丸，温米饮送下，食前。日进三服。

如脉缓体重自利[110]，乃湿气胜也，以五苓散、平胃散加炒曲相合而服之，名之曰对金饮子。

译文：神应丸治疗因一切冷物、冷水、乳制冷饮等饮食过多损伤了脾胃，表现为腹部胀痛肠鸣，

[104] 潼乳酪水：用乳汁或炼乳做成的冷饮。

[105] 黄蜡：又名蜂蜡，为中华蜜蜂分泌的蜡。具有解毒、敛疮、生肌、止痛之功。内服外用皆可。

[106] 百草霜：为杂草经燃烧后附于锅底或烟筒中所存的烟墨。具有止血、消积、清毒散火之功。

[107] 小油：小磨香油。

[108] 挺子：纺锤形的锭子。

[109] 旋丸：用手指捻转作丸。

[110] 自利：由于脾肾阳虚或中气不运或湿邪过胜导致的慢性腹泻，一般不伴有其他胃肠道症状。

吃下去的米粮和蔬菜等不能被完全消化。

神应丸由黄蜡二两、巴豆五钱、杏仁五钱、百草霜五钱、干姜五钱、丁香二钱、木香二钱组成。

上述药物先将黄蜡用好醋煮，然后用双重丝绵过滤后去掉杂质备用。再将巴豆、杏仁共同炒黑烟尽存性，研细如泥。将黄蜡再上火加热，入小磨麻油半两，溶化开，趁热倾入在杏仁、巴豆泥内一同搅拌。随即放入丁香、木香等药末研匀，待稍凉后取药搓作条状小铤子。用薄油纸包裹，服用时可用手指捻搓为丸，每次服用三五十丸，用温米汤送下，饭前服用。每日服用三次。

如果脉象为缓脉，身体沉重，大便稀不成形，这是体内湿气亢盛的表现，用五苓散、平胃散加上炒神曲，与神应丸相配同时服用，这样形成的处方，称之为对金饮子。

益胃散

治服寒药过多，或脾胃虚弱，胃脘痛。

陈皮　黄芪以上各七钱　益智仁六钱　白豆蔻仁　泽泻　干生姜　姜黄以上各三钱　缩砂仁　甘草　厚朴　人参以上各二钱

上为细末，每服三钱，水一盏，煎至七分，温服，食前。

如脉弦，恶寒腹痛，乃中气弱也。以仲景小建中汤加黄芪，钱氏[111]异功散加芍药，选而用之。

如渴甚者，以白术散加葛根倍之。

译文：益胃散治疗因为服用寒凉药物过多导致的脾胃虚寒，或因为素体脾胃虚寒，导致的胃脘冷痛。

益胃散由陈皮七钱、黄芪七钱、益智仁六钱、白豆蔻仁三钱、泽泻三钱、干生姜三钱、姜黄三钱、缩砂仁二钱、甘草二钱、厚朴二钱、人参二钱组成。

上述药物共同研为细末，每次服用时取三钱，用水一杯，煎煮到剩下一杯的十分之七，药液要在温热和饭前空腹时服用。

如果脉弦而无力，怕冷和脘腹冷痛，这是脾胃中气虚寒之征，可以用张仲景小建中汤加生黄芪治疗，也可以用钱乙的异功散加白芍治疗，根据病情选择应用。

如果口渴较甚，可以选用白术散加葛根治疗，葛根要加倍重用。

[111] 钱氏：宋代医家钱乙，字仲阳，东平人，是我国宋代著名的儿科医家。著有《小儿药证直诀》。

【入门导读】

本篇李东垣既然称为《辨内伤饮食用药所宜所禁》，说明该文是论述治疗内伤饮食所导致疾病的专篇。

一、内伤饮食的危害

内伤饮食最容易损伤脾胃。脾胃一旦损伤，则不能运化精微物质。精微物质不足，也就是卫气、营气、元气、少阳升发之气、五脏六腑之气等皆亏虚不足，人体就会发生疾病，精气神也就衰惫了。所以，无论是医生还是病人，都要非常重视饮食对健康的重要性，不可作为小事来对待。正如李东垣所说："内伤饮食，付药者，受药者，皆以为琐末细事，是以所当重者为轻，利害非细。殊不思胃气者，荣气也、卫气也、谷气也、清气也、资少阳生发之气也。人之真气衰旺，皆在饮食入胃，胃和则谷气上升"，"《书》与《周礼》皆云：金木水火土谷，惟修以奉养五脏者也。内伤饮食，固非细事，苟妄服食药而轻生损命，其可乎哉！"

二、内伤饮食的诊断

1. 根据症状加以诊断

有过度饮食史，同时伴有厌食、脘腹胀满疼痛、恶心呕吐、嗳腐吞酸、口臭、大便臭秽、矢气臭、大便中夹有不消化食物、舌苔厚腻、脉滑等。

2. 根据脉象加以诊断

李东垣非常重视根据脉象来诊断内伤食积证。过度饮食，导致食积内停于脾胃。脾胃不能运化饮食，则酿湿生痰。痰上贮于肺中，导致肺中痰盛。脾胃中食积内停，则会反克肝木，导致下焦的肝木不能舒发调达而导致肝气郁结。肺中痰盛，则会乘伐肝木导致下焦的肝气郁结。上述病机表现在脉象上，就是右手的寸关脉浮大滑盛有力或者两手寸关脉象浮大滑盛有力而尺脉沉凹甚至无脉。正如李东垣所说："《内经》云：内伤者，其气口脉反大于人迎，一倍二倍三倍，分经用药。又曰：上部有脉，下部无脉，其人当吐，不吐者死。"

三、内伤饮食新病急证的治疗

对于内伤饮食新病急证，其表现为脘腹胀满疼痛剧烈、恶心呕吐有向上趋势者，需要紧急将饮食物呕吐出来。首先要采用物理疗法。就是用手指或者用鸡翎刺激咽喉来试探着催吐，将胃脘中的食积痰饮排出来。如果仍然不能将食积痰饮排除，再考虑用瓜蒂散等呕吐剂将食积痰饮排出来。呕吐完以后，如果仍有饮食痰饮残留在胃脘，再用消导剂给予治疗。正如李东垣所说："如但食不纳，恶心欲吐者，不问一倍二倍，不当正与瓜蒂散吐之，但以指或以物探去之。若所伤之物去不尽者，更诊其脉，问其所伤，以食药去之，以应塞因塞用，又谓之寒因寒用，泄而下降，乃应太阴之用，其中更加升发之药，令其元气上升，塞因塞用，因曲而为之直。"

四、内伤饮食久病缓证的治疗

对于内伤饮食损伤了脾胃演变成久病缓证，也要及时给予治疗，使脾胃的功能得到恢复。脾胃功能恢复，意味着人体的元气恢复，也不容易受到外来邪气的侵袭。正如李东垣所说："饮食一伤，若消导药的对其所伤之物，则胃气愈旺，五谷之精华上腾，乃清气为天者也，精气、神气皆强盛，七神卫护，生气不乏，增益大旺，气血周流，则百病不能侵，虽有大风苛毒，弗能害也。此一药之用，其利溥哉。"

李东垣在本篇中将内伤饮食损伤脾胃分为脾胃虚证、脾胃实证两类。脾胃虚证包括脾胃虚证兼有食积内停证、脾胃虚证兼有寒积内停证、脾胃虚证兼有湿热内蕴证三种类型。实证包括寒积停滞兼气滞血瘀、热积停滞、肝郁气滞兼寒积内停气滞血瘀三种类型。

（一）虚证

虚证治疗，其突出特点是李东垣特别擅长化裁其老师张元素的枳术丸，然后形成了一系列新的方剂，充分体现了他善于继承和创新。清·程国彭《医学心悟》说："东垣治胀满，不外枳术、补中二方，出入加减，寒热攻补，随症施治。予因制和中丸普送，效者甚多，有力者，当修合以济贫乏。又气虚中满宜用白术丸，而以六君子汤佐之，中空无物，不用枳实，恐伤气也。"

1. 脾胃虚弱、食积内停证

（1）枳术丸

本方由河北易县张元素先生在张仲景枳术汤的基础继承创制而来，由白术、炒枳实、荷叶组成。白术和炒枳实的比例是 2∶1。

方中白术为君，重在健脾益气，以助脾之运化；炒枳实为臣，破气化滞、消痞除满。白术用量重于炒枳实一倍，意在以补为主，寓消于补之中。更以荷叶烧饭为丸，取其能升发清阳，以助白术健脾益胃之功。本方共奏健脾消食、行气导滞之功。正如李东垣所说："白术者，本意不取其食速化，但久令人胃气强实，不复伤也。"

本方具有健脾消食、行气化湿之功，主治脾胃虚弱、食积停滞的虚实夹杂证。症见厌食恶食、食少不化、脘腹胀满、舌淡红苔白厚、脉滑无力。现代临床用于治疗消化不良、胃下垂、胃肠神经官能症、慢性胃炎、胃柿石、脱肛等病证。

李东垣非常推崇用易水张先生枳术丸治疗内伤饮食积滞，认为该方以补养脾胃为主，消导食积为臣，不是峻利攻下药物，所以不容易损伤脾胃耗伤元气。正如他说："以白术苦甘温，其甘温补脾胃之元气，其苦味除胃中之湿热，利腰脐间血，故先补脾胃之弱，过于枳实克化之药一倍。枳实味苦寒，泄心下痞闷，消化胃中所伤。此一药下胃，其所伤不能即去，须待一两时辰许，食则消化，补其虚，而后化其所伤，则不峻利矣……更以烧饭和药，与白术协力，滋养谷气而补令胃厚，再不至内伤，其利广矣大矣！"

（2）橘皮枳术丸

本方由白术、炒枳实、橘皮、荷叶组成。

方中白术为君，重在健脾益气，以助脾之运化；炒枳实、陈皮为臣，破气理气、消痞除满。更以荷叶烧饭为丸，取其能升清阳，以助白术健脾益胃之功。本方白术、炒枳实、陈皮的比例为2∶1∶1，该方较枳术丸的补养作用更强，消导作用减弱。

本方主治老人和小儿脾胃虚弱、食积停滞的虚实夹杂证。症见老人和小儿厌食恶食、食少不化、脘腹胀满痞闷、舌淡红苔白厚、脉滑无力。

本方与枳术丸的鉴别是，枳术丸用于青壮年，橘皮枳术丸用于老年和儿童。因为老年和儿童的脾胃相对于青壮年来说更为虚弱不足，所以用药更加要侧重于补养，减少破气伤胃的弊端。正如李东垣所说："夫内伤用药之大法，所贵服之强人胃气，令胃气益厚，虽猛食、多食、重食而不伤，此能用食药者也。此药久久益胃气，令不复致伤也。"

（3）曲蘖枳术丸

曲蘖枳术丸由白术、炒枳实、炒大麦蘖、炒神曲、荷叶组成。具有健脾导滞、理气消胀之功。主治过分强食导致食积内停、脾胃气滞证，临床表现为脘腹胀痛、不思饮食或者厌食、嗳腐吞酸、大便秘结或下利泄泻、小便短赤、舌苔黄腻、脉沉滑有力。

方中白术为君，重在健脾益气，以助脾之运化。枳实为臣，破气化滞，消痞除满。麦芽、神曲用于消导食积。更以荷叶烧饭为丸，取其能升清阳，以助白术健脾益胃之功。

在上古时代，曲蘖只是指一种东西，即酒曲。随着生产力的发展，酿酒技术的进步，曲蘖分化为曲（发霉谷物）、蘖（发芽谷物），用曲和蘖酿制的酒分别称为酒和醴。从本方的组成中炒大麦蘖来看，曲蘖并不是指曲（发霉谷物），而是指蘖（发芽谷物）。大麦芽性平、味甘，归脾胃肝经，生用具有消食导滞、疏肝理气之功，用于食积停滞胃脘导致的脘腹胀痛和肝气郁结导致的胁肋胀痛、易怒叹息等。炒麦芽还具有回乳之功，用于妇女断乳。

（4）木香枳术丸

本方由白术、炒枳实、木香、荷叶组成。

方中白术健脾益气，炒枳实破气导滞，木香行气导滞。更以荷叶烧饭为丸，取其能升清阳，以助白术健脾益胃之功。全方共奏健脾益气、破气行气之功。

本方的功效主治和易水张先生枳术丸基本相同，所不同的是本方行气下气更强，用于脘腹胀痛明显者。故李东垣称本方“破滞气，消饮食，开胃进食”。木香味辛苦性温，归脾、大肠、三焦经，擅长行气止痛、调中导滞，主治脘腹胀痛、食积不消、不思饮食、嗳气、泻痢后重等。《本草汇言》称“广木香，《本草》言治气之总药，和胃气、通心气、降肺气、疏肝气、快脾气、暖肾气、消积气、温寒气、顺逆气、达表气、通里气，管统一身上下内外诸气，独推其功。然性味香燥而猛，如肺虚有热者，血枯脉躁者，阴虚火冲者，心胃痛属火者，元气虚脱者，诸病有伏热者，慎勿轻犯”。《药品化义》称“木香，香能通气，和合五脏，为调诸气要药。以此治痞闷嗳气，水肿腹胀，痢疾脚气，皆调滞散气之功。但辛香属阳，阳则升浮，如中焦、下焦结滞，须佐槟榔堕之下行；因性香燥，同黄连、黄芩治痢疾，同黄柏、防己治脚气，皆藉寒药而制其燥，则用斯神矣。若怒气拂逆攻冲，遍身作痛，以此使肺气调，则肺气自伏，若肝气郁，致胁肋小腹间痛，同青皮疏之，令肝气行，则血顺痛止”。《本草求真》称“木香，下气宽中，为三焦气分要药。然三焦则又以中为要。故凡脾胃虚寒凝滞，而见吐泻停食；

肝虚寒入，而见气郁气逆，服此辛香味苦，则能下气而宽中矣。中宽则上下皆通，是以号为三焦宣滞要剂。至书所云能升能降，能散能补，非云升类升柴，降同沉香，不过因其气郁不升，得此气克上达耳。况此苦多辛少，言降有余，言升不足，言散则可，言补不及，一不审顾，任书混投，非其事矣”。

（5）半夏枳术丸

本方由白术、炒枳实、半夏、荷叶组成。

方中白术健脾益气，炒枳实破气导滞，半夏降逆止呕。更以荷叶烧饭为丸，取其能升清阳，以助白术健脾益胃之功。其中，半夏味辛，性温。归脾、胃、肺经。具有降逆止呕、燥湿化痰、消痞散结之功。用于痰多咳喘、痰饮眩悸、风痰眩晕、痰厥头痛、呕吐反胃、胸脘痞闷、梅核气等病证。《本经》称其:“主伤寒寒热，心下坚，下气，咽喉肿痛，头眩，胸胀，咳逆肠鸣，止汗”;《本草纲目》称其“除腹胀，目不得瞑，白浊，梦遗，带下”;《别录》称其“消心腹胸膈痰热满结，咳嗽上气，心下急痛坚痞，时气呕逆，消痈肿，堕胎”。

本方治疗脾胃虚弱、食积停滞、胃气上逆的虚实夹杂证。症见厌食恶食、食少不化、脘腹胀满痞闷、呕吐呃逆、呕吐痰涎、舌淡红苔白厚、脉滑无力。

2. 脾胃虚弱、寒积内停证

豆蔻丸

本方也见于《兰室秘藏》，组成主治基本相同。但《脾胃论·卷下》也见同名方，但组成不同。本方由草豆蔻、干生姜、白术、枳实、半夏、黄芩、橘皮、青皮、大麦芽、神曲、炒盐组成。具有温中健脾，理气和胃之功效。主治秋冬伤寒冷物，胃脘当心而痛，上肢两胁，膈咽不通。

方中白术健脾益气，草豆蔻、干生姜、炒盐温胃散寒止痛，半夏、枳实、橘皮、青皮理气消胀、和胃降逆止呕。大麦芽、神曲消积导滞。黄芩作为佐药，防止温热药物助火，尤其是助肝火和肺火。如果没有肝火和肺火，也可以去掉。炒盐具有温经活络、散寒止痛之功，即可内服也可外用，但多外用治疗腰酸背痛、关节疼痛、寒性胃痛、寒性腹泻、寒性神经痛、畏寒症、寒性疝气等，有很好疗效。如果外敷肚脐，则有补肾养阴之功。如果外敷腋窝，则有强健心肺之功。

3. 脾胃虚弱、湿热内蕴证

（1）三黄枳术丸

本方由白术、枳实、神曲、橘皮、黄连、黄芩、大黄组成。具有健脾消食、清热通便之功。用于治疗脾虚食积、湿热阻滞、腑气不通之证。故李东垣说："治伤肉食湿面辛辣厚味之物，填塞闷乱不快。"该证临床表现为脘腹胀痛、不欲饮食或厌食、大便泻而不爽、舌红苔黄腻、脉弦滑数无力。

方中白术为君，重在健脾益气，以助脾之运化；枳实破气化滞、消痞除满。黄连、黄芩清热燥湿。上药共为臣药。神曲消导食积，陈皮理气消胀除满，大黄通腑排便，共为佐药。本方共奏健脾消食、行气导滞、清热利湿通腑之功。

（2）除湿益气丸

本方由白术、炒枳实、炒神曲、黄芩、炒萝卜子、红花、荷叶组成。具有健脾消食、清利湿热、活血化瘀之功。用于治疗过食不是很熟的难以消化的面食，导致脘腹胀满憋闷刺痛、肢体沉重、舌淡暗胖苔黄、脉弦滑者。

方中白术重在健脾益气，以助脾之运化；枳实破气化滞、消痞除满。黄芩清热燥湿。神曲、炒萝卜子消导面食，红花活血化瘀。更以荷叶烧饭为丸，取其能升清阳，以助白术健脾益胃之功。

（3）枳实导滞丸

本方具有健脾消积、清利湿热、通便导滞之功效。主治脾胃虚弱、饮食积滞、湿热内阻、腑气不通证。临床症见脘腹痞闷或胀痛、不思饮食、小便黄赤涩少、大便秘结不通、痢疾里急后重、舌苔黄腻，脉沉滑有力。

本方由土炒白术、麸炒枳实、大黄、酒炒黄芩、酒炒黄连、炒神曲、茯苓、泽泻组成。方中白术健脾燥湿，以攻积而不伤正。枳实行气消积而除脘腹之胀满。大黄攻积泻热，使积热从大便而下。黄连、黄芩清热燥湿，又能厚肠止痢。茯苓、泽泻利水渗湿，且可止泻；神曲消食化滞，使食消而脾胃和。诸药相伍，使积去滞消，湿化热清，则诸证自解。正如《医方集解》称："此足太阴、阳明药也，饮食伤滞，作痛成积，非有以推荡之则不行，积滞不尽，病终不除。故以大黄、枳实攻而下之，而痛泻反止，经所谓通因通用也；伤由湿热，黄芩、黄连佐以清热，茯苓、泽泻佐以利湿；积由酒食，神曲化食解酒，温而消之；芩、连、大黄苦寒太过，恐伤胃气，故又以白术之甘温，补土而固中也。"

本方中如果加入木香、槟榔，则称作木香槟榔丸，适用于湿热积滞成痢，里急后重和脘腹痞胀较重的病人。

（4）白术丸

白术丸由白术、枳实、半夏、橘皮、神曲、枯矾、黄芩组成。具有健脾益气、理气和胃、降逆止呕之功。主治豆粉湿面油腻之物损伤脾胃。

方中白术健脾益气，枳实、半夏、橘皮理气和胃、降逆止呕，神曲消导食积，枯矾燥湿化痰。黄芩配枯矾清利胃肠湿热。枯矾涩凉，有小毒。具有消痰、燥湿、止泻、止血、解毒、杀虫之功。内服可治疗癫痫、喉痹、痰涎壅甚、胃十二指肠溃疡、子宫脱垂、白带、泻痢、衄血，外用可治疗口舌生疮、疮痔疥癣、水火虫伤等。《本草纲目》称：“矾石之用有四：吐利风热之痰涎，取其酸苦涌泄也；治诸血痛、脱肛、阴挺、疮疡，取其酸涩而收也；治痰饮、泄痢、崩带、风眼，取其收而燥湿也；治喉痹痈疽、蛇虫伤螫，取其解毒也。”

4. 脾胃虚寒、寒凝气滞、气滞血瘀证

益胃散

本方又叫温胃汤、温胃散。由人参、黄芪、甘草、白豆蔻仁、益智仁、干生姜、缩砂仁、厚朴、陈皮、姜黄、泽泻组成。具有补中益气、温胃散寒、理气止痛之功。主治服寒药过多导致的脾胃虚寒、寒凝气滞、气滞血瘀证。症见胃脘疼痛、胃部寒凉感、食冷或受凉后疼痛发作或加重、喜温喜按、泛吐清水、食少、神疲乏力、手足不温、大便溏薄、舌淡苔白，脉虚弱。

该方与小建中加黄芪汤、异功散、白术散加葛根都治疗胃脘疼痛。正如李东垣所说：“如脉弦，恶寒腹痛，乃中气弱也。以仲景小建中汤加黄芪，钱氏异功散加芍药，选而用之。如渴甚者，以加葛根倍之。”上述四方治疗胃痛的鉴别点如下。

①益胃散：病机为脾胃虚寒证，临床以胃脘冷痛、喜暖畏寒喜按、舌淡苔白润、脉沉迟无力为辨证要点。

②小建中加黄芪汤：由桂枝、白芍、生姜、炙甘草、大枣、生黄芪组成。病机为中焦阴阳两虚证。在胃脘冷痛、喜暖畏寒喜按、舌淡等脾阳证的基础上又见舌淡而干燥、口稍干、大便正常或稍干、手足心热、脉弦细数等阴虚火旺证。小建中加黄芪汤在上述表现的基础上可有怕风、自汗等症状。

③钱氏异功散：由人参、白术、茯苓、炙甘草、陈皮组成。病机为脾胃

虚弱、中焦气滞证。临床以脘腹胀痛、饮食减少、大便溏薄、舌淡苔白润、脉沉弱无力为辨证要点。

④白术散：七味白术散，由人参、茯苓、炒白术、炙甘草、木香、藿香、葛根组成。病机为脾胃虚弱、津虚内热证。临床以脘腹胀痛、饮食减少、呕吐泄泻、肌热烦渴、舌淡苔白而干燥、脉沉弱无力为辨证要点。方中人参、白术、茯苓、炙甘草等四味药物甘温益气、健脾养胃。木香调理中焦气机。藿香温胃止呕，葛根升阳生津。诸药合用，共奏健脾利湿、理气和胃、升阳生津之功。

（二）实证

1. 寒积停滞兼气滞血瘀

（1）丁香烂饭丸

本方具有温胃散寒、理气消积、活血止痛之功。主治过食冷物停滞胃肠导致寒积不化、气滞血瘀证。临床症见胃口处卒然冷痛剧烈、腹部胀满、恶心呕吐、泛吐清水、大便泄泻、大便中夹有不消化的食物或者大便秘结、舌淡白苔润泽、脉沉紧有力。

本方由丁香、丁香皮、益智仁、三棱、莪术、木香、砂仁、香附、甘松、炙甘草组成。方中丁香、丁香皮、益智仁温胃散寒；木香、砂仁、香附、甘松理气消积；三棱、莪术活血止痛；炙甘草补益中气，调和诸药。诸药共奏温胃散寒、理气消积、活血止痛之功。

本方中既用丁香，又用丁香皮。二者有什么区别和联系呢？丁香皮，就是桃金娘科植物丁香的树皮，又名丁皮。辛温无毒，主要用于治疗过食冷物导致的脘腹痛胀、泄泻和过食冷物导致的牙齿疼痛。《本经逢原》称其“治腹胀、恶心，泄泻虚滑，水谷不消”。可见，丁香皮和丁香的功效主治大致相同，可以相互替代，也可以相互配伍应用起到协同作用。正如《本草纲目》说：“心腹冷气诸病，方家用代丁香。”现代研究发现丁香皮富含钙质和维生素C，具有开胃、助消化、止渴、止喉痛、止泻泄、解鱼毒、解酒毒等功能。丁香树皮用于煎服，一般用3~6g。

（2）木香见睍丸

本方在《兰室秘藏·卷上》又名为巴豆三棱丸。本方称为木香见睍丸，意思是服用了该方后，脘腹满闷疼痛就会很快消失了，病人就会感觉到脘腹舒服愉快了。

该方由木香、炒香附子、草豆蔻、石三棱、京三棱、炒神曲、升麻、柴胡、巴豆霜组成。主治因为过食生冷硬物导致的脘腹满闷疼痛。

方中草豆蔻温胃散寒；木香、炒香附子、升麻、柴胡理气消胀；石三棱、京三棱活血化瘀；炒神曲消食导积；巴豆霜峻下冷积。全方共奏温胃散寒、理气活血、消食导积、泻下寒积之功效。

本方中既用了京三棱，又用了石三棱。二者有何异同呢？京三棱为黑三棱科植物黑三棱的干燥块茎，又称红蒲根、光三棱、黑三棱。京三棱味辛苦性平，归肝、脾经，具有祛瘀通经、破血消癥、行气消积止痛等功效。主治癥瘕积聚、胸痹心痛、血滞脘腹疼痛、食积脘腹疼痛、腹中包块、胁下胀疼、血滞经闭、痛经、产后瘀阻腹痛、跌打瘀肿、疮肿坚硬等。石三棱又名石仙桃，为单子叶植物药兰科桃属植物石仙桃的全草或假鳞茎。石三棱甘苦淡凉，入肝、肺二经，具有滋阴清肺热的功效，主治肺结核咯血。另外，本药也有化瘀止痛的功效。通过以上比较可以看出，京三棱和石三棱都入肝经，都具有活血化瘀作用。其不同点是：京三棱为块根，石三棱为全草；京三棱活血作用强，石三棱活血作用弱。在一般情况下，活血用京三棱而不选石三棱；京三棱入脾经，石三棱入肺经。

（3）三棱消积丸

本方由炒小茴香、丁香、益智仁、生姜、陈皮、青皮、炒神曲、三棱、莪术、炒巴豆组成。具有温胃散寒、活血化瘀、泻下冷积之功。

方中炒小茴香、丁香、益智仁、生姜温胃散寒止痛，陈皮、青皮、炒神曲理气消导生冷食积，三棱、莪术活血化瘀，炒巴豆泻下生冷食积。

本方主治寒积停滞、瘀血阻滞、大便秘结的实证。症见脘腹胀满、憋闷冷痛、大便秘结、舌淡苔白、脉滑有力。

（4）备急大黄丸

本方由大黄、干姜、巴豆霜组成。

方中巴豆霜辛热峻下，攻逐胃肠冷积，开通闭塞；干姜辛热，温中暖脾；大黄苦泄通降，一以制巴豆辛热之毒，一以协巴豆泄下通腑，且大黄之寒，得巴豆、干姜之热，则其性大减。故三药配用，共奏攻逐寒积之功。

本方主治寒积停滞胃脘的实证。症见脘腹仓促疼痛，其疼痛如锥刺一样，气急口噤，大便不通、脘腹胀满不舒服、呼吸迫促、坐卧不安等。

需要注意的是，如果所伤食物在上焦胸膈间，心中难受欲吐又吐不出来，翻来覆去地闷乱，宜用羽毛等物探吐以去其滞，因势利导。孕妇、年老体虚、温暑热邪所致的暴急腹痛，均慎用。

三棱消积丸和备急丸都治疗寒积停滞证。但三棱消积丸侧重于缓证，备急丸侧重于急证。

（5）神应丸

本方由丁香、干姜、木香、杏仁、巴豆、百草霜、黄蜡组成。

方中丁香、干姜温胃散寒、逐冷消食；木香、杏仁理气和胃、润燥消积。巴豆性大热而燥，善破沉寒而夺门宣滞，寒积深锢，必以此攻。百草霜和中温散亦能消积治痢为佐也。全方共奏温胃散寒、消积止痢之功。

本方也主治新旧冷积所致的泻痢等证。症见脘腹胀痛、腹中雷鸣、吃下的米粮及蔬菜排出来仍然没有完全消化。

李东垣《脾胃论》有感应丸，由丁香、炮干姜、木香、杏仁、巴豆、百草霜、肉豆蔻组成。本书神应丸由丁香、干姜、木香、杏仁、巴豆、百草霜、黄蜡组成。两方组成大致相同，只是一药之差。感应丸有肉豆蔻，神应丸有黄蜡。从组方配伍来看，神应丸可能更加侧重于温补。肉豆蔻辛苦温，归脾胃大肠经，具有温中涩肠、行气消食之功。擅长治疗脾胃虚寒泄泻冷痢。《本草经疏》称：“肉豆蔻，辛味能散能消，温气能和中通畅。其气芬芳，香气先入脾，脾主消化，温和而辛香，故开胃，胃喜暖故也。故为理脾开胃、消宿食、止泄泻之要药。”黄蜡，又称蜂蜡、蜜蜡，甘微温，具有温养脾胃、补中益气之功。《本经》称：“主下痢脓血，补中，续绝伤，金疮，益气。”《本草纲目》称：“蜜之气味俱厚，故养脾。蜡之气味俱薄，故养胃。厚者味甘而性缓质柔，故润脏腑。薄者味淡而性啬质坚，故止泄痢。张仲景治痢有调气饮，《千金方》治痢有胶蜡汤，其效甚捷，盖有见于此欤。”神应丸主治腹中雷鸣、吃下的米粮及蔬菜排出来仍然没有完全消化，故用黄蜡温养脾胃、补中益气，帮助消化。

湖南省中医药研究所《脾胃论注释》称本方与上方感应丸组成的药味相同，但减去了肉豆蔻，且药物用量不同，巴豆、杏仁的炮制方法也不同，方义仍然是温肠胃化冷积的温下法。

2. 热积停滞

（1）上二黄丸

本方由黄连、黄芩、升麻、柴胡、甘草组成。具有清热利湿、升发清阳的作用。主治过吃热性食物导致湿热内阻、清阳不升证。临床表现为脘腹堵塞憋胀、恶心呕吐、心中烦躁不安、舌红苔黄厚腻、脉濡数有力等。

方中黄连既能去中焦之湿热，治疗脘腹痞满，又能清心火，治疗心中烦躁不安，为君药。古代医家早就认识到黄连擅长治疗湿热阻滞中焦导致的脘腹痞满之证。最为代表是医圣张仲景。他创制的著名方剂半夏泻心汤、甘草泻心汤、生姜泻心汤、附子泻心汤、大黄泻心汤等五大泻心汤无不配伍黄连。张元素《医学启源·药类法象》称黄连“泻心火，除脾胃中湿热，治烦躁恶心，郁热在中焦，兀兀欲吐。味苦，气味俱厚，可升可降，阴中阳也。其用有五：泻心热一也，去中焦火二也，诸疮必用三也，去风湿四也，赤眼暴发五也”。《本草经疏》称其“为病酒之仙药，滞下之神草”。黄芩也具有除脾胃湿热之功，有助黄连治疗湿热痞证之功。《本经疏证》说：“仲景用黄芩有三耦焉，气分热结者，与柴胡为耦（小柴胡汤、大柴胡汤、柴胡桂枝干姜汤、柴胡桂枝汤）；血分热结者，与芍药为耦（桂枝柴胡汤、黄芩汤、大柴胡汤、黄连阿胶汤、鳖甲煎丸、大黄䗪虫丸、奔豚汤、王不留行散、当归散）；湿热阻中者，与黄连为耦（半夏泻心汤、甘草泻心汤、生姜泻心汤、葛根黄芩黄连汤、干姜黄芩黄连人参汤）。以柴胡能开气分之结，不能泄气分之热，芍药能开血分之结，不能清迫血之热，黄连能治湿生之热，不能治热生之湿。譬之解斗，但去其斗者，未平其致斗之怒，斗终未已也。故黄芩协柴胡，能清气分之热，协芍药，能泄迫血之热，协黄连，能解热生之湿也。”湿热内阻，则清阳不升，故用升麻和柴胡升发清阳。

（2）枳实栀子大黄汤

本方其实就是《伤寒论》的枳实栀子豉汤。《伤寒论》第 393 条曰：“大病瘥后，劳复者，枳实栀子豉汤主之。枳实三枚（炙），栀子十四个（擘），豉一升（绵裹）。上三味，以清浆水七升，空煮取四升，内枳实、栀子，煮取二升，下豉，更煮五六沸，去滓，温分再服，覆令微似汗。若有宿食者，内大黄如博棋子大五六枚，服之愈。”

本方由淡豆豉、生栀子、枳实三味药物组成。如果伴有大便秘结者，加大黄。具有清热除烦、宽中行气之功。主治大病愈后，余热未尽，因过分劳累或者过食难消化食物而复发。劳复症见心中懊恼或热痛、脘腹胀满或痞满、大便正常或便秘、舌红苔黄或黄厚腻、脉数有力。现代临床可用于治疗急慢性胃炎、慢性肝炎、慢性胰腺炎、肋间神经痛等病。

本方中栀子清热除烦，淡豆豉透邪散热，枳实宽中行气。清浆水煮药，取其性凉善走，能调中以助胃气。如兼宿食停滞导致大便秘结者，加大黄以荡涤肠胃、推陈致新。《伤寒论辨证广注》曰："劳复证，以劳则气上，热气浮越于胸中也。故用枳实为君，以宽中下气；栀子为臣，以除虚烦；香豉为佐，以解劳热，煮以清浆水者，以瘥后复病，宜助胃气也。"

本方要与栀子厚朴汤相鉴别。枳实栀子豉汤清热与行气作用相比较，重在清热，次在行气，故病证以胃脘灼热而胀满为主要特征。栀子厚朴汤清热与宽中作用相比较，重在宽中，次在清热，故病以胃脘或腹胀满而热为主要特征。

3. 肝郁气滞、寒积内停、气滞血瘀

木香化滞汤

本方由柴胡、炒枳实、木香、橘皮、半夏、草豆蔻仁、炙甘草、当归、红花组成。具有疏肝理气、消积导滞、活血止痛之功。主治肝郁气滞、寒积停滞、气滞血瘀之证。临床见胁肋胀痛、叹息易怒、不思饮食、恶心呕吐、脘腹胀满怕冷、中脘处按压疼痛、舌淡暗苔白腻、脉沉弦有力。

方中柴胡疏肝行气解郁，为君药。枳实破气化滞、消痞除满；木香、草豆蔻、陈皮散寒行气止痛；半夏散结消痞、降逆和胃。当归、红花活血止痛。上药共为臣药。生姜和中止呕，为佐药。炙甘草为使药，补中益气，调和诸药。全方配伍，共奏疏肝理气、消积导滞、活血止痛之功。

木香化滞汤和木香枳术丸（白术、炒枳实、木香、荷叶）的区别是：前者为实证，后者为虚实夹杂证；前者用于肝气郁结、寒积停滞证，后者用于脾胃虚弱、食积停滞证；前者有胃脘瘀血阻滞，后者无瘀血阻滞。

五、治疗内伤饮食的注意事项

1. 反对过用久用峻利泄下药物

峻利泄下药物，可用于一时，不可过用久用，防止损伤脾胃耗损元气，进而损伤人体的元气，缩短人的寿命。正如他说："易水张先生，尝戒不可用峻利食药，食药下咽，未至药丸施化，其标皮之力始开，便言空快也，所伤之物已去；若更待一两时辰许，药尽化开，其峻利药必有情性，病去之后，脾胃安得不损乎？脾胃既损，是真气元气败坏，促人之寿。"

（1）反对过用热性泻下药物巴豆

过用久用巴豆，一方面导致损伤脾胃和元气，另一方面遗留火热更加损伤元气。正如李东垣所说："若内伤脾胃，以辛热之物酒肉之类，自觉不快，觅药于医者，此风习以为常，医者亦不问所伤，即付之以集香丸、巴豆大热药之类下之，大便下则物去，遗留食之热性、药之热性，重伤元气，七神不炽。经云：热伤气，正谓此也。其人必无气以动而热困，四肢不举，传变诸疾，不可胜数，使人真气自此衰矣。"

（2）反对过用寒性泻下药物大黄、牵牛

过用久用大黄、牵牛，一方面导致损伤脾胃和元气，另一方面遗留寒凉损伤阳气。正如李东垣所说："若伤生冷硬物，世医或用大黄、牵牛二味大寒药投之，物随药下，所伤去矣。遗留食之寒性、药之寒性，重泻其阳，阳去则皮肤筋骨肉血脉无所依倚，便为虚损之证。论言及此，令人寒心。"

李东垣尤其用专文阐释了不可过用久用牵牛子的道理。过用久用牵牛子，主要的不足之处：一是容易损伤脾胃之气；二是容易损伤肺气；三是损伤全身之元气；四是牵牛子入气分不入血分，不具有活血化瘀作用，如果胃肠积滞日久导致胃肠瘀血，用牵牛子就是错误的，应该应用活血化瘀的药物如三棱、莪术、五灵脂、丹参等。正如李东垣所说："夫辛辣气薄之药，无故不可乱服，非止牵牛而已。《至真要大论》云：五味入胃，各先逐其所喜攻。攻者，克伐泻也。辛味下咽，先攻泻肺之五气。气者，真气、元气也。其牵牛之辛辣猛烈，夺人尤甚，饮食所伤，肠胃受邪，当以苦味泄其肠胃可也，肺与元气何罪之有？"

2. 反对过用久用破气药物

内伤食积内停，容易阻滞脾胃升降气机导致脘腹胀满。当脘腹胀满时，在消导食积的药物中适当配伍理气药物也是应该的。但应用理气药物尤其是破气药物如厚朴、枳实、槟榔、草果等，也不可过用久用，否则也会损伤脾胃。正如李东垣所说："其用药又当问病人从来禀气盛衰，所伤寒物热物，是喜食而食之耶，不可服破气药；若乘饥困而食之耶，当益胃气；或为人所勉劝强食之，宜损血而益气也。诊其脉候，伤在何脏，方可与对病之药，岂可妄泄天真生气，以轻丧身宝乎？"

3. 应当斟酌寒热饮食的比例而配方

作为一个医生，都应当审查每个时间段所吃的食物大约寒性和热性的比例，然后根据寒性和热性食物的比例分别给予不同比例的药物治疗，就会取得良好的临床疗效。例如病人吃了热性食物二分和寒性食物一分，则应当用寒性药物二分和热性药物一分配伍应用；吃了寒性食物二分和热性食物一分，则应当用热性药物二分和寒性药物一分配伍应用。正如李东垣所说："且如先食热物而不伤，继之以寒物，因后食致前食亦不消化而伤者，当问热食寒食孰多孰少，斟酌与药，无不当矣。喻如伤热物二分，寒物一分，则当用寒药二分，热药一分，相合而与之，则荣卫之气必得周流。更有或先饮酒，而后伤寒冷之食，及伤热食、冷水与冰，如此不等，皆当验其节次所伤之物，约量寒热之剂分数，各各对证而与之，无不取验。"

六、日常如何健康正确饮食

1. 饮食不可过寒过热

吃的食物不能过热，以致在食道和胃脘中有烧灼感。吃的食物不能过寒，以致在食道和胃脘中有冰凉感。要保持寒温恰当合适，才能保护脾胃而不至于导致疾病。正如李东垣所说："《黄帝针经》有说：胃恶热而喜清冷，大肠恶清冷而喜热，两者不和，何以调之？岐伯曰：调此者，饮食衣服，亦欲适寒温，寒无凄怆，暑无出汗；饮食者，热无灼灼，寒无沧沧，寒温中适，故气将持，乃不致邪僻也详说见于本经条下。是必有因用，岂可用俱寒俱热之食药，致损者与？！"

李东垣用上二黄丸"治伤热食痞闷，兀兀欲吐，烦乱不安"，用枳实导滞丸"治伤湿热之物，不得施化，而作痞满，闷乱不安"，用神应丸治疗"因一切冷物冷水及潼乳酪水，腹痛肠鸣，水谷不化"。这些都说明李东垣反对过分吃热食和冷食。

2. 饮食物不可过分生硬

吃的食物不能过分生硬，以致脾胃难以消化。但是，饮食物过分柔软也不一定就好，这样也会造成脾胃损伤。所以，饮食物软硬要恰当，才能使脾胃得到保护。李东垣用木香见睍丸治疗"伤生冷硬物，心腹满闷疼痛"，用三棱消积丸治疗"伤生冷硬物，不能消化，心腹满闷"。都说明他反对过分吃生硬饮食。

3. 不可猛吃、多吃重吃

平时饮食，不可猛吃，猛吃则食物没有咀嚼烂，给脾胃消化增加负担，从而损伤脾胃。多吃重吃，也给脾胃增加负担，从而损伤脾胃。李东垣在本文橘皮枳术丸中说:“夫内伤用药之大法，所贵服之强人胃气，令胃气益厚，虽猛食、多食、重食而不伤，此能用食药者也。此药久久益胃气，令人不复致伤也。”说明他是不主张猛吃、多吃重吃的。

4. 不可过吃肉食、没有煮软的面食、辛辣油腻厚味之物

过吃肉食、没有煮软的面食、辛辣油腻厚味容易导致食积内停、湿热内生，损伤脾胃。李东垣用三黄枳术丸治疗“伤肉食湿面辛辣厚味之物，填塞闷乱不快”，用除湿益气丸“治伤湿面，心腹满闷，肢体沉重”，用白术丸“治伤豆粉湿面油腻之物”。说明他反对过分吃肉食湿面辛辣厚味之物。

5. 不可忧愁思虑

过分忧愁思虑，也容易导致食积停滞。李东垣在木香化滞汤中说:“治因忧气，食湿面，结于中脘，腹皮底微痛，心下痞满，不思饮食，食之不散，常常痞气。”说明他反对在饮食期间过分忧愁思虑。

七、关于清浆水

大多医家认为清浆水是由粟米做成的。即浆水之清者，也称酢浆水。其制法是:将粟米煮熟，投入冷水中，浸五六日，待其发酵发酸，生白花，色类浆即成。味酸，能调中、开胃、止渴。

但有个别医家认为清浆水是由小麦面粉做成的。取小麦面粉若干制成面团放置清水中，两只手不停地抓挪，然后将面筋取出，这时的水叫清浆水。[刘世恩，赵体浩 . 清浆水揭秘 [J] .《国医论坛》, 2008, 23 (6):5-6.]

饮食自倍肠胃乃伤分而治之

《痹论》云：阴气者，静则神藏，躁则消亡。饮食自倍，肠胃乃伤。此混言[1]之也。

译文：《素问·痹论篇》第四十三说：阴精啊，在心神宁静的时候能够封藏不外泄，不外泄就能够安藏神气；在心神烦躁不安时就会外泄，外泄就会导致神气消忘。饮食过多导致食积，就会损伤胃肠。这是笼统地说饮食物，没有将饮食物区分开来。

分之为二：饮也，食也。又经云：因而大饮则气逆。因而饱食，筋脉横解[2]，则肠澼[3]为痔。饮者，无形之气，伤之则宜发汗、利小便，使上下分消其湿，解醒汤[4]、五苓散之类主之。食者，有形之物，伤之则宜损其谷[5]；其次莫若消导，丁香烂饭丸、枳术丸之类主之。稍重则攻化，三棱消积丸、木香见晛丸之类主之；尤重者，则或吐或下，瓜蒂散、备急丸[6]之类主之。以平[7]为期。

译文：饮食物可以分成两类：一类是水饮，一类是食物。《素问·生气通天论篇》第三说：因为过分喝水导致水饮停滞胃肠，就会导致胃气上逆，表现为恶心、呕吐、咳嗽、心悸、不能平卧等。因为过多吃食物，损伤脾胃，脾胃不能运化气血导致气血亏虚，气血亏虚不能荣养筋脉就会导致筋脉纵弛不收。因为过多吃食物，食物停滞在胃肠则会引起痢疾或者为痔疮。水饮啊，归属于无形之水气。如果水饮停滞则适合应用发汗和利小便的方法治疗，使从上从下两个不同的途径分消水湿，可以用葛花解酲汤、五苓散之类的方剂为主治疗。食物，归属于有形质的东西。食物损伤导致食积，首先要减少吃这种食物。其次，最好的方法就是消导了。临床可给予丁香烂饭丸、枳术丸之类的方

[1] 混言：笼统地说。

[2] 横解：横，放纵。解，通懈（音 xiè），松弛、弛缓。筋脉横解，指筋脉纵弛不收。

[3] 肠澼：痢疾。大便夹有脓血之病证。

[4] 解醒汤：即葛花解酲汤。

[5] 损其谷：减少饮食。

[6] 备急丸：即备急大黄丸。

[7] 平：正常。

剂为主治疗。食积稍微重的则用化瘀攻积的方法治疗，临床可给予三棱消积丸、木香见𥄲丸为主化裁治疗。更重的食积，则给予呕吐或者泄下的方法治疗，临床可以用瓜蒂散呕吐或者用备急大黄丸泄下，以恢复正常作为目标。

盖脾已伤，又以药伤，使营运之气减削，食愈难消。故《五常政论》云：大毒治病，十去其六；常毒治病，十去其七；小毒治病，十去其八；无毒治病，十去其九；谷肉果菜，食养尽之。无使过之，伤其正也。不尽，行复如法。圣人垂此严戒[8]，是为万世福也。如能慎言语、节饮食，所谓治未病[9]也。

[8] 垂此严戒：亦作“垂此严诫”。垂示后人这样严格的训诫。

[9] 治未病：及早采取相应的措施，防止疾病的发生发展。

译文：因为饮食已经损伤了脾胃，又会因为药物使用不当损伤脾胃，使脾胃运化的功能减退，饮食则更难消化。所以，《素问·五常政大论篇》第七十说：用猛烈的毒药治病，到病去六分的时候，就要停止使用；用普通的毒药治病，到病去七分的时候，就要停止用药；用轻微的毒药治病，到病去八分的时候，就要停止用药；用基本上无毒性的药物治病，到病去九分的时候，就要停止用药。以上毒药治疗后的余邪，要用谷肉果菜的饮食疗法去善后。不要使用毒药治疗疾病太过分了，损伤人体的正气。如果没有全部好，可以再用以前的方法。古代医圣垂示后人这样严格的训诫，真是造福后世万代啊。在日常生活中如果能少说废话和节制饮食，不损伤正气和脾胃，这就是所说的治未病，也就是要及早采取相应的措施，防止疾病的发生发展。

【入门导读】

一、饮食物损伤当分食伤和饮伤，不可混同

李东垣非常重视将饮食物损伤分成食伤和饮伤，强调不可混同辨证论治。正如他说：“饮食自倍，肠胃乃伤。此混言之也。分之为二：饮也，食也。”

1. 食伤的临床表现

食伤的临床表现为脘腹满闷憋胀、厌食恶食、口臭、大便飧泄或为痢

疾、痔疮、筋脉松弛无力等。正如李东垣所说:“因而饱食，筋脉横解，则肠澼为痔。”

2. 食伤的治疗方法

伤食是属于有形之物。治疗方法首先是减少饮食。

如果食积较轻，就用消导食积的方法治疗，方剂如丁香烂饭丸、枳术丸，药物如生山楂、生麦芽、神曲、鸡内金、炒谷芽等。脾胃虚弱者，加党参、白术、炙甘草、黄芪等健脾益气;脘腹胀满者，加枳实、木香、香附、甘松、砂仁、青皮、陈皮等理气消胀;脘腹冷痛者，加丁香、小茴香、益智仁、草豆蔻、干姜、高良姜等温胃散寒。

如果食积日久导致瘀血产生，就要在上述药物中配伍活血化瘀的药物治疗，也就是采用化瘀攻积的方法治疗，方剂如三棱消积丸、木香见睍丸。在消导食积药物的基础上，可加三棱、莪术、五灵脂等活血化瘀攻积。

如果食积更重，病情紧急甚至危及生命，病人表现为脘腹胀满疼痛不能忍受、上不能呕吐、下大便不通，则应采取呕吐或泻下的方法给予治疗，方剂如瓜蒂散、备急丸之类。呕吐药物有瓜蒂、赤小豆等;泻下药物如果是寒结便秘则选巴豆霜、干姜、炮附子等，如果是热结便秘则选大黄、芒硝等。正如李东垣所说:“食者，有形之物，伤之则宜损其谷;其次莫若消导，丁香烂饭丸、枳术丸之类主之。稍重则攻化，三棱消积丸、木香见睍丸之类主之;尤重者，则或吐或下，瓜蒂散、备急丸之类主之。以平为期。”

3. 饮伤的临床表现

脘腹痞胀，水声漉漉，泛吐清水，恶心、呕吐、头晕目眩、咳嗽、心悸、不能平卧、小便不利、肢体浮肿、沉重酸困、舌体胖大苔白滑甚则水滑伸舌欲滴，脉弦。正如李东垣所说:“又经云:因而大饮则气逆。”

4. 饮伤的治疗方法

伤饮是属于无形之气，水饮停滞的治疗方法宜发汗和利小便分消水气，使水气从肌表和小便上下分消。治疗方剂如解酲汤、五苓散等。药物如茯苓、猪苓、泽泻、葛根、葛花、荆芥、防风、生麻黄、淡豆豉、苏叶、藿香、佩兰、白豆蔻仁、羌活、独活等。脾胃虚弱者，加人参、白术、炙甘草等;脘腹胀满者，加木香、砂仁、青皮、橘皮等;伴有食积者，加山楂、神曲、麦芽等;脘腹冷痛者，加干姜、吴茱萸、黑附子等。正如李东垣所说:“饮者，无形之气，伤之则宜发汗、利小便，使上下分消其湿，解酲汤、五苓散之类主之。”

李东垣将饮食伤分成食伤和饮伤，对其弟子罗天益产生了深刻的影响。罗天益在其著作《卫生宝鉴》中明确将饮食所伤分作食伤和饮伤，是对李东垣脾胃学说的继承与发展。

二、治疗饮食物损伤注意事项

因为饮食伤已经损伤了脾胃，如果再应用药物不当就会更加损伤脾胃，所以医生在治疗饮食物损伤时要合理恰当用药。用猛烈的药物治病，到病去六分的时候，就要停止使用。用普通的药物治病，到病去其七的时候，就要停止用药。用轻微的药物治病，到病去其八的时候，就应该停止使用。只有基本上无毒性的药物，才能用到病去其九。病去以后，要注重用谷肉果菜的饮食疗法以清除病后余邪，使机体完全恢复健康。总的说来，治疗疾病用重药还是轻药，用多少量，用多长时间，要把握好尺度，进止要有度，不可过度治疗，防止损伤正气。同时，治疗疾病不能完全依靠药物，要注意用饮食疗法调养疾病。正如李东垣所说："盖脾已伤，又以药伤，使营运之气减削，食愈难消。故《五常政论》云：大毒治病，十去其六；常毒治病，十去其七；小毒治病，十去其八；无毒治病，十去其九；谷肉果菜，食养尽之。无使过之，伤其正也。不尽，行复如法。圣人垂此严戒，是为万世福也。如能慎言语、节饮食，所谓治未病也。"

论酒客病

夫酒者，大热有毒，气味俱阳，乃无形之物也。若伤之，止当[1]发散，汗出则愈矣，此最妙法也；其次莫如利小便。二者乃上下分消其湿，何酒病之有？

译文：酒啊，性味辛甘，大热有毒，其气味都属于阳，有挥发的特点，故又称为无形之物。如果被酒伤害了，也就是饮酒过量导致醉酒甚至昏迷，一般应当用辛性发散的药物给予治疗，如葛花、葛根、荆芥、防风、藿香、苏叶、薄荷等，如果醉酒的人出汗了，就标志着酒性解散而愈，这是最巧妙的方法。其次，更好的方法是利小便。发汗和利小便是上下分消其酒湿，系因势利导的正常治法，如何就会患上酒病的呢？

今之酒病者，往往服酒癥丸[2]大热之药下之，又有用牵牛、大黄下之者，是无形元气受病，反下有形阴血，乖误[3]甚矣！酒性大热，已伤元气，而复重泻之，况亦损肾水，真阴[4]及有形阴血俱为不足，如此则阴血愈虚，真水愈弱，阳毒之热大旺，反增其阴火，是谓元气消亡，七神何依，折人长命；不然，则虚损之病成矣。《金匮要略》[5]云：酒疸[6]下之，久久为黑疸[7]。慎不可犯此戒！不若令上下分消其湿，葛花解酲汤主之。

译文：现在患酒病的人，常常服用酒癥丸大热之药泻下胃肠湿热，也有用牵牛、大黄大寒之药泻下胃肠湿热。伤酒是无形的元气受到

[1] 止当：只当，一般应当。

[2] 酒癥丸：由雄黄、巴豆、蝎梢等制成。主治饮酒过度，头旋恶心，呕吐不止及酒积停于胃间，遇饮即吐，久而成癖。见《局方》卷三。

[3] 乖误：guāi wù，错误。

[4] 真阴：即肾阴。也称为肾水、真水、元阴。

[5]《金匮要略》：东汉著名医学家张仲景所著《伤寒杂病论》的杂病部分，是我国现存最早的一部论述杂病诊治的专书，原名《金匮要略方论》。

[6] 酒疸：因饮酒过度，以致脾胃受伤，运化失常，湿浊内郁生热，湿热交蒸而成的黄疸。为黄疸类型之一，主要症状有身目发黄、胸中烦闷而热、不能食、时欲吐、小便赤涩、脉沉弦而数等。

[7] 黑疸：身目、头面等处呈弥漫性棕黑色改变者，为黑疸。多由湿热黄疸日久耗伤肾阴或肾阳、血脉瘀阻导致。

了损伤，现在用药反而攻下有形的阴血，这是太错误了。况且酒性大热，本身已经损伤了元气，而又重复泻下使元气更加受伤，更何况还损伤肾阴呢。真阴及有形阴血本来都亏虚不足，如果再用泻下法治疗就会使阴血更加亏虚，肾脏的真阴愈虚弱，湿热酒毒这种阳毒就会更加亢盛。湿热酒毒下注，反而更加助肝肾中阴火上冲流窜。火热易耗伤元气，导致元气日益消耗，人的精神活动依靠什么呢？长期下去，就会折损人的寿命。即使不折损人的寿命，也会导致虚损性疾病。《金匮要略》说：因饮酒过度导致的黄疸，也应该用发汗利小便的方法治疗。如果错误地用下法治疗，伤元气耗真阴，时间久了黄疸就演变为黑疸。慎不可用攻下的方法治疗酒疸。最好的治疗方法是上下分消其酒湿，用葛花解酲汤为主加以治疗。

葛花解酲汤

白豆蔻仁　缩砂仁　葛花以上各五钱　干生姜　神曲炒黄　泽泻　白术以上各二钱　橘皮去白　猪苓去皮　人参去芦　白茯苓以上各一钱五分　木香五分　莲花青皮[8]去穰，三分

上为极细末，称和匀，每服三钱匕[9]，白汤调下，但得微汗，酒病去矣。此盖不得已而用之，岂可恃赖[10]日日饮酒。此药气味辛辣，偶因酒病服之，则不损元气，何者？敌[11]酒病故也，若频服之，损人天年[12]。

译文：葛花解酲汤由白豆蔻仁五钱、缩砂仁五钱、葛花五钱、干生姜二钱、神曲（炒黄）二钱、泽泻二钱、白术二钱、橘皮（去白）一钱五分、猪苓（去黑皮）一钱五分、人参（去芦）一钱五分、白茯苓一钱五分、木香五分、莲花青皮（去穰）三分组成。

上药研为极细末，称量前要混合均匀，每次服用三钱匕（大约是现在的5g）。用白开水送服，只要能够使遍身微微汗出，过分饮酒所患的疾病就会消失了。这是因为不得已而应用的方法，怎么可以靠吃药解酒而天天喝酒呢。葛花解酲汤气味辛辣，偶尔因为醉酒病服用此方解酒是可以的，则湿热酒毒不会损伤元气。为什么呢？因为此

[8] 莲花青皮：青皮分瓣切开，形似莲花。

[9] 钱匕：古代量取药末的器具。一钱匕，约今五分六厘。

[10] 恃赖：依赖，凭借。

[11] 敌：抵抗，抵挡。

[12] 天年：自然寿命。

方发汗利水并行以分消酒湿，从而能够抵抗酒病。如果频繁服用葛花解酲汤，就会损减人的寿命。

除湿散

治伤马乳并牛羊酪[13]水，一切冷物。

神曲炒黄，一两　茯苓七钱　车前子炒香　泽泻以上各五钱　半夏汤洗　干生姜以上各三钱　甘草炙　红花以上各二钱

上同为极细末，每服三钱匕，白汤调下，食前。

译文：除湿散治疗病人过分喝马奶和牛羊酪导致的寒饮停滞，或者过吃一切生冷食物导致的水饮停滞。

除湿散由神曲（炒黄）一两、茯苓七钱、车前子（炒香）五钱、泽泻五钱、半夏汤洗三钱、干生姜三钱、甘草（炙）二钱、红花二钱组成。

上药共同研磨成极细的粉末，每次服用三钱匕（大约是现在的5g），用白开水送服，饭前空腹服用。

五苓散

治伤寒温热病，表里未解，头痛发热，口燥咽干，烦渴饮水，或水入即吐，或小便不利，及汗出表解，烦渴不止者，宜服之。又治霍乱吐利，烦渴引饮之证。

泽泻二两五钱　猪苓　茯苓　白术以上各一两五钱　桂一两

上为细末，每服二钱，热汤调服，不计时候，服讫[14]，多饮热汤，有汗出即愈。

又治瘀热[15]在里，身热，黄疸[16]，浓煎茵陈蒿汤[17]调下，食前服之。

如疸发渴，及中暑[18]引饮，亦可用水调服之。

译文：五苓散治疗感受伤寒或者温热病后，表证和里证都还未得到解除，病人临床表现为头痛发热，口中和咽喉干燥，心烦口渴，饮水过多

[13] 牛羊酪：用牛羊的乳汁做成的半凝固或凝固的乳制品。

[14] 讫：qì，完结。

[15] 瘀热：指湿热郁蒸，日久导致瘀血，形成湿热瘀并存的病机。

[16] 黄疸：临床以目黄、身黄、小便黄为主要临床表现，其中以目睛黄染为本病特征。

[17] 茵陈蒿汤：由茵陈、栀子、大黄组成。具有清热、利湿、退黄之功。主治湿热黄疸，症见一身面目俱黄，黄色鲜明，小便短赤，大便不爽或秘结，舌红苔黄腻，脉沉数或滑数有力。

[18] 中暑：在炎暑季节或高温环境中一段时间后，出现头晕、头痛、烦躁、口渴、全身无力、恶心呕吐、大汗、血压下降、脉搏细弱等表现。甚至可见突然昏倒、抽搐、尿少、昏迷等症状。

或饮水下咽随即吐出，或者小便不利。也适用于治疗病人肌表汗出，表证消除后，仍然心烦口渴不止。五苓散又可治疗霍乱病上吐下泻后，病人表现为心烦口渴、大量饮水之证。

五苓散由泽泻二两五钱、猪苓一两五钱、茯苓一两五钱、白术一两五钱、桂枝一两组成。

上药为细末，每次服用二钱，用热水送服，不拘时间，服药后多饮热水，有汗出预示着病情要痊愈。

五苓散又可治疗湿热瘀蕴结在里证。湿热郁蒸，日久导致瘀血，形成湿热瘀蕴结在肝胆和脾胃，表现为身体发热，黄疸（一身面目俱黄），宜浓煎茵陈蒿汤调服五苓散清利湿热，湿热去则瘀血除，身热黄疸则愈。于饭前服下。

如果黄疸发渴，以及中暑大量口渴饮水，这是因为湿热大量伤津所致，也可用热开水调服五苓散给予治疗。

【入门导读】

本篇主要论述了长期过分饮酒所致酒病的治疗方法。

一、酒病的特点

酒性味辛甘，大热有毒，气味都属于阳，因为其有挥发的特点，故被称为无形之物。长期过分饮酒损伤脾胃，脾胃不能正常运化，容易导致湿热产生。故过分饮酒最容易导致湿热蕴结脾胃。

二、酒病的诊断

有长期大量饮酒史，表现为脘腹胀闷、纳呆、恶心欲呕、口苦口黏、渴不多饮、便溏不爽、小便短黄、肢体困重或身热不扬、汗出热不解、面目发黄色鲜明、皮肤瘙痒、舌质红苔黄腻、脉濡数。

病久不愈，湿热阻滞导致瘀血，同时又耗伤肾阴，黄疸也可转化为黑疸，而见面、手、乳晕、腋窝、外生殖器、口腔黏膜等处呈弥漫性棕黑色改变者。正如李东垣所说：“《金匮要略》云：酒疸下之，久久为黑疸。慎不可犯此戒！”

三、酒病的治疗方法

治疗酒病的关键在于祛除湿邪。湿去则热孤，热邪自然容易消散。而祛湿的方法，李东垣最为推崇的有两种方法：一是用风药发散开发腠理，腠理开则酒湿转化为汗液从上而消散，这是最为巧妙的方法。药物如葛花、葛根、荆芥、防风、藿香、苏叶、薄荷等。二是利小便，小便利则酒湿从下而去。药物如茯苓、猪苓、泽泻、车前子、木通、茵陈、滑石、萹蓄、瞿麦等。上述两种方法相互配合，则上下分消湿邪，就不容易患上酒病。正如李东垣所说："夫酒者，大热有毒，气味俱阳，乃无形之物也。若伤之，止当发散，汗出则愈矣，此最妙法也；其次莫如利小便。二者乃上下分消其湿，何酒病之有？"

葛花解酲汤

李东垣治疗酒病首推葛花解酲汤。正如他说："不若令上下分消其湿，葛花解酲汤主之。"

葛花解酲汤由人参、白术、茯苓、猪苓、泽泻、干生姜、白蔻仁、青皮、陈皮、木香、砂仁、神曲、葛花组成。

本方由香砂四君子汤、五苓散、异功散化裁而来。方中人参、白术健脾化酒湿；茯苓、猪苓、泽泻渗湿利湿，引酒湿从小便而去；砂仁、白蔻仁、木香、青皮、陈皮芳香醒脾、行气燥湿；神曲消食和胃，尤善消酒食陈腐之积；干生姜散寒化饮和胃；葛花解酒醒脾，其轻清发散之性，能使酒湿从表而解，故称为葛花解酲汤。本方的配伍特点是发汗与利水并行，以分消酒湿；消食理气和补气健脾同用，以邪正兼顾。

本方用于嗜饮冷酒导致脾胃虚弱、寒湿内停、胃肠气滞之证，症见头目眩晕、脘腹胀满、饮食减少、小便不利、舌淡苔白厚润泽、脉沉迟无力等。

如果伤酒后热化，湿热内盛而见面赤烦热、口渴饮冷等症，也可以用本方化裁。应当减去干姜、白豆蔻仁、砂仁等辛燥之品，酌情配伍黄芩、黄连、生栀子、枳椇子、龙胆草、金钱草、茵陈等药物。

杜绝酒病的关键是减少喝酒或不喝酒。如果频繁大量长久地喝酒，而单纯依靠葛花解酲汤来解酒，日久就会耗伤正气，故不可长期服用。正如李东垣所说："但得微汗，酒病去矣。此盖不得已而用之，岂可恃赖日日饮酒。此药气味辛辣，偶因酒病服之，则不损元气，何者？敌酒病故也，若频服之，损人天年。”

四、治疗水湿停滞的其他方剂

1. 除湿散

本方由茯苓、泽泻、炒车前子、半夏、干生姜、红花、炒神曲、炙甘草组成。具有利水、降逆、活血、散寒之功。该方用于治疗过分喝马奶和牛羊酪导致的寒饮停滞。也治疗过吃一切生冷食物导致的水饮停滞。

方中茯苓、泽泻、炒车前子淡渗利湿，半夏降逆止呕，神曲消食和胃，干生姜散寒止呕，红花活血，炙甘草补中益气、调和诸药。

除湿散和葛花解酲汤的主要区别是没有配伍风药、健脾药、理气药，而是配伍了降逆和胃、活血化瘀的药物。所以该方更适合寒湿停滞、胃气上逆、瘀血阻络之实证。临床可表现为胸膈痞塞、饮食减少、恶心呕吐、小便不利、面色晦暗、舌淡苔白厚润泽、脉沉迟有力者。

本方虽然不是治疗酒病的，但可以移来作为治疗酒病的方剂，这可能是李东垣将该方放在该篇的原因之一。葛花解酲汤治疗脾胃虚弱的酒病，除湿汤可以治疗寒湿停滞酒病的实证。虽然该方没有配伍风药和理气药，但是根据病情仍然可以灵活配伍化裁。

2. 五苓散

《伤寒论·辨太阳病脉证并治》第71条说：“太阳病，发汗后，大汗出，胃中干，烦躁不得眠，欲得饮水者，少少与饮之，令胃气和则愈。若脉浮，小便不利，微热消渴者，五苓散主之。”《伤寒论·辨太阳病脉证并治》第74条说：“中风发热，六七日不解而烦，有表里证，渴欲饮水，水入则吐者，名曰水逆，五苓散主之。”

五苓散由茯苓、猪苓、泽泻、桂枝、白术组成。方中猪苓、茯苓、泽泻淡渗以利水；白术助脾气之转输，使水精得以四布；桂枝辛温，通阳化气以利水，又可散表邪。诸药合用，具有化气利水之功，用于下焦蓄水证。《伤寒论》中主治膀胱气化不利之蓄水证，临床可见小便不利、头痛微热、烦渴欲饮甚则水入即吐、脐下动悸、吐涎沫而头目眩晕、短气而咳、水肿、泄泻、舌苔白、脉浮或浮数。

李东垣在本篇扩大了五苓散的应用范围。将五苓散应用于寒温表证解除后、霍乱、黄疸、中暑等四种情况导致的口燥咽干、烦渴饮水、水入即吐。这四种情况的共同特点是口大渴。其共同的病机是湿热亢盛、大量伤津耗液，而不是《伤寒论》中水蓄膀胱证。

第一种情况寒温表证解除后。首先病人感受了寒邪或温邪，邪气入里化热，火热蒸腾体内津液，导致一方面大量耗伤津液，一方面又导致湿邪的停滞，从而形成了湿热亢盛、大量津液耗伤的结果。虽然经过治疗后汗出表解，但体内的湿热邪气并未消除。这时，是养阴生津呢，还是清利湿热。应该说两者同时并举。但是，应该看到，养阴生津是治标，清利湿热是治本。湿热不除，则不断地耗液伤津，则口渴必不除。如何清热利湿呢？如果是湿热亢盛，湿重于热的情况下，就应该侧重于除湿。因为湿为阴邪，易阻滞气机。湿邪不去，则气机不畅，火热则无透发之机，火热也必不除。火热不除，则口渴也必不除。所以，治疗的重心是利湿。治疗的方剂可以用五苓散化裁利湿清热。正如李东垣所说："治伤寒温热病，表里未解，头痛发热，口燥咽干，烦渴饮水，或水入即吐，或小便不利，及汗出表解，烦渴不止者，宜服之。"

第二种情况霍乱。该篇霍乱的病机应该是湿热内蕴所致，不是寒霍乱，因此用五苓散化裁治疗以利湿清热。正如李东垣所说："又治霍乱吐利，烦渴引饮之证。"

第三种情况黄疸。黄疸（阳黄）的病机是湿热内蕴，所以可以用五苓散配服茵陈蒿汤化裁治疗。正如李东垣所说："又治瘀热在里，身热，黄疸，浓煎茵陈蒿汤调下，食前服之。"

第四种情况中暑。夏季感受暑湿之邪，导致湿热内蕴，耗伤大量津液，表现为口大渴饮水多。用五苓散化裁治疗利湿清热。正如李东垣所说："如疸发渴，及中暑引饮，亦可用水调服之。"

需要注意的是，因为上述四种情况的共同病机是湿热亢盛、耗液伤津。所以，在应用五苓散时最好是去掉桂枝，根据病情选加葛根、知母、天花粉、元参、麦冬、连翘、生栀子、黄连、黄芩、黄柏、龙胆草、茵陈、藿香等。如果服用后病人全身有微微汗出，则表明湿热去气机畅，疾病将愈。他特别强调服用五苓散要用热汤，而且服药后多饮热汤，目的是有助于汗出。汗出则腠理开，体内的水湿则易于从肌表气化而出，加强了五苓散从肌表分消水湿的作用。正如李东垣所说："上为细末，每服二钱，热汤调服，不计时候，服讫，多饮热汤，有汗出即愈。"

五、治疗酒病的禁忌

酒病主要病机为水湿停滞脾胃，而不是食积大便停滞胃肠。同时，水湿停滞日久导致脾胃虚弱。脾胃虚弱不能运化气血，导致元气亏虚。所以，治疗酒病禁止过分泻下，防止损伤脾胃。

另外，酒属于热物，饮酒过多容易形成湿热蕴结脾胃。湿热蕴结日久，则伤元气、伤阴血、伤阴津、伤肾阴。所以，治疗酒病禁止过分泻下。如果再泻下，则会更加伤元气、阴血、阴津、肾阴。元气、阴血、阴津、肾阴亏虚，湿热邪气则更加亢盛。湿热邪气越发下注阻滞肝肾中气机，肝肾中生理之相火愈发演变为病理之相火即阴火，也是就说阴火愈发亢盛冲逆。长期如此下去，轻则酒病演变为虚损，重则折损人的寿命。故李东垣反对用大黄、牵牛子、巴豆等药物泻下治疗酒病。正如李东垣所说："今之酒病者，往往服酒癥丸大热之药下之，又有用牵牛、大黄下之者，是无形元气受病，反下有形阴血，乖误甚矣！酒性大热，已伤元气，而复重泻之，况亦损肾水，真阴及有形阴血俱为不足，如此则阴血愈虚，真水愈弱，阳毒之热大旺，反增其阴火，是谓元气消亡，七神何依，折人长命；不然，则虚损之病成矣。"

临病制方

《至真要大论》云：湿淫所胜，治以苦温，佐[1]以甘辛，以汗为度[2]而止。以淡泄之。得其法者，分轻重而制方。

[1] 佐：辅助。

[2] 度：限度。

译文：《素问·至真要大论篇》第七十四说：水湿邪气亢盛侵袭人体导致的疾病，应该用苦温性的药物燥湿为主给予治疗，用辛性和甘性的药物作为辅助，以病人遍身微微汗出为标准。如果病人服药后已经遍身微微汗出了，标志着病情痊愈了，就不要再用药了。上述处方中应该配伍淡性药物来利湿。懂得了治疗湿邪亢盛的方法，如用苦温为主燥湿，用辛性药物开发腠理祛湿，用甘性药物健脾运湿，用淡性药物利湿，然后再根据病情的轻重而灵活制定方药。

《金匮要略》云：腰以上肿者，当发汗乃愈；腰以下肿者，当利小便。由是大病瘥后，腰以下有水气者，牡蛎泽泻散[3]主之。又云：治湿不利小便，非其治也，制五苓散以利之。孙真人疗肤革[4]肿，以五皮散[5]，乃述类象形[6]之故也。

[3] 牡蛎泽泻散：方由生牡蛎、泽泻、葶苈子、商陆根、蜀漆、海藻、栝楼根组成。具有利水消肿，祛满除湿之功，主治大病瘥后，从腰以下有水气者。

[4] 肤革：指皮肤。

[5] 五皮散：由生姜皮、桑白皮、橘皮、大腹皮、茯苓皮组成。具有利水消肿，理气健脾之功。

[6] 述类象形：指模仿实物的样子推理阐述它类似的功能作用。象，模仿之意。形，实体的样子。

译文：《金匮要略》说：腰以上水肿的病证，应当用发汗的方法治疗就会痊愈。腰以下水肿的病证，应当用利小便的方法治疗就会痊愈。因此，重病经过治疗基本上都痊愈了，仅仅遗留腰以下水肿病证的，用牡蛎泽泻散为主方治疗。又说：治疗湿邪如果不去利小便，就不是完全正确的治疗方法，张仲景创制五苓散来淡渗利小便。孙思邈治疗皮肤水肿，用五皮散方治疗，这是根据五皮形象推理阐述五皮散功能的啊。

《水热穴论》云：上为喘呼，下为肿满，不得卧者，标本俱病，制神秘汤[7]以去之。《活人书》云：均是水气，干呕微利，发热而咳，为表有水，小青龙汤加芫花[8]主之。身体凉，表证罢，咳而胁下痛，为里有水，十枣汤[9]主之。亦是仲景方也。易水张先生云：仲景药为万世法，号群方之祖，治杂病[10]若神，后之医家，宗《内经》法，学仲景心，可以为师矣。

译文：《水热穴论》说：水湿侵犯肺脏表现为喘息，水湿侵犯下肢表现为下肢水肿。由于水湿侵犯肺脏导致喘息，所以病人不能平卧。一平卧，病人就会喘息更甚，这是标本都发生了疾病。可以用神秘汤来去水湿。《活人书》说：下面这些症状都是水气造成的，病人干呕轻微地腹泻，肌肤发热而咳嗽，这是肌表感受风寒导致水湿停留在肌表不能外散而形成的，用小青龙汤加芫花为主方治疗。经过小青龙汤加芫花治疗后，如果肌肤不发热了，说明表证已经消失了，病人仅仅有咳嗽和胁下疼痛，这是里面胸胁有水导致的，用十枣汤为主治疗。十枣汤也是医圣张仲景创制的方剂。河北易县张元素先生说：医圣张仲景的处方用药为后代万世所效法，被称为后世所有处方之源。用来治疗各种杂病非常神验，后世的医学家如果能够学习《黄帝内经》的治病法则，再学习张仲景《伤寒杂病论》辨证论治的临床经验，就可以成为一个很好的医生了啊。

[7] 神秘汤：方由橘皮、桔梗、紫苏、人参、五味子组成。出自《三因极一病证方论》卷十三。具有补肺益气、疏利壅塞之功效。

[8] 小青龙汤加芫花：由麻黄、生白芍、细辛、炙甘草、桂枝、清半夏、五味子、干姜、芫花组成。主治外感风寒、内停水饮。

[9] 十枣汤：芫花、大戟、甘遂、大枣。

[10] 杂病：泛指伤寒、温病以外的多种疾病。

【入门导读】

本篇称作《临病制方》，仅从字面上看内容很广泛，但实际上主要是在阐释水饮的治疗方法和方药。

一、祛除水饮的方法

1. 苦温燥饮

饮为阴邪。苦温能燥饮。祛除水饮，尤其是寒性水饮，则可用苦温的药物燥其寒饮。方剂可选平胃散化裁，药物有清半夏、苍术、厚朴、草豆蔻、白豆蔻等。

2. 发汗除饮

风能胜饮。祛除体内的水邪，可以用辛温解表药物开发腠理，使水邪变成汗液从皮毛腠理而出。但用药量要小，以病人遍身微微汗出为佳。微微汗出是邪去正安、营卫调和的标志。用药量不可过大，防止大汗淋漓耗伤正气。方剂可选麻黄汤、五皮散化裁，药物有麻黄、桂枝、杏仁、甘草、荆芥、防风、羌活、独活、茯苓皮、五加皮、陈皮、桑白皮、大腹皮、生姜皮等。

3. 健脾除饮

脾主运化水饮。当脾胃虚弱时，饮食物就不能得到正常运化，从而导致水饮停聚。所以，健脾可以减少水饮的产生，从而起到除饮的效果。方药可选四君子汤化裁，药物如党参、白术、茯苓、白扁豆、莲子肉、炙甘草等。

4. 淡渗利饮

淡可利饮。淡性药物有利小便的功效，从而促进水气的排除。方药可选五苓散化裁，药物如茯苓、猪苓、泽泻、滑石、车前子等。

正如李东垣所说："《至真要大论》云：湿淫所胜，治以苦温，佐以甘辛，以汗为度而止。以淡泄之。得其法者，分轻重而制方。《金匮要略》云：腰以上肿，当发汗乃愈；腰以下肿者，当利小便。由是大病瘥后，腰以下有水气者，牡蛎泽泻散主之。又云：治湿不利小便，非其治也，制五苓散以利之。"

另外，除了上述常用的祛除水饮方法以外，还有芳香化饮、温阳化饮两种方法。芳香化饮的药物有藿香、佩兰、白豆蔻、砂仁、茵陈、石菖蒲等；温阳化湿的药物有炮附子、干姜、吴茱萸、桂枝、肉桂等。

二、水饮导致水肿的治疗

如果是腰部以上水肿，则侧重感受风寒邪气，治疗时要多用重用祛风散寒药物来发汗除饮，使病人遍身微微汗出则有利于水肿的痊愈。如果是腰部以下水肿，则侧重水饮下注，治疗时要多用重用淡渗利小便的药物，使病人小便通利则有利于水肿的痊愈。

三、水饮犯肺导致咳喘的治疗

1. 内有水饮侵犯肺伴风寒表证（实证）

水饮侵犯肺伴有风寒表证，表现为咳喘、恶寒发热、无汗、头痛、痰多而稀、身体重痛、肌肤悉肿、舌淡苔白润滑、脉浮弦者，用小青龙汤加芫花化裁治疗。正如李东垣所说："《活人书》云：均是水气，干呕微利，发热而咳，为表有水，小青龙汤加芫花主之。"

2. 内有水饮侵犯肺不伴风寒表证之悬饮（实证）

水饮侵犯肺部无表证者，表现为咳喘、咳唾胸胁引痛、胸背掣痛不得息，兼或伴有心下痞硬、干呕短气、头痛目眩、腹胀喘满、二便不利、舌淡苔白滑润、脉沉弦者，用十枣汤化裁治疗。正如李东垣所说："身体凉，表证罢，咳而胁下痛，为里有水，十枣汤主之。亦是仲景方也。易水张先生云：仲景药为万世法，号群方之祖，治杂病若神，后之医家，宗《内经》法，学仲景心，可以为师矣。"

十枣汤，由芫花、大戟、甘遂、大枣组成，具有攻逐水饮之功效，主治悬饮。本方临床常用于治疗渗出性脑膜炎、结核性胸膜炎、肝硬化、慢性肾炎所致的胸水、腹水或全身水肿，以及晚期血吸虫病所致的腹水等属水饮内停里实证者。

3. 内有水饮兼肺气亏虚（虚证）

水饮既侵犯肺部、兼有肺气亏虚，表现为咳嗽喘息不能平卧、下肢水肿、少气懒言、动则气喘、舌淡苔白润、脉弦而无力等，用神秘汤（橘皮、桔梗、紫苏、人参、五味子）化裁治疗。正如李东垣所说："《水热穴论》云：上为喘呼，下为肿满，不得卧者，标本俱病，制神秘汤以去之。"

四、关于蜀漆

蜀漆，又名鸡屎草、鸭屎草。辛苦性温。为虎耳草科植物常山的嫩枝叶，具有祛痰、截疟、消癥瘕积聚之功。《神农本草经》称："主疟及咳逆寒热，腹中症坚痞结，积聚邪气蛊毒。"《本经逢原》称："蜀漆，即常山之苗，故《本经》治疟，及咳逆寒热，积聚蛊毒，功效与之相类。"《药征续编》称："凡仲景之治动也，共活法有三：有胸腹之动，则以牡蛎治之；有脐下之动，则以龙骨治之；有胸腹脐下之动剧，则以蜀漆治之。此为仲景治动之三活法矣。故仲景之方，有以蜀漆配之牡蛎者，或有配之龙骨者，或有配之龙骨、牡蛎者，是又仲景用蜀漆之法也。本论不载此法者，盖属脱误，故晋、唐以来，无有知蜀漆之功者”。

因为蜀漆属于温性药物，所以以之治疗痰、疟疾、癥瘕积聚等属于寒性者为佳。《金匮要略》有蜀漆散，用于治疗寒性疟疾。《金匮要略·卷上》说:“治疟多寒者，名曰牝疟：蜀漆（洗去腥）、云母（烧二日夜）、龙骨等分。杵为散，未发前，以浆水服半钱匕。温疟加蜀漆半分，临发时服一钱匕。”

随时用药

治伤冷饮者，以五苓散，每服三钱或四钱匕，加生姜煎服之。

译文：治疗过分服用冷饮导致脾胃损伤，用五苓散治疗，每次用三钱或四钱匕（大约合现在的5g或7g），加上生姜三四片共同煎煮服用。

治伤食兼伤冷饮者，煎五苓散送下半夏枳术丸[1]服之。

译文：治疗过量饮食，兼过分服用冷饮导致脾胃损伤，治疗的方法是煎煮三钱或四钱匕五苓散（大约合现在的5g或7g），送服半夏枳术丸。

治伤冷饮不恶寒[2]者，腹中亦不觉寒，惟觉夯闷身重，饮食不化者，或小便不利，煎去桂五苓散依前斟酌服之。

译文：治疗过食冷饮损伤脾胃，其肌表不觉得有怕冷感，脘腹内也不觉得怕冷，只觉得脘腹内有憋闷压迫之感，饮食不能消化，或者小便不通畅。治疗的方法是煎煮三钱或四钱匕去桂枝的五苓散（大约合现在的5g或7g）。

假令所伤前后不同，以三分为率[3]，伤热物二分，伤生冷硬物一分，用寒药三黄丸二停[4]，用热药木香见晛丸一停，合而服之。又如伤生冷二分，伤热物一分，用热药木香见晛丸二停，用寒药三黄丸一停，合而服之。

译文：如果前面所伤的饮食和后面所伤的饮食不一样，用三分作为大概数的话，所伤热性饮食物占两份，所伤寒性饮食物占一份，治疗时则用寒凉性方药三黄丸两份，配上热性方药木香见晛丸一份，配合在一起同时服用。再比如如果所伤寒性饮食占两份，所伤热性饮食

[1] 半夏枳术丸：由半夏、枳实、白术、荷叶组成。治因冷食内伤。

[2] 恶寒：病人自觉怕冷，多加衣被或近火取暖，仍感寒冷不能缓解的，称为恶寒。恶寒常为临床诊断和鉴别外感表证的重要指征。

[3] 率：大概。

[4] 停：将总数分成几份，其中的一份。

占一份，治疗时则用温热性方药木香见睍丸两份，配用寒性方药三黄丸一份，配合在一起同时服用。

假令夏月大热之时，伤生冷硬物[5]，当用热药木香见睍丸治之，须少加三黄丸，谓天时不可伐[6]，故加寒药以顺时令；若伤热物，只用三黄丸。何谓？此三黄丸时药也。

[5] 硬物：坚硬难消化的食物。

[6] 伐：违背。

译文： 如果夏天天气炎热的时候，过食生冷难消化的食物，应当用热性药物木香见睍丸治疗，但应该配伍少量的寒凉清热药三黄丸。这是因为不能不考虑现在是夏天这样的炎热气候，故加些寒凉药物来顺应夏天炎热这个时令。如果过食热性食物导致上火，则只需用三黄丸就够了。为什么呢？因为用三黄丸寒凉清热治病是和天气炎热这个节气时令相符合的。

假令冬天大寒之时，伤羊肉湿面等热物，当用三黄丸治之，须加热药少许，草豆蔻丸[7]之类是也，为引用，又为时药。经云：必先岁气，无伐天和[8]。此之谓也，余皆仿此。

[7] 草豆蔻丸：由草豆蔻、枳实、白术、大麦芽、半夏、黄芩、神曲、干生姜、橘皮、青皮、炒盐组成。治秋冬伤寒冷物，胃脘当心而痛，上支两胁，膈咽不通。

[8] 天和：与自然界气候的一致性。

译文： 如果冬天天气特别寒冷的时候，过食羊肉和不是很熟的难以消化的面食导致上火，应当用寒凉清热的三黄丸治疗。但应该配伍少量的热性药物，比如草豆蔻丸之类的热性药都可以，作为导引药物用，又作为顺应冬天时令的药物。《素问·五常政大论》篇第七十说：治疗疾病时要首先考虑天气对用药的影响，不要违背与自然界气候一致性这个规律。大概说的就是医生处方用药要顺应自然界的气候吧，其他的都可以仿照这样来治疗。

【入门导读】

本文之所以称之为《随时用药》，意思是指医生治疗疾病时不仅要根据辨证采用恰当的处方用药，而且还要给予相应的配伍以适应当时的自然界气候。正如李东垣所说："经云：必先岁气，无伐天和。此之谓也，余皆伤此。”

一、如何治疗内伤冷饮

1. 脾胃阳虚、水饮内停

过分服用冷饮导致脾胃阳虚、水饮内停者，用五苓散加生姜共同煎煮服用（桂枝、白术、茯苓、猪苓、泽泻、生姜）。正如李东垣所说："治伤冷饮者，以五苓散，每服三钱或四钱匕，加生姜煎服之。"

2. 脾胃阳虚、水饮内停、食积内停

过分服用冷饮和过量饮食导致水饮内停和食积内停者，用五苓散（桂枝、白术、茯苓、猪苓、泽泻）送服半夏枳术丸（清半夏、白术、枳实、荷叶）。正如李东垣所说："治伤食兼伤冷饮者，煎五苓散送下半夏枳术丸服之。"

3. 水饮内停无脾胃阳虚、外感风寒

过分服用冷饮，但没有损伤脾胃之阳气，也没有感受外来风寒。用去桂枝的五苓散，也就是四苓散（白术、茯苓、猪苓、泽泻）。正如李东垣所说："治伤冷饮不恶寒者，腹中亦不觉寒，惟觉夯闷身重，饮食不化者，或小便不利，煎去桂五苓散依前斟酌服之。"

二、如何治疗寒热错杂证

1. 寒热错杂、热多寒少

如果所伤热性饮食物多，所伤寒性饮食物少，治疗时则用寒凉性方药三黄丸（黄连、黄芩、大黄）多，用热性方药木香见晛丸（草豆蔻、京三棱、石三棱、木香、香附、炒神曲、升麻、柴胡、巴豆霜）少，两方配伍应用。正如李东垣所说："假令所伤前后不同，以三分为率，伤热物二分，伤生冷硬物一分，用寒药三黄丸二停，用热药木香见晛丸一停，合而服之。"

2. 寒热错杂、寒多热少

如果所伤寒性饮食物多，所伤热性饮食物少，治疗时则用温热性方药木香见晛丸（草豆蔻、京三棱、石三棱、木香、香附、炒神曲、升麻、柴胡、巴豆霜）多，用寒性方药三黄丸（黄连、黄芩、大黄）少，两方配伍应用。正如李东垣所说："又如伤生冷二分，伤热物一分，用热药木香见晛丸二停，用寒药三黄丸一停，合而服之。"

三、随时用药

1. 夏月用药

如果夏月所伤寒性饮食物，根据辨证论治应当用热性药物木香见睍丸（草豆蔻、京三棱、石三棱、木香、香附、炒神曲、升麻、柴胡、巴豆霜）治疗。但因为是夏天天气炎热的时候，为了防止热性药物上火，应该配伍少量的寒凉清热药如三黄丸（黄连、黄芩、大黄）之类。正如李东垣所说："假令夏月大热之时，伤生冷硬物，当用热药木香见睍丸治之，须少加三黄丸，谓天时不可伐，故加寒药以顺时令；若伤热物，只用三黄丸。何谓？此三黄丸时药也。"

2. 冬月用药

如果冬天所伤热性饮食物，根据辨证论治应当用寒性药物三黄丸（黄连、黄芩、大黄）治疗。但因为是冬天天气寒冷的时候，为了防止寒性药物损伤阳气，应该配伍少量的热性药物如草豆蔻丸（草豆蔻、枳实、白术、大麦芽、半夏、黄芩、神曲、干生姜、橘皮、青皮、炒盐）之类。正如李东垣所说："假令冬天大寒之时，伤羊肉湿面等热物，当用三黄丸治之，须加热药少许，草豆蔻丸之类是也，为引用，又为时药。"

对于上述随时用药，笔者认为有刻舟求剑之嫌。具体到临床，还是要根据辨证论治来灵活处理。在夏月用热性药的时候，没有用寒性药物的指征就可以不配伍。在冬月用寒性药的时候，没有用热性药物的指征就可以不配伍。临床随四时用药不可绝对化。

吐法宜用辨上部有脉下部无脉

上部有脉，下部无脉，其人当吐，不吐者死，何谓也？下部无脉，此所谓木郁也。饮食过饱，填塞胸中，胸中者，太阴之分野[1]。经云：气口反大于人迎三倍，食伤太阴，故曰木郁则达之，吐者是也。

译文：《难经·十四难》指出，上部寸关脉应指浮大弦滑明显旺盛，而下部尺脉应指沉凹甚至没有脉象时，应当用吐法，把阻滞胸脘的食物和痰完全吐出，肝气就条达了。如果不把窒塞于胸脘的食物积滞和痰吐出来，肝气郁滞于下焦，就容易导致昏厥死亡，这是什么意思啊？下部尺脉应指沉凹甚至没有脉象，这就是通常所说的肝气郁结证。其原因是吃喝过多过饱，饮食滞塞在胃脘。饮食滞塞胃脘日久酿而为痰，上升蕴结在肺填塞在胸中。胃脘的食积和肺中的痰阻滞气机，导致肝气不能上升而郁结于下焦不得流通，所以下部尺脉应指沉凹甚至没有脉象。胸中这个部位，是太阴肺所对应的区域。《素问·六元正纪大论篇》第七十一说：右手关前一分的气口脉反而三倍大于左手关前一分的人迎脉，这是饮食积滞停滞于足太阴脾，日久演变为痰，痰上升贮存到肺，阻滞气机导致肝气不能升发，形成了肝气郁结，也就是木郁。既然木郁是肝气郁结不能条达，那么，木郁的治疗方法就是舒畅条达肝气。对于食积胃脘、痰蕴肺中引起的肝郁气滞证，其治疗的方法就是用吐法吐出胃脘的积滞、肺中的痰邪来帮助肝木条达舒畅。

瓜蒂散

瓜蒂　赤小豆

上二味，为极细末，每服一钱匕，温浆水[2]调下，取吐为度。若不至两手尺脉绝无，不宜便用此药，恐损元气，令人胃气[3]不复。若止是胸中窒塞，闷乱不通，以指探去之；

[1] 分野：区域，部位。

[2] 浆水：将小米煮熟投冷水中浸五六日，味酸，生白花，色类浆，故名浆水，主调中、开胃、止渴。

[3] 胃气：脾胃运化饮食所产生的精微物质。该处指脾胃功能。

如不得吐者，以物探去之，得吐则已。如食不去，用此药去之。

译文：瓜蒂散

瓜蒂散由瓜蒂、赤小豆组成。

上两味药物，研磨成极细末，每次服用一钱匕（大约为现在的1.68g），用温浆水送服，达到病人能够呕吐为适度。如果两手尺脉不是极沉甚至无脉，代表肺胃中的痰食还不是很盛，不适合立刻就用瓜蒂散催吐，恐损伤元气，令人胃气损伤不能恢复。如果仅仅是胸中憋闷堵塞、烦乱不安，用病人自己的手指探吐来祛除胸脘的食积。如果用手指探吐起不到效果，就用物体如鸡翎来探吐祛除食积，能够达到呕吐就可以了。如果用手指和物体鸡翎等都不能达到让病人呕吐祛除食积，就用此药瓜蒂散来催吐祛除食积。

解云：盛食[4]填塞于胸中，为之窒塞，两手寸脉当主事[5]，两尺脉不见，其理安在？胸中有食，故以吐出之。食者，物也。物者，坤土也，是足太阴之号[6]也。胸中者，肺也，为物所填。肺者，手太阴金也，金主杀伐也，与坤土俱在于上，而旺于天。金能克木，故肝木生发之气伏于地下，非木郁而何？吐去上焦阴土之物，木得舒畅，则郁结去矣。

[4] 盛食：吃得过饱。

[5] 主事：主管事情。

[6] 号：标志。

译文：对瓜蒂散方的解释：吃得过饱，导致食积停滞于胃肠之中，胃肠食积日久演变为痰，痰邪再上逆到肺中导致胸中气机阻滞，胸中因此而窒塞。两手的寸脉应当反映明显，表现为浮大弦滑，两手尺部脉象沉凹甚至摸不到，这其中的道理是什么呢？因为饮食过饱，导致食积停滞在胃肠，故用吐法将胃肠食积吐出来。饮食啊，就是土地生产的物质。土地生产的物质，归于土的属性。日常饮食的正常与否，标志着足太阴脾的功能正常与否。胸中啊，是肺所居住之处，为肺脏所填充。肺啊，与手太阴肺经相联系，肺金主肃杀克伐，与脾土的功能都发挥旺盛在上焦。肺金能克伐肝木，所以当肺中痰邪壅滞时，就会导致肝木不能正常生发而郁结在下焦，这不是导致了肝气郁结又是什么呢？如果用吐法吐去胃肠之食积和上焦肺中的痰，调畅气机，肝木也就能够舒发宣畅，那么肝气郁结自然就消失了。

食塞于上，脉绝于下，若不明天地之道，无由[7]达此至理[8]。水火者，阴阳之征兆[9]，天地之别名也，故曰独阳不生，独阴不长。天之用在于地下，则万物生长矣；地之用在于天上，则万物收藏矣。此乃天地交而万物通也，此天地相根之道也。故阳火[10]之根本于地下，阴水[11]之源本于天上，故曰水出高源。故人五脏主有形之物，物者阴也，阴者水也，右三部脉主之，偏见于寸口，食塞其上，是绝五脏之源，源绝则水不下流，两尺竭绝，此其理也，何疑之有？

译文：食积停滞于胃肠，演变为痰阻塞于上焦肺和胸膈，表现为两寸脉浮大弦滑。由于肺气壅滞，导致肝气郁滞，肝气郁滞则表现为两尺脉沉凹甚至无脉。如果医生不明白自然界天地阴阳升降的道理，就无法达到理解这种至深的道理。自然界的水和火啊，是阴和阳的外在表现，可以看作是自然界天和地的另一种称谓。阴和阳是相互依存相互转化的。所以说，只有阳气没有阴精，阳气是不能升发生长的。同样，只有阴精没有阳气，阴精也是不能滋长的。天的阳气向大地下降敷布，那么自然界的万物才会春生夏长；大地的阴精向天上升腾，则自然界的万物才能秋收冬藏。这就是天气下降和地气上升相互交融，自然界万物从而能够生长化收藏，这是天地相互依存相互滋生的道理呀。所以，阳气的根本来源于地下的阴精，阴精的根本来源于天上的阳气。所以说，阴精来源于高处的上天。人的五脏主要负责产生有形物质，有形物质属于阴。阴就包括水，右手的寸关尺三部主要反映水液运行情况，尤其更与右寸肺有关。胃肠食积演变为痰阻塞在肺，这是断绝了五脏阴精的源泉。因为肺为高源，与自然界的天相对应。痰阻塞在肺，肺不能向下敷布阴精，所以五脏的阴精源泉断绝。痰阻塞在肺，阴精的源泉断绝了，则阴精不能向下焦肝肾敷布滋养，则代表肝肾阴精是否充盈的两尺脉就会衰竭断绝，就是这个道理呀，有什么可怀疑的呢？

[7] 无由：没有门径；没有办法。

[8] 至理：最精深的道理。

[9] 征兆：预感到的或即将出现的迹象。

[10] 阳火：阳气。

[11] 阴水：阴精。

【入门导读】

本文的实质是在讲胃肠食积导致肝气郁结证的诊治方法。尤其是通过特殊脉象来诊断胃肠食积、肝郁气滞证，颇有独到之见解，值得学习掌握应用。

一、通过脉象来诊断胃肠食积、肝气郁结证

因为胃肠有食积，脾不能将其正常运化为精微物质，食积逐渐演变为痰。痰邪上升贮存于肺中。肺主肃降。肺中痰邪壅滞，导致肺不能正常宣降。肺气不能正常宣降，就会导致肝气不能正常地升发，形成肝气郁结，也就是木郁。

上部两寸脉主上焦心肺胸。胃肠食积产生的痰上升到肺中导致上焦气机阻滞，就会导致两寸脉应指浮大弦滑明显旺盛。由于肺中痰邪阻滞，肺气不能正常宣降，导致肝气郁结阻滞。肝居于下焦，其脉象应在尺部。肝气郁结阻滞，反映在脉象上就是尺部脉应指沉凹甚至没有脉象。从脉象整体上来说，出现了上部（两寸脉）有脉，脉象浮大弦滑，下部（两尺脉）无脉或者应指沉凹的特殊脉象。正如李东垣所说："上部有脉，下部无脉……何谓也？下部无脉，此所谓木郁也。"

右寸（气口）主肺。肺为贮痰之器。当胃肠中的食积演变为痰上升到上焦心肺胸中时，更偏重于储存在肺中。所以，虽然上部两寸脉都表现为浮大弦滑，但一般情况下右寸的浮大弦滑之脉象比起左寸（人迎）来应该更为明显。正如李东垣所说："经：气口反大于人迎三倍，食伤太阴，故曰木郁则达之，吐者是也。"

综上所述，诊断胃肠食积、肝气郁结证的特殊脉象是两寸脉浮大弦滑，且右寸脉比左寸脉更为明显，两尺脉沉凹甚至没有脉象。

二、胃肠食积、肝气郁结证的临床表现

该证的临床表现为胸中窒塞、胃脘胀闷窒塞、胁肋胀满疼痛、善太息、舌苔厚腻、脉弦滑有力或者寸关浮大弦滑数有力而尺部无脉或者应指沉凹等。

三、胃肠食积、肝气郁结证的治疗

如何治疗胃肠食积、肝气郁结证呢？用吐法。因为邪气在上中二焦，

所以治疗的方法可以用吐法。正如《黄帝内经》所说："在上者因而越之。"通过吐出胃脘的食积和痰，则肺气得到舒畅。肺气舒畅，则不再克伐肝气，肝气就会舒达条畅，肝郁气滞不治自愈。正如李东垣所说："饮食过饱，填塞胸中，胸中者，太阴之分野。经：气口反大于人迎三倍，食伤太阴，故曰木郁则达之，吐者是也。"

如果仅仅是胸中憋闷堵塞，心脏也憋闷不通畅、烦乱不安，用病人自己的手指探吐来祛除胸脘的食积。如果用手指探吐起不到效果，就用物体如鸡翎探吐来祛除食积。如果用手指和鸡翎等都不能达到让病人呕吐祛除食积，就用瓜蒂散来催吐祛除食积。正如李东垣所说："若止是胸中窒塞，闷乱不通，以指探去之；如不得吐者，以物探去之，得吐则已。如食不去，用此药去之。"

四、应用瓜蒂散治疗胃肠食积、肝气郁结证的脉象指征

瓜蒂散适合应用于胃肠食积、肝气郁结之重证。其典型脉象是两手尺脉极沉甚至无脉。正如李东垣所说："若不至两手尺脉绝无，不宜便用此药，恐损元气，令人胃气不复。"

李东垣在该方下面对其脉象发生的机理又进行了详细阐述，说明李东垣非常重视这种脉象，也说明这种脉象在临床很常见，值得我们认真学习研究和掌握。因为饮食过饱导致食积停滞在胃肠，胃肠食积日久演变为痰，痰邪再上逆到肺中导致肺气阻滞。肺主一身之气机，肺气阻滞则导致肝气不得舒发条达，从而导致肝气郁滞。因为痰邪阻滞在肺中和胸中，所以两手寸脉表现为浮大弦滑；肝脏居于下焦，因为肝气郁结，气血不得流通，所以导致两尺部脉象沉凹甚至摸不到脉象。如果用瓜蒂散吐去胃肠食积，肺中痰邪去，两寸脉象则由浮大弦滑逐渐向平脉演变，两尺脉象则由沉凹甚至摸不到脉象向浮向有脉演变。正如李东垣所说："解云：盛食填塞于胸中，为之窒塞，两手寸脉当主事，两尺脉不见，其理安在？胸中有食，故以吐出之。食者，物也。物者，坤土也，是足太阴之号也。胸中者，肺也，为物所填。肺者，手太阴金也，金主杀伐也，与坤土俱在于上而旺于天。金能克木，故肝木生发之气伏于地下，非木郁而何？吐去上焦阴土之物，木得舒畅，则郁结去矣"，"食塞于上，脉绝于下，若不明天地之道，无由达此至理。水火者，阴阳之征兆，天地之别名也，故曰独阳不生，独阴不长。天之用在于地下，则

万物生长矣；地之用在于天上，则万物收藏矣。此乃天地交而万物通也，此天地相根之道也。故阳火之根本于地下，阴水之源本于天上，故曰水出高源。故人五脏主有形之物，物者阴也，阴者水也，右三部脉主之，偏见于寸口，食塞其上，是绝五脏之源，源绝则水不下流，两尺竭绝，此其理也，何疑之有？”

重明木郁则达之之理

或曰：食盛填塞于胸中，为之窒塞[1]也，令吐以去其所伤之物，物去则安。胸中者，太阴肺之分野；木郁者，遏于厥阴肝木于下，故以吐伸之，以舒畅阳和[2]风木[3]之气也，此吐乃泻出太阴之塞。何谓木郁？请闻其说。答曰：此大神灵[4]之问，非演说[5]大道[6]，不能及于此。

译文：有人说：吃得过多，导致饮食积滞在胃脘。饮食不能正常运化，日久酿化为痰饮，痰饮向上流动贮藏到肺，导致肺气不能正常肃降，引起胸中不适，胸中因此感觉憋闷堵塞不通。治疗的办法是，用一定的方法让病人呕吐来祛除胃脘中的食积和痰饮。胃脘中的食积和痰饮被祛除了，则肺中的痰饮也就相应地减少，胸中的憋闷堵塞感就会减轻或消失，自然而然就会舒服了。胸中这个部位，属于手太阴肺对应的区域。肝气郁结的根本原因，是因为饮食积滞在胃脘，日久酿化为痰饮，痰饮上贮于肺，肺金邪气亢盛克伐肝木，导致厥阴肝木困遏在下焦不得升发疏达，从而形成肝气郁结。所以，呕吐出胃脘的食积和痰饮，减少肺中的痰饮，来舒展肝气，以达到疏达肝木气机的目的。这种呕吐能够排泄出太阴肺中堵塞的痰饮，从而达到治疗肝气郁结的结果。什么叫肝气郁结证？愿意听听您的详细解释。我回答说：这是非常神奇的询问。如果不能用自然界的法则来进行阐释，是不能达到解释清楚这种地步的。

天地之间，六合[7]之内，惟水与火耳！火者阳也，升浮之象也，在天为体[8]，在地为用[9]；水者阴土也，降沉之象也，在地为体，在天为殒杀[10]收藏之用也。其气上下交，则以[11]成八卦[12]矣。以医书言之，则

[1] 窒塞：憋闷堵塞不通畅。

[2] 阳和：借指春天。在中医五行对应肝脏。故在此指肝脏。

[3] 风木：指肝脏。肝在五行对应风和木。

[4] 大神灵：神奇。

[5] 演说：阐述，解说。

[6] 大道：自然法则。

[7] 六合：上下和东西南北四方，即天地四方，泛指天下或宇宙。

[8] 体：形质。

[9] 用：功用。

[10] 殒杀：肃杀，萧条。

[11] 则以：就用来，就会。

[12] 八卦：八卦表示事物自身变化的阴阳系统。包括乾、坤、巽、震、坎、艮、离、兑八个。每一卦形代表一定的事物。乾代表天，坤代表地，巽（xùn）代表风，震代表雷，坎代表水，艮（gèn）代表山，离代表火，兑代表泽。

是升浮降沉，温凉寒热四时也，以应八卦。若天火在上，地水在下，则是天地不交，阴阳不相辅也，是万物之道，大《易》之理绝灭[13]矣，故《经》言独阳不生，独阴不长，天地阴阳何交会矣？故曰阳本根于阴，阴本根于阳，若不明根源，是不明道。

译文：天地之间，宇宙之内，最基本的物质只有水和火。火，属于阳，其表象是向上升浮。火之本体根源在天，火之功用发挥在地。水，属于阴，其表象是向下沉降。水之本体根源在地，水之功用发挥在天，体现为肃杀收藏的特点。天上的火气（阳）向下和地下的水气（阴）向上，阴阳两气相互交融，则会形成八卦。用医书来阐释八卦的话，升降浮沉、寒热温凉就与八卦相对应。如果天火（阳）在上不能向下敷布，地水（阴）在下不能向上升腾，这就是天火（阳）和地水（阴）不能相互交融，阴气和阳气不能相互资助，这是《周易》万物发生发展变化规律的大道理毁灭了啊。故《黄帝内经》说，单凭阳气促成不了事物的生长，单凭阴气也促成不了事物的生长，单独天之阳气或者单独地之阴气，如何能发生交融呢？所以说，阳气之本根源于阴气，阴气之本根源于阳气，如果不明阴阳二气的根源，就是不明万物发生发展变化的规律。

故六阳[14]之气生于地，则曰阳本根于阴。以人身言之，是六腑之气，生发长散于胃土之中也。既[15]阳气鼓舞万象有形质之物于天，为浮散者也；物极必反，阳极变阴，既六阳升浮之力在天，其力尽，是阳道[16]终矣，所以鼓舞六阴[17]有形之阴水在天，在外也。上六无位[18]，必归于下，此老阳[19]变阴之象也，是五脏之源在于天[20]者也。天者，人之肺以应之，故曰阴本源于阳，水出高源者是也。

[13] 绝灭：毁灭，消失。

[14] 六阳：十一月至来年四月为阳气上升之时，合称六阳。此处泛指天之阳气。

[15] 既：同即。

[16] 道：规律。

[17] 六阴：五月至十月为阴气下降之时，合称六阴。此处泛指地之阴气。

[18] 上六无位：坤卦的第六爻阴爻称为上六。无位就是走到了尽头。《周易》曰："上六，龙战于野，其血玄黄。"意思是龙在大地上争斗，血流遍野，比喻走到了穷困的绝境。

[19] 老阳：《易》四象之一。在数字为九，在四时为夏。此处指阳气盛极而衰。

[20] 天：此处指肺。

译文： 所以，天的阳气产生于地，这就是说阳气之根本在于阴气。就拿人体来说，六腑胆、胃、小肠、大肠、膀胱、三焦的阳气，是从胃土阴中生发长散出来的。也就是说，阳气是各种有形质的物体被蒸腾鼓舞成无形的气上升到天上形成的，具有上浮升散的特点。事物发展到极端，会向相反方向转化。阳气发展到极点，就会向阴气转化。也就是说，阳气升浮到天上，升浮到一定高度其力量就会耗尽，是阳气自我发生发展规律的终结了。所以，阳气是由地下有形之阴水经过蒸腾鼓舞上升到天上的，是在地的外面和上面。从地中鼓舞蒸腾出来的阳气上升到一定高度就走到了尽头，不能再上升了，必然转归向下，这是阳气盛极走向衰落转变为阴气的表现。在人体而言，五脏的精气来源于高位象征天的肺。自然界的天，在人体肺与之相对应。所以说，阴气的根本来源于阳气，就好比大地之水来源于天上一样。

人之五脏，其源在肺，肺者背也，背在天也，故足太阳膀胱寒生长，其源在申[21]，故阴寒自此而降，以成秋收气寒之渐也。降至于地下，以成冬藏，伏诸六阳在九泉[22]之下者也。故五脏之气生于天，以人身，是五脏之气，收降藏沉之源出于肺气之上，其流下行，既阴气下行沉坠，万化有形质之物皆收藏于地，为降沉者也；物极必反，阴极变阳，既六阴降沉之力在地，其力既尽，是阴道终矣，是老阴[23]变阳，乃初九无位[24]，是一岁四时之气，终而复始[25]，为上下者也，莫知其纪[26]，如环无端。

译文： 人五脏心肝脾肺肾的精气，其上源天在肺脏。肺又与人体的背部相对应，背也归属于人体的天。所以，人体肺中的阳气从背部足太阳膀胱经开始转化为阴寒之气，其发生的时间在申时（现在的十五点到十七点）。故肺中阳气转化

[21] 申：相当于十五点到十七点。

[22] 九泉：黄泉，地下深处。

[23] 老阴：《易》四象之一。在数字为九，在四时为冬。此处指阴气盛极而衰。

[24] 初九无位：乾卦中的第一爻阳爻称为初九。无位就是走到了尽头。《周易》曰：初九，“潜龙勿用。”意思是初九，龙尚潜伏在水中，养精蓄锐，暂时还不能发挥作用。

[25] 终而复始：出自《淮南子·说山训》，释义为不断地循环往复。

[26] 莫知其纪：分不清气血的运行哪是开始，哪是结尾。纪，法度，这里指气血运行的规律。

的阴寒之气自后背足太阳膀胱经开始下降，而逐渐形成了类似秋天收藏和天气寒凉下降的态势。秋天的阴寒之气降到地下，就形成了冬天的沉藏，将天之阳气潜伏贮藏在地下深处。就拿人体来说，五脏心肝脾肺肾收藏沉降的精气都来自人体之天肺脏。人体之天肺的阳气向下运行流注，也就是阳气转化的阴气向下运行沉降下坠。可以说，所有有形质的物质都是收藏在地下的，这都是上天的阳气沉降形成的。事物发展到极端，会向相反方向转化。阴气下降到极点也会向阳气转变。也就是说，阴气沉降到地下之后，阴气下行沉降之力就耗尽了，这是阴气自我发生发展规律的终结了。这是阴气盛极走向衰落转变为阳气的表现，这是从天上阳气下降到一定程度就走到了尽头，不能再下降了。因此，一年四季春夏秋冬之气，不断地循环往复。上已而下，下已而上，升已而降，降已而升，分不清气血的运行哪是开始哪是结尾，就像是沿着圆环来循环，是无头无尾没有始终的。

且太阴者，肺金收降之气，当居下体，今反在于上，抑遏厥阴风木反居于下，是不得上升也，故曰木郁，故令其吐出窒塞有形土化之物，使太阴秋肺收于下体，复其本以衰之，始上升手足厥阴之木，元气以伸，其舒畅上升之志得其所[27]矣。又况金能克木，以吐伐之，则金衰矣。金者，其道当降，是塞因塞用，归其本矣。居于上则遏其木，故以吐伸之，乃泻金以助木也。

[27] 得其所：找到了适合于他的地方。指得到理想的安置。

译文：而且肺脏啊，其特点是以收敛肃降为主，向下敷布肺气。按理说其敷布的肺气应当在人体的下部。但是，因为有痰饮阻滞在肺中，导致肺气反而壅滞在上部。肺中痰邪壅滞，就会抑制阻遏肝气不能正常升发反而阻遏在下焦。这种肝气不能上升，就是肝气郁结。因此，让病人吐出胃中窒塞的食积和痰邪，肺中的痰邪也因此得到清除，使太阴肺气正常向下收敛肃降。通过排泄衰减肺中的痰饮使肺气恢复其本来正常肃降的功能，肝木之气才能正常上升。肝中的元气从而可以得到伸张，肝气舒畅升发之性恢复了其本来的功能。又何况肺金能克伐肝木，呕吐胃肠中食积和痰邪，进而清除肺中痰邪，则肺金克伐制约肝木的力量就衰减了。肺金啊，其功能就是以肃降为主。如果因痰邪壅塞导致肺气不能肃降，用呕吐出肺中痰饮的方法治疗以恢复其本来的肃降功能，这是一种塞因塞用的方法啊。肺位置在上，痰饮壅塞在肺就会遏制肝木的升发，导致肝气郁结，所以用呕吐的方法将胃中的食积和痰饮呕吐出来，肺中痰邪也随之衰减，肺就不会过分制约肝木，肝木就会得到升发舒张，这是泻肺来扶助肝木升发啊。

遍考《内经》中所说木郁则达之之义，止是食伤太阴有形之物，窒塞于胸中，克制厥阴木气伏潜于下，不得舒伸于上，止此耳，别无异说，以六淫有余运气中论之。仲景《伤寒论》云：懊侬[28]烦躁不得眠，不经汗下，谓之实烦，瓜蒂散主之；曾经妄汗、妄吐、妄下，谓之虚烦者，栀子豉汤主之。

[28] 懊侬：胸膈间一种烧灼嘈杂感的症状。

译文：全面研究《内经》中所说的木郁达之的内在含义，都是饮食损伤脾胃，导致有形之物食积停滞在胃肠，食积演变为痰滞塞于胸中，遏制肝木之气沉伏在下焦，不能向上舒张伸发。《黄帝内经》就是这一种认识和说法，没有别的其他认识和说法，是用运气学说中六淫风寒暑湿燥火邪气亢盛加以阐释的。张仲景《伤寒论》说：心中烧灼烦躁难受不能入睡，没有经过发汗和泻下的误治，这是痰火扰动心神导致的实烦，临床应该用瓜蒂散为主方化裁治疗。经过医生的发汗误治、呕吐误治、泻下误治，这是心中无形火热导致的虚烦，临床应该用栀子豉汤为主方化裁治疗。

【入门导读】

李李东垣在本篇中重点阐释了脾胃的运化升降对肺气升降的影响，进而阐释了肺气升降对肝气条达舒畅的影响，目的是强调阴阳的升降、水火的升降、气机的升降之间相互协调的重要性。在病理状态下，脾胃的运化失常和肺气的升降失调会进而导致肝气郁结。因此，治疗肝气郁结，不可仅仅着眼于肝气郁结本身，而应该治病求本，去寻找导致肝气郁结的本源痰饮阻肺和脾失运化、食积停滞。

在本文的最后，李东垣顺势又提及了脾胃的运化升降对心气升降的影响，探讨了实烦和虚烦的鉴别。瓜蒂散和栀子豉汤都能治疗胸中懊侬和心烦，一个是有形痰火之邪犯及心胸，一个是无形火热之邪犯及心胸，不可误诊。

一、肝气郁结和脾胃食积停滞、肺中痰饮阻塞之间的密切关系

肝气郁结，也称木郁、肝郁，乃是由于各种原因，导致肝脏的舒畅调达功能障碍，进而导致肝脏本身甚至全身气机郁滞的病理状态。一旦肝气郁结，就会导致全身气机郁滞，进而导致脏腑经络皮毛腠理的功能失常，从而疾病丛生。所以，弄明白肝气郁结的诊治，对中医提高临床医疗技术水平具有重要的意义。正如李东垣所说："何谓木郁？请闻其说。答曰：此大神灵之问，非演说大道，不能及于此。"

在本篇中，李东垣对脾胃食积、肺中痰饮导致肝气郁结这一特殊类型进行了反复的论述。因为过分饮食导致脾胃不能正常运化，导致饮食停滞在脾胃中。饮食停滞在脾胃中日久，则酿化为痰。肺为贮痰之器，饮食酿化的痰饮会上升到肺中导致肺脏窒塞，痰饮窒塞肺中，肺气壅滞。金克木，肺金壅滞，就会过分克伐肝木。肝气主升发条达，肝气受到克伐，就意味着肝气郁结不能舒畅。

治疗的方法就是将脾胃中的食积和痰饮呕吐出来。一旦脾胃的食积和痰饮呕吐出来了，胃肠就会减少或者不再向肺中输送痰饮。肺中之痰饮就会逐渐减少。肺中的痰减少了，肺克伐肝木之力也就减弱了，肝木上升之力就会增强，肝气就会条达了，肝气郁结也就会迎刃而解了，这就是"木郁达之"。正如李东垣所说："或曰：食盛填塞于胸中，为之窒塞也，令吐以去其所伤之物，物去则安。胸中者，太阴肺之分野；木郁者，遏于厥阴肝木于下，故以吐伸之，以舒畅阳和风木之气也，此吐乃泻出太阴之塞"，"且太阴者，肺金收降之气，当居下体，今反在于上，抑遏厥阴风木反居于下，是不得上升也，故曰木郁，故令其吐出窒塞有形土化之物，使太阴秋肺收于下体，复其本以衰之，始上升手足厥阴之木，元气以伸，其舒畅上升之志得其所矣。又况金能克木，以吐伐之，则金衰矣。金者，其道当降，是塞因塞用，归其本矣。居于上则遏其木，故以吐伸之，乃泻金以助木也。遍考《内经》中所说木郁则达之之义，止是食伤太阴有形之物，窒塞于胸中，克制厥阴木气伏潜于下，不得舒伸于上，止此耳，别无异说，以六淫有余运气中论之。"

需要注意的是，不仅仅是脾胃食积、肺中痰饮可以导致肝气郁结，其

他很多原因都可以导致肝气郁结。例如忧愁愤怒的情志刺激、辛辣寒凉的饮食不节、风寒风热的外感侵袭等，无一不可导致肝气郁结。所以，对于肝气郁结的原因要从整体上系统上把握。可以这么说，凡是能导致气机不畅、升降失常的因素，都可进一步继发肝气郁结。所以，治疗肝气郁结的方法也不仅仅限于呕吐这一种方法，其实疏肝解郁、消导食积、通导大便、活血化瘀、通经活络、清热泻火、化痰除湿、利水消肿等都是调达肝气的重要方法。

二、如何治疗脾胃食积停滞、肺中痰饮阻塞导致的肝气郁结证

在本篇中，李东垣主张用呕吐的方法给予治疗，方剂是瓜蒂散。瓜蒂散由瓜蒂、赤小豆组成。上二味，各别捣筛为散，然后混合均匀。同时，用香豉煮汤待用。治疗的时候，用香豆豉汤送服瓜蒂散，不吐者，少少加，得快吐者乃止；或者用洁净翎毛探喉取吐。本方具有涌吐痰涎宿食之功效。主治痰涎宿食壅滞胸脘证。可见胸中痞硬、懊憹不安、欲吐不出、气上冲咽喉不得息、寸脉微浮者。现代临床常用于治疗暴饮暴食之胃扩张、误食毒物、精神分裂症、精神抑郁症等属于痰食壅滞胸脘证者。

现在临床上很少用呕吐法。所以，对于本证，如果不是急症必须用瓜蒂散来呕吐的话，笔者认为可以根据本证的病机用内服药物治疗。方剂可选保和丸、止嗽散、柴胡疏肝散三方加以化裁。用保和丸消导脾胃的食积，用止嗽散化肺中的痰饮，用柴胡疏肝散加强疏肝解郁。药物如生山楂、生麦芽、神曲、木香、槟榔、炒莱菔子、苏子、葶苈子、牛蒡子、冬瓜子、紫菀、百部、前胡、柴胡、枳壳、白芍、生甘草、川芎、香附等。

三、情志刺激导致的肝气郁结证和脾胃食积停滞、肺中痰饮阻塞导致的肝气郁结证之异同

1. 相同点

都有肝郁气滞的临床表现，如胸胁或少腹胀闷窜痛、胸闷善太息、情志抑郁易怒、咽部梅核气、颈部瘿瘤块等。妇女可见乳房作胀疼痛、痛经、月经不调甚则闭经。

2. 不同点

（1）情志刺激导致的肝气郁结证

这种肝气郁结证，乃先因精神刺激导致。临床表现侧重情志异常如胸闷善太息、情志抑郁、月经失调。舌苔多不厚，脉象多弦细。发病的时候多表现为抑郁。治疗侧重疏肝解郁，方用柴胡疏肝散，必要时配以理气化痰、活血软坚等法。

（2）脾胃食积停滞、肺中痰饮阻塞导致的肝气郁结证

这种肝气郁结证，乃先因暴饮暴食或者长期过分饮食所致。无精神刺激史或者精神刺激史不明显。临床表现侧重形体肥胖、面部油垢、爱吐痰、打呼噜、腹胀、口臭、大腹便便、大便黏腻不爽、舌苔厚腻等。发病的时候多表现狂躁。治疗侧重消导食积和化痰，必要时配合疏肝理气、活血软坚等法。

四、瓜蒂散证的实烦和栀子豉汤证的虚烦的鉴别

李东垣在本篇的最后对瓜蒂散证的实烦和栀子豉汤证的虚烦进行了鉴别，提醒为医者要特别重视二者的区别。虽然鉴别点还不是很明确细致，但对防止误诊误治至关重要。正如李东垣所说："仲景《伤寒论》云：懊憹烦躁不得眠，不经汗下，谓之实烦，瓜蒂散主之；曾经妄汗、妄吐、妄下，谓之虚烦者，栀子豉汤主之。"

1. 病因不同

瓜蒂散证是因为过分饱食，导致食积停滞在脾胃。脾胃中的食积日久演变为痰。痰上升到心中，与心中之火相搏结，痰火搏结导致心中烦躁不安。

栀子豉汤证是因为外感邪气入里化火，内蕴在心中。火热扰动心神，导致心中烦躁不安。

2. 病机不同

瓜蒂散证的病机是脾胃食积、痰火扰心。因为是有形之痰邪阻滞在心中，故称为实烦。栀子豉汤证的病机是火热内蕴心中。因为是无形之火热蕴结在心中，故称为虚烦。

3. 临床表现不同

瓜蒂散证的临床表现为胸中窒塞、心烦懊恼、纳呆、厌食、胃脘胀满疼痛、嗳腐吞酸、咳吐痰涎、苔白厚或黄厚、脉浮大弦滑或两寸浮大弦滑、两尺凹陷或无脉。

栀子豉汤证的临床表现为胸中窒塞、心烦懊恼、舌红苔薄黄、脉弦数有力或者两寸浮大弦数、两尺凹陷或无脉。

4. 治疗方法不同

瓜蒂散证用瓜蒂散吐出胃肠食积，心烦则迎刃而解。栀子豉汤证用栀子豉汤清透心中火热，心烦则迎刃而解。

说形气有余不足当补当泻之理

老夫[1]欲令医者治阴阳[2]之证，补泻不至错误，病家虽不知医，明晓[3]所得之病，当补当泻之法，将《黄帝针经》第一卷第五篇说形气有余不足当补当泻之理，录之于前，予[4]自注者附之。

译文：我想让医生治疗阴证和阳证时，用补法治疗虚证和用泻法治疗实证不至于发生错误。病人虽然不懂得医学，但也要让他们自己清楚所患疾病的虚实情况，是应当用补法还是用泻法。所以，我将《灵枢》第一卷第五篇所论的形体胖瘦的人是虚证还是实证，应当用补养的方法治疗还是应当用祛除邪气的方法治疗的经典理论原文先抄录于前面，然后我将自己的注释附录于后面。

黄帝曰：形气之逆顺[5]奈何？岐伯答曰：形气不足[6]，病气有余，是邪胜也，急当泻之；形气有余[7]，病气不足，急当补之。形气不足，病气不足，此阴阳气[8]俱不足也，不可刺之；刺之则重不足，重不足则阴阳[9]俱竭，血气皆尽，五脏空虚，筋骨髓枯，老者绝灭，壮者不复矣。形气有余，病气有余，此谓阴阳[10]俱有余也，急泻其邪，调其虚实。故曰有余者泻之，不足者补之，此之谓也。

译文：黄帝说：形体虚弱的人和形体强壮的人发生了疾病，如何用补法和泻法治疗呢？岐伯回答说：形体虚弱的人素体正气是不足的，如果感受了邪气而且邪气亢盛，治疗的方法应该是用泻法先祛除邪气。形体正常强壮的人素体正气是充足的，如果因为各种损伤导致了元气亏虚，治疗的方法应该是用补法先补养元气。形体虚弱的

[1] 老夫：老夫是指年龄超过七十男子的自我谦称。出自《礼记》。

[2] 阴阳：代表一切事物的最基本对立关系。如天地、日月、昼夜、寒暑、男女、上下等。

[3] 明晓：明白，清楚。

[4] 予：yú，我。

[5] 逆顺：逆在这里指邪气盛，为实证；顺在这里指正气亏虚，为虚证。

[6] 形气不足：机体的形体衰弱和内在的脏腑元气不足。

[7] 形气有余：机体的形体尚且强壮和内在的脏腑元气尚且充盛，但仍然存在一定的亏虚。

[8] 阴阳气：阴气和阳气，代表邪气和正气。

[9] 阴阳：机体内在的阴精和阳气。

[10] 阴阳：此指正气和邪气。

人如果素体阴精不足，又因为各种损伤导致了元气不足，这是阴精和元气都亏虚的病证。这种病情是严重的，治疗的时候就不应该再用针刺治疗了。因为针刺治疗会再次损伤人体的阴精和元气，导致全身的阴精元气、血气、五脏精气、筋脉骨髓精气等都处于衰竭的境地，年老的人会因此而死亡，即使强壮的人也难以恢复如初啊。形体正常的人素体正气充足，如果又感受了邪气，而且邪气亢盛，这是正气充足和邪气亢盛同时存在，治疗的方法也应当是首先祛除邪气，调节正气和邪气的平衡。所以说，形体无论是虚弱还是强壮，邪气亢盛者首先要祛除邪气，正气不足者首先要补助正气，说的就是这个道理。

故曰：刺不知逆顺，真邪[11]相搏[12]，满者[13]补之，则阴阳四溢，肠胃充廓，肝肺内填，阴阳相错；虚而泻之，则经脉空虚，血气枯竭，肠胃聂辟[14]，皮肤薄著[15]，毛腠夭[16]焦，予[17]之死期。故曰：用针之要，在于知调阴与阳；调阴与阳，精气乃光[18]，合形与气，使神内藏。故曰：上工平气[19]，中工乱脉，下工绝气危生。故曰：下工不可不慎也，必审五脏变化之病，五脉之应，经络之实虚，皮肤之柔脆[20]，而后取之也。

译文：所以说，凡是针刺，如果不懂得虚实补泄的道理，不懂得正气和邪气相互斗争的盛衰变化，若邪气盛的实证却用了补法，就会导致阴阳气血横溢泛滥，邪气也会充塞大肠和胃，肝肺会发生胀满，阴阳之气也就错乱了。若正气虚却用了泻法，就会使经脉空虚，气血耗损枯竭，肠胃松弛无力起皱褶，皮肤变得瘦薄而紧紧地附着在筋骨上，腠理毫毛断折枯焦，凭此便可以预见离死期不远了。所以说，运用针法的要领，在于懂得调和阴阳和虚实。调和好了阴阳和虚实，精气就可以充足，进而精气就可以充养于形体了，神气便能内藏而不会泄漏了。所以说，高明的医生善于调理阴阳虚实之气，使阴阳虚实之气平衡正常；一般的医生不懂得调理阴阳虚实之气，反而常常扰乱经脉气血；低劣的医生则有可能

[11] 真邪：真气和邪气。即正气和邪气。

[12] 相搏：相互斗争。

[13] 满者：实证。

[14] 聂辟：指皱褶。出自《素问·调经论》。

[15] 薄著：因瘦薄而附着。

[16] 夭：yāo，断折。

[17] 予：预测，预见。

[18] 乃光：就会光亮。这里指充足。

[19] 平气：调理阴阳之气。平，使其正常之意。

[20] 柔脆：柔硬。

耗绝精气而危害生命。所以说，低劣的医生针刺时，运用补泻手法不可不审慎，一定要审察五脏的病情变化，以及五脏的脉象与疾病的对应情况、经络的虚实情况、皮肤的柔硬情况，然后才能够选取适当的经穴进行治疗。

圣人[21]垂慈[22]之心已详矣，不合[23]立言[24]。老夫诚恐市井[25]庄农[26]山野间人[27]不知文理，故以俚语[28]开解之云。但病来潮作[29]之时，病气精神增添者，是为病气有余，乃邪气胜也，急泻之以寒凉酸苦之剂；若病来潮作之时，神气困弱者，为病气不足，乃真气不足也，急补之以辛甘温热之剂。不问形气有余并形气不足，只取病气有余不足也，不足者补之，有余者泻之。假令病气有余者，当急泻之以寒凉之剂，为邪气胜也；病气不足者，急当补之以辛甘温热之剂，此真气不足也。

译文：古代医学圣贤为了解除病人的痛苦，他们撰写经典《灵枢》播撒慈爱之心已经是很详尽了，我本不应该再著书说什么了。我实在是害怕普通百姓读不懂《灵枢》经典，所以用通俗语言来解释它。只要是疾病发作的时候，病情越来越重的，这是病邪之气有余的实证，这是邪气亢盛啊，医生应抓紧祛除其邪气。如果是火热之证，就用寒凉和酸苦的药剂给予治疗。寒凉药物可以清泻火热，酸苦药物可以收敛降泻火热。如果是疾病发作的时候，精气神表现为越来越困顿衰弱的，这时候不是病邪亢盛导致的，而是正气亏虚所导致的，医生应抓紧补养正气。如果是气血不足和阳气亏虚就用辛甘和温热的药剂给予治疗，辛甘药物可以补养气血，温热药物可以扶助阳气。临床诊疗疾病时，不要过分关注病人的形体正常与否，重要的是关注疾病邪气的亢盛还是不盛，从而来确定病证的虚实。如果诊断为正气不足的虚证，就要用补养的方法给予治疗。如果诊断为邪气亢盛的实证，就要用祛邪的方法给予治疗。假如病人患了火热亢盛证，医生就应当抓紧用寒凉的药剂清热泻火给予治疗，因为这是火热邪气亢盛导致的实证啊。假如病人患了气血和

[21] 圣人：古代医学学术造诣高深的人。

[22] 垂慈：表示上对下、长辈对晚辈的赏恩施舍。垂，往下之意；慈，表示恩爱等。

[23] 不合：不应该。

[24] 立言：著书立说。

[25] 市井：老百姓。

[26] 庄农：农夫，农民。

[27] 山野间人：指老百姓。山野喻指民间。

[28] 俚语：是指民间非正式、较口语的语句。通俗语言。

[29] 潮作：像潮水一样发作。

阳气亏虚证，医生就应当抓紧用辛甘温热的药剂温补气血和阳气给予治疗，因为这是元气亏虚导致的虚证啊。

夫形气者，谓口鼻中气息也；形，谓皮肤筋骨血脉也。形胜者为有余，消瘦者为不足。其气者，审口鼻中气，劳役如故，为气有余也；若喘息气促气短，或不足以息者，为不足也。故曰形气也，乃人之身形中气血也，当补当泻，全不在于此，只在病势潮作之时。病气增加者，是邪气胜也，急当泻之；如潮作之时，精神困弱，语言无力，及懒语者，是真气不足也，急当补之。若病人形气不足，病来潮作之时，病气亦不足，此乃阴阳[30]俱不足也。禁用针，宜补之以甘药，不可以尽剂；不灸弗[31]已，脐下一寸五分，气海穴是也。

[30] 阴阳：阴精和阳气。

[31] 弗：fú，表示不。

译文：形气，包括形质和元气两个方面。其中的气，也包括口鼻中的呼吸之气。其中的形，指的是皮肤筋骨和血脉。形体强壮的人元气和阴精充足，形体消瘦的人元气和阴精不足。诊断元气是否亏虚，可以通过审查口鼻中呼吸之气的充盛与否来判断。如果劳累以后口鼻中呼吸之气能很快恢复到和从前一样的均匀和畅，这是元气充足啊。如果劳累以后喘促气短，或者根本就维持不了正常的呼吸，这是元气亏虚啊。形质和元气，其实质就是有形身体中的气血。当发生疾病的时候，是应当用补法治疗呢还是用泻法治疗呢？你完全不能靠形体表面的胖瘦来决定，而要通过疾病发作时的临床表现来确定。如果疾病发作的时候，呼吸和说话的气息正常，而病情越来越重，这是邪气亢盛的表现啊，医生应当抓紧祛除邪气。如果疾病发作的时候，病人精神困顿萎靡，说话没有力气，懒得和别人交谈说话，这是元气亏虚不足啊，医生应当抓紧补养元气。如果病人形体消瘦和元气亏虚，疾病发作的时候邪气也不明显，这是病人的阴精和元气都不足的虚证。这种病情比较严重，禁止用泻正气的针刺治疗，适合用甘温补养的药物给予治疗。如果服用甘温药物已经将阴精和元气补养充足了，剩下的甘温补养药物就不必要继续服用了。如果艾灸的话，就灸肚脐下一寸五分的气海穴。

凡用药，若不本四时，以顺为逆[32]。四时者，是春升、夏浮、秋降、冬沉，乃天地之升浮化降沉化者，脾土中造化也。是为四时之宜也。但言补之以辛甘温热之剂，及味之薄者，诸风药是也，此助春夏[33]之升浮者也，此便是泻秋收冬藏之药也，在人之身，乃肝心也；但言泻之以酸苦寒凉之剂，并淡味渗泄之药，此助秋冬之降沉者也，在人之身，是肺肾也。用药者，宜用此法度，慎毋忽焉！

译文：凡是治病用药，医生如果不能顺应春夏秋冬四时来用药，就容易发生错误，把正气亏虚的虚证当作邪气亢盛的实证来治疗。四时啊，是指春天主升发、夏天主升浮、秋天主敛降、冬天主沉藏，这是天地的升浮沉降生化的具体体现（所谓化，也就是生化，在人体是指脾的运化功能）。用药遵循春升、夏浮、秋降、冬沉，这是顺应合乎四时的用药方法。说到补养药物，可以用味辛甘性温热的药物和味不浓厚的药物。味不浓厚的药物，指的是辛温发散升浮的风药这类药物。风药有帮助人体阳气升发的作用，但其弊端是不利于人体精气的封藏。这类药物应用在人体，主要在心肝发挥作用，有资助心肝阳气升发的功效。说到祛除邪气的药物，可以用味酸苦性寒凉的药物以及味淡具有利小便作用的药物。这类药物有帮助人体阴精收藏沉降的作用。这类药物应用在人体，主要在肺肾发挥作用，有降泻肺气和收藏肾精的功效。医生治病用药，要考虑这种升降浮沉的用药法则，千万不要忽视啊！

[32] 以顺为逆：指错误地把正气亏虚的虚证当作邪气亢盛的实证。顺：正气亏虚的虚证。逆：邪气亢盛的实证。

[33] 春夏：在这里指阳气。

【入门导读】

李东垣把本篇命名为《说形气有余不足当补当泻之理》，表面是在讲形体消瘦的人和形体强壮的人患病以后的不同治疗问题。但其实质是在讲如何诊断虚证和实证，强调治病要明了虚实。只有明了虚实，才能正确地用好补法和泻法。只有明了虚实，才能正确地开方用药和针灸补泻。只有明了虚实，医生的治疗才能不会发生原则性错误。不仅如此，李东垣还希望病人也能大致判断自己疾病的虚实，这有助于病人积极地配合医生治疗和在日常生活中采用合理健康的生活方式。出于这样的目的，李东垣结合自己的临床实践经验，将《灵枢》第一卷第五篇形气有余不足当补当泻的有关内容进行了阐释，充分体现了他重视鉴别虚证和实证、防止发生虚泻实补治疗错误的学术思想。正如李东垣所说："老夫欲令医者治阴阳之证，补泻不至错误，病家虽不知医，明晓所得之病，当补当泻之法。将《黄帝针经》第一卷第五篇说形气有余不足当补当泻之理，录之于前，予自注者附之"，"圣人垂慈之心已详矣，不合立言。老夫诚恐市井庄农山野间人不知文理，故以俚语开解之云"。

一、李东垣如何诊断虚证和实证

李东垣诊断虚证和实证，有其独到之处。

1. 根据口鼻中的气息来判断虚实

如果劳累以后口鼻中呼吸之气仍然能迅速恢复到和从前一样的均匀和畅，说明元气充足，所患疾病多为实证；如果口鼻喘促气短，或者根本就维持不了正常的呼吸，说明是元气亏虚，所患疾病多为虚证。正如李东垣所说："夫形气者，气，谓口鼻中气息也；形，谓皮肤筋骨血脉也。形胜者为有余，消瘦者为不足。其气者，审口鼻中气，劳役如故，为气有余也；若喘息气促气短，或不足以息者，为不足也。"

2. 根据发病时病邪的增多和精气神来判断虚实

如果疾病发作的时候，病人的呼吸和说话的气息基本正常，但病情越来越重，比如火热之邪越来越重、吐痰越来越多等，多属于实证。如果在疾病发作的时候，病人精神困顿萎靡、说话没有力气、懒得和别人交谈说话，多属于元气亏虚的虚证。正如李东垣所说："病气增加者，是邪气胜也，急当泻之；如潮作之时，精神困弱，语言无力，及懒语者，是真气不足也，急当补之。若病人形气不足，病来潮作之时，病气亦不足，此乃阴阳俱不足也"，"但病来潮作之时，病气精神增添者，是为病气有余，乃邪气胜也"，"若病来潮作之时，神气困弱者，为病气不足，乃真气不足也。"

二、虚证和实证的中医药治疗

虚者补之，实者泻之，这是虚实证治疗法则。正如李东垣所说："黄帝曰：形气之逆顺奈何？岐伯答曰：形气不足，病气有余，是邪胜也，急当泻之；形气有余，病气不足，急当补之。形气不足，病气不足，此阴阳气俱不足也，不可刺之；刺之则重不足，重不足则阴阳俱竭，血气皆尽，五脏空虚，筋骨髓枯，老者绝灭，壮者不复矣。形气有余，病气有余，此谓阴阳俱有余也，急泻其邪，调其虚实。故曰有余者泻之，不足者补之，此之谓也。”

如果是火热实证，则用寒凉性药物和酸苦性药物给予治疗，因为寒凉药物可以清泻火热，酸苦药物可以收敛降泻火热。寒凉药物如黄连、黄芩、黄柏、生栀子、生石膏、知母、麦冬等；酸苦药物如五味子、乌梅、白芍等。如果是气血不足和阳气亏虚就用辛甘和温热的药物给予治疗，辛甘药物可以补养气血，温热药物可以扶助阳气。辛甘药物如黄芪、当归、党参、枸杞子等，温热药物如炮附子、干姜、肉桂、补骨脂、仙灵脾等。正如李东垣所说：“但病来潮作之时，病气精神增添者，是为病气有余，乃邪气胜也，急泻之以寒凉酸苦之剂；若病来潮作之时，神气困弱者，为病气不足，乃真气不足也，急补之以辛甘温热之剂。不问形气有余并形气不足，只取病气有余不足也，不足者补之，有余者泻之。假令病气有余者，当急泻之以寒凉之剂，为邪气胜也；病气不足者，急当补之以辛甘温热之剂，此真气不足也。”

三、虚证和实证的针灸治疗

针灸治疗疾病也必须要根据虚实采用正确的治疗方法。虚证要用补法，实证要用泻法。若邪气实却用了补法，就会导致邪气壅滞脏腑；如果正气虚却用了泻法，就会导致经脉更加空虚、气血更急耗损、皮毛腠理脏腑精气更加亏虚。可见，作为一个针灸医生，运用补泄手法不可不审慎。正如李东垣所说：“故曰：刺不知逆顺，真邪相搏，满者补之，则阴阳四溢，肠胃充廓，肝肺内填，阴阳相错；虚而泻之，则经脉空虚，血气枯竭，肠胃聂辟，皮肤薄著，毛腠夭焦，予之死期。故曰：用针之要，在于知调阴与阳；调阴与阳，精气乃光，合形与气，使神内藏。故曰：上工平气，中工乱脉，下工绝气危生。故曰：下工不可不慎也，必审五脏变化之病，五脉之应，经络之实虚，皮肤之柔脆，而后取之也。”

1. 虚证宜灸不宜针

对于虚损之证，适合用灸法，尤其适合灸气海穴。因为灸法可以温补正气。尤其是温灸气海穴，可以补助元气。不宜针刺，尤其更不适合用泻法的针刺，因为针刺容易导致破泻元气，导致元气更加虚损、五脏更加空虚。正如李东垣所说："形气不足，病气不足，此阴阳气俱不足也，不可刺之；刺之则重不足，重不足则阴阳俱竭，血气皆尽，五脏空虚，筋骨髓枯，老者绝灭，壮者不复矣"，"如潮作之时，精神困弱，语言无力，及懒语者，是真气不足也，急当补之。若病人形气不足，病来潮作之时，病气亦不足，此乃阴阳俱不足也。禁用针，宜补之以甘药，不可以尽剂；不灸弗已，脐下一寸五分，气海穴是也。"

2. 实证宜针不宜灸

对于邪气盛的实证，适合针刺，尤其适合应用泻法的针刺。不适合用灸法，尤其不适合火热亢盛的实证，因为艾灸内助火热。对于寒邪凝滞之实证，既可以用针刺的方法，也可以用艾灸的方法。

四、对李东垣诊断虚实根据疾病发作时的表现来确定的评价

李东垣在本文中诊断虚实时，特别强调要根据疾病发作时的表现来确定，忽视不发病时的形气表现，这是有失偏颇的。如他说："不问形气有余并形气不足，只取病气有余不足也，不足者补之，有余者泻之。"又如他说："故曰形气也，乃人之身形中气血也，当补当泻，全不在于此，只在病势潮作之时。病气增加者，是邪气胜也，急当泻之；如潮作之时，精神困弱，语言无力，及懒语者，是真气不足也，急当补之。若病人形气不足，病来潮作之时，病气亦不足，此乃阴阳俱不足也。"

我们可以这样理解，这是李东垣为了让后学者要重视疾病发作时的临床表现而采取的一种写作手法，正是矫枉过正之谓也。我们在临床实践中判断疾病的虚实，既要对病人病情没有发作时的形态和精气神给予认真考虑，也要对病人病情发作时的形态和精气神给予认真考虑。只有综合地加以分析，才有可能得出疾病虚实的正确诊断。作为一个医生，病情发作和不发作时的临床表现都是诊断疾病的重要资料，不可偏废。

五、不同形体和虚实之间的关系

在本篇中，李东垣只讲了形体消瘦和形体健壮两种体型。在临床中还有形体肥胖这种常见的体型。我们一并加以探讨。

1. 形体健壮

表现为皮肤润泽、肌肉坚实，骨骼粗大、胸廓宽厚。这是人体精血充

足的外在表现。如果再兼有说话声音洪亮、呼吸正常，则是精血和元气同时充足旺盛的表现，是身体健康的标志。在这种情况下，如果再感受了邪气，则为实证，治疗的方法是祛除邪气。正如李东垣所说："形气有余，病气有余，此谓阴阳俱有余也，急泻其邪，调其虚实。"

需要注意的是，形体健壮的人也有虚证。由于过分劳累、饮食失节、情志失调等，日久也会损伤其元气。如果他们说话声音低弱、呼吸短促、脉沉无力，则为虚证。不可过分拘泥于形体。正如李东垣所说："形气有余，病气不足，急当补之。"

2. 形体消瘦

表现为皮肤没有光泽甚至枯槁、肌肉不丰满甚至瘦削、骨骼不粗大甚至细小、胸廓不宽厚甚至狭窄。这是人体精血不足甚至严重亏虚的外在表现。如果再兼有说话声音低弱、呼吸短促，则是精血和元气同时不足的表现，是身体不健康的标志。

形体消瘦的人如果感受了邪气，而且邪气较盛，尚还没有明显的气息短促，则可考虑先祛除邪气。邪气祛除后，再给予补养精血和元气治疗。正如李东垣所说："黄帝曰：形气之逆顺奈何？岐伯答曰：形气不足，病气有余，是邪胜也，急当泻之"。但是，如果伴有明显的气息短促，则要以补养元气和精血为先，或者扶助正气和祛除邪气并举，不可再损伤元气，正如李东垣所说："形气不足，病气不足，此阴阳气俱不足也，不可刺之。刺之则重不足，重不足则阴阳俱竭，血气皆尽，五脏空虚，筋骨髓枯，老者绝灭，壮者不复矣。"

3. 形体肥胖

表现为面部、颈项部、腹部、下腹部、胸部乳房及臀部等肌肉明显增多，活动迟缓不便。

如果体胖多食，而肌肉坚实，神旺有力，为形健气充，身体健康的表现；若体胖食少，肌肉松弛，气短乏力者，是形盛气衰的表现，多为脾虚湿盛痰阻，古人有"肥人多痰"之说。治疗的方法是健脾益气、除湿化痰。如果感受邪气，则在健脾益气、除湿化痰的基础上祛除邪气。

附篇

李东垣“阴火论”学术思想探讨

李东垣是“补土派”的创始人，在他所著《脾胃论》《内外伤辨惑论》《兰室秘藏》《医学发明》4部著作中，有40多处提到“阴火”。但他对阴火的概念交代得不够确切，有时指心火，有时指肾火，有时又指脾火、胃火、肝火、肺火、经脉之火、五志之火、实火、虚火、相火、下焦包络之火、七情之火等。上述这些繁杂不同的说法，造成了后世学者对其“阴火论”学术思想认识的不同。正确理解李东垣“阴火论”学术思想，对全面准确把握和深入研究李东垣整个脾胃论学术思想，对提高内伤脾胃病的临床诊治水平，起着至关重要的作用。

一、阴火的本质

在生理情况下，相火寄藏于下焦肝肾二部，作为少火具有充养温煦全身的作用。在某些异常因素作用下，下焦肝肾中的相火可以转化成病理之相火、亢盛之相火。如朱丹溪指出心火妄动则可以诱发相火妄动，他说：“主闭藏者，肾也；司疏泄者，肝也。二脏皆有相火，而其系上属于心。心，君火也，为物所感则心动，心动则相火亦动。”[1]

李东垣所称之阴火就是在某些异常因素作用下寄藏于下焦肝肾的相火转化成的病理之相火、亢盛之相火。简单地说，阴火就是下焦肝肾中的病理之相火、亢盛之相火。李东垣之所以将其命名为阴火，原因有二：①从部位来讲，阴火产生于下焦肝肾，属阴；②从功能来讲，因为阴火为病理之相火、亢盛之相火，性属耗气伤阴之壮火，与充养温煦之少火相对，属阴。

肝肾二脏通过表里经和同名经与胆、心包络、三焦、膀胱、心、小肠等脏腑联系密切。因此，在生理情况下，相火虽然寄藏于肝肾二部，但却游行于全身上下内外，而发挥着推动、维持和延续人体生命活动的重要作用。在病理情况下，肝肾中的相火转化为阴火，阴火则上冲下达、内走外窜充斥于全身。因为阴火来源于下焦肝肾之相火，所以李东垣将阴火又称之为肝火、肾火、下焦包络之火、相火。阴火若走窜于心中，则将其称之为心火；若走窜于肺中，则将其称之为肺火；若走窜于脾胃，则将其称之为脾火、胃火；若走窜于经络，则将其称之为经脉之火；若走窜于五脏六腑，影响五志七情，则将其称之为五志之火、七情之火；阴火为下焦肝肾中病理之相火、亢盛之相火，性属实，故称之为实火、壮火。可见，李东垣所谓的肝火、肾火、心火、脾火、胃火、肺火、经脉之火、五志之火、实火、相火、下焦包络之火、七情之火等，其实质皆为阴火上冲下达、内走外窜充斥于全身不同部位的具体表现罢了。尽管其具体部位和表现形式不同，但其本质则一，皆为阴火。如果试图单纯用某一具体部位之火来等同替代阴火，恐会犯以偏概全的错误。如李东垣说："心火者，阴火也，起于下焦，其系于心，心不主令，相火代之；相火，下焦包络之火……脾胃气虚，则下流于肾，阴火得以乘其土位。"[2]

李东垣将阴火称为虚火最令人费解。阴火为下焦肝肾中病理之相火、亢盛之相火、耗气伤阴之壮火。也正因为阴火为耗气伤阴之壮火，最易导致气虚、津虚、阴虚、血虚等虚证，故李东垣又将阴火称之为虚火。李东垣说："火之与气，势不两立，故《内经》曰：壮火食气，气食少火，少火生气，壮火散气。"[3]但必须要注意，不能因为李东垣称阴火为虚火，就误认为阴火性质属虚。也正因为阴火为耗气伤阴之壮火，所以李东垣又将阴火称为贼火、元气之贼。他说："相火，下焦包络之火，元气之贼也。火与元气不两立，一胜则一负。"[2]朱丹溪遵从李东垣之说，也将妄动之相火称为元气之贼，他说："相火之气，《经》以火言之，盖表其暴悍酷烈，有甚于君火者也，故曰相火元气之贼。"[1]

二、阴火的病因病机

饮食不节、劳倦过度、精神刺激 3 种病理因素是导致阴火产生的始动因素。李东垣说："夫饮食不节则胃病，胃病则气短、精神少而生大热，有时而显火上行，独燎其面。《黄帝针经》云：'面热者足阳明病。'胃既病，则脾无所禀受。脾为死阴，不主时也，故亦从而病焉"[2]，"形体劳役则脾病，脾病则怠惰嗜卧，四肢不收，大便泄泻。脾既病，则其胃不能独行津液，故亦从而病焉"[2]，"凡怒、忿、悲、思、恐、惧，皆损元气。夫阴火之炽盛，由心生凝滞，七情不安故也"[2]。其中，精神因素在发病中占主导作用，如他说："饮食失节，及劳役形质，阴火乘于坤土之中……皆先由喜、怒、悲、忧、恐为五贼所伤，而后胃气不行，劳役饮食不节继之，则元气乃伤。"[2]

上述3种因素常常交互为患、相互影响、综合作用，更容易导致阴火的产生。

脾胃居中焦，是精气升降运动的枢纽，升则上输于心肺，降则下归于肝肾。脾胃健运，脾升胃降，清升浊降，气机调和，五脏六腑功能正常。在饮食不节、劳倦过度、精神刺激等病理因素的作用下，脾胃逐渐虚弱，脾胃虚弱不能运化水谷，水谷变生湿浊。湿浊有趋下和重着之性，更兼以脾胃虚弱不能升提中气，则湿浊由中焦脾胃侵袭下焦肝肾。湿浊下流于下焦肝肾，闭塞下焦肝肾之气机，导致肝肾相火不得流通而转变为病理之相火、亢盛之相火、耗气伤阴之壮火，即标志着阴火的形成。阴火炽盛沸腾，影响五脏六腑及四肢九窍，发生种种病证。李东垣说："是热也，非表伤寒邪，皮毛间发热也，乃肾间受脾胃下流之湿气，闭塞其下，致阴火上冲。"[4]

概而言之，饮食不节、劳倦过度、精神刺激等病理因素损伤脾胃，清阳不升是阴火产生的始动因素，而湿浊下趋、闭塞肝肾气机则是阴火产生的直接因素。脾胃虚弱、清阳不升、湿浊下注、相火郁闭是阴火产生的病机。因为先有脾胃虚弱、清阳不升，继而产生了阴火，所以李东垣将该病机高度概括为气火失调证或内伤热中证，如他说："饮食、劳倦、喜怒不节，始病热中。"[2]

三、阴火的诊断

阴火可上冲下达、内走外窜、游溢充斥全身。但阴火位于下焦肝肾，其为害则以上冲外窜为主，李东垣将其简称为阴火上冲证，具体表现为面热如火燎、目赤面红、四肢烦热、肌热、遍身壮热、身热而烦、蒸蒸而热、浑身躁热、手心热甚于手背、骨髓中热等。他说："乃肾间受脾胃下流之湿气，闭塞其下，致阴火上冲，作蒸蒸而躁热，上彻头顶，旁彻皮毛，浑身躁热，作须待袒衣露居，近寒凉处即已，或热极而汗出亦解。"[4]

阴火最易耗气伤阴，表现为元气和阴津大伤证，具体表现为精神困顿、怠惰嗜卧、四肢不收、四肢困怠、肢体沉重、气高而喘、烦渴不止、口唇干裂等，其中尤以四肢困怠、气高而喘、皮肤不任风寒、口渴不止为审证要点。他说："脾胃一伤，五乱互作，其始病遍身壮热，头痛目眩，肢体沉重，四肢不收，怠惰嗜卧，为热所伤，元气不能运用，故四肢困怠如此"[2]，"故脾证始得，则气高而喘，身热而烦，其脉洪大而头痛，或渴不止，其皮肤不任风寒而生寒热，盖阴火上冲则气高，喘而烦热，为头痛，为渴，而脉洪"[2]。

阴火的诊断必须结合脾胃虚弱、清阳不升、湿浊下注证，综合判断方可确诊。脾胃虚弱、清阳不升证主要见面色萎黄或晦暗、声低气短、头晕目眩、纳差乏味、腹胀便溏、内脏下垂等。湿浊下注证主要见胃脘痞闷、腰骶酸沉疼痛、阴囊潮湿、下肢关节肿痛、小腿沉重、带下黄稠、舌中根黄厚细腻、脉濡软等。

四、阴火的治疗

李东垣《脾胃论》的第一张处方是补脾胃泻阴火升阳汤，见于“脾胃盛衰论”篇中。而“脾胃盛衰论”类似李东垣《脾胃论》的总论，又是该篇中唯一的一张方剂，并明确指出“后之处方者，当从此法加时令药”[2]。可见，阴火的治疗当从补脾胃、泻阴火、升清阳这三个基本方面入手，灵活应用。

1. 补脾胃

补益脾胃，即著名的甘温除热法，为治本之法。只有脾胃健运，才能从根本上制约阴火的产生，也就是说阴火自然敛戢潜藏，乃不治而治之法。健脾益气的药物主要有人参、白术、茯苓、甘草、黄芪、当归，代表方剂如补中益气汤。

2. 升清阳

升清阳有两方面作用：一是助脾胃升发清阳，促进脾胃的健运，因此可以潜藏阴火；二是风能胜湿，有助于祛除湿邪，湿邪去则肝肾相火得以流通，阴火自然不生。可见，升清阳一举两得，既治本又治标，为潜降阴火的关键环节，不可或缺。升发清阳的药物有柴胡、升麻、葛根、羌活、独活、防风、防己、藁本、蔓荆子、白芷、川芎、细辛等，著名方剂如升阳除湿汤。

3. 泻阴火

泻阴火不是简单的清热泻火。湿浊下趋、闭塞肝肾气机是阴火产生的直接因素，故祛除湿浊才是泻阴火最为直接的方法，也就是说祛除湿浊就是泻阴火。祛除湿浊除了应用升发清阳的风药外，主要采用苦寒燥湿、苦温燥湿、淡渗利湿三法，药物有知母、黄柏、龙胆草、黄芩、黄连、苍术、半夏、厚朴、茯苓、猪苓、泽泻、木通、车前子、滑石等。在三法中，李东垣更偏重于苦寒燥湿法，因为该类药物既可苦寒燥湿又可清热泻火，更有利于泻降阴火，代表方剂如补脾胃泻阴火升阳汤。

4. 随证加减

若阴火窜入心中，导致心中烦乱者，可选用朱砂、黄连、木通、滑石、竹叶等；阴火窜入肺中，导致咳喘者，可选用黄芩、桔梗、桑白皮、麦冬、五味子、款冬花、佛耳草、人参、生甘草等；阴火窜入肝中，导致胸胁痛和转筋者，可选用芍药甘草汤和诸风药等；阴火窜入肾中耗伤肾阴，导致行步不正和脚膝痿弱者，可选用知母、酒黄柏、生地、木瓜等；阴火窜入肾中耗伤肾阳，导致骨乏和睾丸冷痛者，可选用炮附子、干姜、肉桂、川乌等；阴火窜入胃中，导致发热燥渴脉洪大者，可选用生石膏、知母、寒水石、升麻、葛根、丹皮等；若脾胃气滞见腹胀纳呆者，可选用青皮、陈皮、枳实、枳壳、厚朴、砂仁、木香、槟榔、三棱、莪术、神曲等；若心下痞者，可选用半夏、黄连、黄芩、白芍、生姜等；若大便干燥者，可选用生地、当归、桃仁、麻子仁、郁李仁、皂角仁、大黄、升麻、羌活等；若泻痢者，可选用白术、茯苓、车前子、五味子、乌梅、诃子、罂粟壳、槐花、椿根白皮等；若汗出较多者，可选用五味子、乌梅、麻黄根等；若胃寒见多唾或吐白沫者，可选用白豆蔻、草豆蔻、益智仁、藿香、丁香、小茴香、桂枝、干姜、吴茱萸等；若伴有瘀血者，可选用红花、苏木、姜黄等。

古代医家谈阴火主要有两人，一个是李东垣，一个是李时珍。李时珍是从药物分类角度谈阴火的，而李东垣是从临床角度谈阴火的。李东垣的阴火论是其在中焦脾胃内伤基础上结合下焦肝肾相火病变的高度升华概括，是其创新性的真知灼见，是其大量临床实践的心血结晶。不仅对临床具有重要的指导意义，而且对元代丹溪学派的相火论和滋阴学说、明代温补学派的肾命学说具有重要的启发意义。

参考文献

[1] 朱丹溪．格致余论 [M]. 北京：中国医药科技出版社，2011.
[2] 李东垣．脾胃论 [M]. 北京：中国医药科技出版社，2011.
[3] 李东垣．兰室秘藏 [M]. 北京：中国医药科技出版社，2011.
[4] 李东垣．内外伤辨惑论 [M]. 北京：中国医药科技出版社，2011.